Lisle & Goldhamer

Die Lustfalle

Dr. phil. Douglas J. Lisle

Dr. med. Alan Goldhamer

Die Lustfalle

Aus dem Amerikanischen übersetzt
von Oliver Fehn

Edition Spuren

Die Originalausgabe erschien 2003 unter dem Titel
«The Pleasure Trap»

© 2003 by Douglas J. Lisle & Alan Goldhamer
Diese Ausgabe wird veröffentlicht mit freundlicher
Genehmigung von The Book Publishing Comany, Summertown, TN

© der deutschsprachigen Ausgabe 2013 by
Edition Spuren
Bahnhofplatz 14, CH-8400 Winterthur
edition@spuren.ch   www.spuren.ch

Übersetzung: Oliver Fehn
Lektorat: Martin Frischknecht
Umschlaggestaltung: Marco Perini
Printed in Germany by CPI, Ulm
ISBN 978-3-905752-27-4

INHALT

Gewidmet all den Helden der Wissenschaft, der Medizin, der Philosophie und der Religion – sowohl aus alten wie auch neuen Tagen –. die danach strebten, die Wahrheit über Glück und Gesundheit zu entdecken und an andere weiterzugeben.

DANKSAGUNGEN

Patti Breitman half uns sehr dabei, das Thema unseres Buches herauszukristallisieren, indem sie uns zeigte, dass es am besten war, all das in den Vordergrund zu stellen, was wir wirklich neu entdeckt hatten. Jim Lennons Gabe, komplizierte Sachverhalte auf einfache Weise darzustellen, war ebenfalls von unschätzbarem Wert. Eine Reihe von Personen war so freundlich, das gesamte Manuskript zu lesen, gelegentlich sogar mehrmals, und uns ein Feedback zu geben, das nahezu immer zu einer Verbesserung führte. Ganz besonders danken wollen wir Cheryl Steets, Scott Anderson, Alec Burton, Cristin Eilerman, Ralph und Emmy Lisle sowie Jamie und Cecil Spencer, für ihre Unterstützung und die vielen hilfreichen Ratschläge. Harold Goldhamer erwies sich als unermüdlicher Lektor, der bereit war, uns – falls nötig – stets aufs Neue zu korrigieren. Jennifer Marano gab uns wertvolle Tipps, wie wir unser Buch einfacher und kürzer gestalten und unser Thema mehr auf den Punkt bringen konnten. Wir schätzen uns glücklich, auf Jodi Blanco und Kent Carroll getroffen zu sein, ein Team von echten Profis, die den Wert unserer Botschaft erkannten und uns dabei halfen, sie besser in Worte zu fassen. Es war uns ferner eine Ehre, dass John McDougall unser Werk las, es schätzte und so freundlich war, ein Vorwort zu schreiben.

Es gibt eine Menge Personen – zu viele, um sie hier alle aufzuführen –, deren Arbeit uns dabei half, die Gedanken, die wir im Laufe der Jahre zu diesem Thema entwickelt hatten, in eine Form zu gießen. Der Versuch, unseren Patienten dabei zu helfen, der «Lustfalle» zu entkommen, war ein Prozess, bei dem wir oft mehr lernten, als wir sie lehrten, und wir wollen jedem Einzelnen von ihnen danken. Wir freuen uns außerdem, auf die hervorragenden Arbeiten gestoßen zu sein von Dr. John McDougall, Dr. T. Colin Campbell, Dr. Herbert Shelton, Dr. Richard Dawkins, Dr. David Buss sowie Dr. John Tooby und seiner Frau, Dr. Leda Cosmides. Sie alle haben unsere Gedankengänge auf wesentliche Weise bereichert. Da die Ansichten dieser Persönlichkeiten sich in manchen Punkten von unseren deutlich unterscheiden, sind alle Fehler, die uns unterlaufen sind, natürlich unsere eigenen. Abschließend wollen wir noch dem Covergestalter Warren Jefferson, unserer Lektorin Gwynelle Dismukes und unseren Verlegern Bob und Cynthia Holzapfel danken, die es uns ermöglicht haben, unsere Botschaft an die Öffentlichkeit zu bringen.

VORWORT

Die Lustfalle half mir dabei, einige wirklich knifflige Probleme in meiner Tätigkeit als Mediziner zu lösen. Warum fällt es den Leuten so schwer, sich gesund zu ernähren und gesund zu leben – wo doch der Nutzen so offensichtlich und überwältigend ist? Seit 1976 weiß ich, wie man abnehmen kann, ohne dabei jemals hungrig zu sein, wie man die meisten Fälle von Arthritis, Diabetes und Bluthochdruck heilen und schwerwiegende Herzkrankheiten rückgängig machen kann. Auch ist es seit drei Jahrzehnten kein Geheimnis mehr für mich, wie man Leiden wie Krebs, Osteoporose, Herzinfarkt und Schlaganfällen vorbeugen kann. Der gemeinsame Nenner all jener medizinischen Probleme ist die moderne westliche Ernährung mit all ihren Kalorienbomben und verfeinerten raffinierten Zutaten, die – ehe sie zur Industrienahrung wurden – nur von Königinnen und Königen verspeist wurden. Diese Art von Ernährung muss durch einen Speiseplan ersetzt werden, der nur aus vollwertiger, natürlicher Pflanzenkost besteht. Wenn Sie diesen so einfach klingenden Schritt noch durch etwas täglichen Sport ergänzen, verfügen Sie über ein Werkzeug, das wirksamer ist als Bypass-Operationen und Medikamente.

Mein erstes Buch, das 1978 entstand, hieß *Making the Change.* Mit dem Titel wollte ich vermitteln, dass ich begriffen hatte: Die hauptsächlichen Hindernisse auf dem Weg zu einem gesunden Leben sind die Herausforderungen, denen wir uns zu stellen haben, wenn wir uns zu Veränderungen entschließen. *Die Lustfalle* half mir dabei, diese Hindernisse zu verstehen, und was noch wichtiger ist:

Ich weiß jetzt, wie ich meinen Patienten dabei helfen kann, Ordnung in diesen Wirrwarr zu bringen. Wenn Sie dieses Buch gelesen haben, werden auch Sie über das Wissen verfügen, wie man Verbesserungen in seinem Leben durchführen kann, für die es höchste Zeit ist.

Die Lustfalle handelt vom Wesen Ihres eigenen Kampfes um ein gesundes Leben. Überwinden Sie die Vorstellung, Sie könnten auf Grund irgendeiner obsessiv-zwanghaften Essstörung emotional oder mental geschädigt sein, oder dass Ihr Hungergefühl Ihr Feind ist. Ihre menschliche Beschaffenheit ist ohne Makel. Das Problem ist nur, dass diese Beschaffenheit über Jahrmillionen hinweg in einer Umgebung funktionieren musste, in der es schwer war, an Kalorien heranzukommen, und diese Kalorien nur über natürliche Nahrung zu bekommen waren.

Unseren Vorfahren gelang es unter anderem zu überleben, indem sie Nahrung zu sich nahmen, die vor Kalorien nur so strotzte, und so entwickelte der menschliche Körper nach und nach eine Vorliebe für solche Speisen. Die Auswahl an kalorienreicher Nahrung war für unsere Ahnen nicht so groß – vielleicht gelegentlich eine Portion Fett von toten Tieren oder Ziegenmilch. Heute quellen unsere Supermarktregale über mit mehr als 60.000 Artikeln, überladen mit Zucker, Salz, Fett und unzähligen Kalorien. Wie können wir es schaffen, diese im Laufe von Jahrmillionen entwickelte Vorliebe für kalorienreiche Speisen zu überwinden? Das geht nicht so einfach. Deshalb kränkeln so viele Leute oder sind fettleibig. Und wenn man diesen Kampf gegen Mutter Natur verliert, führt das nicht nur zu einem schlechten Gesundheitszustand, sondern auch zu einer schlechten Moral: «Mir mangelt es an Selbstdisziplin, und ich werde niemals vom Fleck kommen.» Sowohl Gesundheit wie auch Glücksgefühle bleiben dabei auf der Strecke.

Wenn Sie ein paar Stunden in die Lektüre der *Lustfalle* investieren, kann das zu Ihrem Schutzschild gegen die Versuchungen der modernen Zeit werden. In diesem bemerkenswerten Buch werden Sie lernen, wie man in einer Welt überleben kann, in der man seinen Instinkten nicht mehr trauen kann. Sie werden das Leben auch weiterhin genießen können – nur werden Sie jetzt darauf achten, sich nur noch Vergnügungen hinzugeben, die Ihnen nicht schaden. Sie werden lernen, zwischen gesundheitsförderlichen und gesundheitsschädigenden Verhaltensweisen zu unterscheiden, und wie Sie auch Spaß an dem haben können, was Ihnen gut tut. Sie werden wirksame Techniken erlernen, die Ihnen dabei helfen, sich ungesunden sozialen Zwängen zu widersetzen. Mit diesem Buch als Begleiter können Sie einen neuen Lebensweg einschlagen. Sie können so gut aussehen und sich so wohl fühlen wie nur möglich, und ein das Leben führen, wie es eigentlich für Sie vorgesehen ist.

Bevor Sie Ihre Reise durch dieses lebensverändernde Buch antreten, würde ich mir gern noch einen Augenblick Zeit nehmen, um Sie auf die Informationen vorzubereiten, die Sie zu lesen bekommen werden. Sie werden die reine Wahrheit darüber erfahren, was man tun muss, um gesund und glücklich zu werden. Dieses Buch ist kein Hirngespinst mit Zuckerglasur.

MEHR ALS «SCHLECHTE ESSGEWOHNHEITEN»

Etwa 98 Prozent der Personen, die in meine Praxis kommen, sagen mir, sie hätten «schlechte Essgewohnheiten» – und genau darin liegt das Problem. Sie betrachten ihr gestörtes Verhältnis zum Essen nicht als Abhängigkeit, die ihr Leben zerstört, sondern als eine «simple kleine Gewohnheit». In Wahrheit handelt es sich um ein Verhalten, das mehr Schmerz und Leiden verursacht als Nikotinabhängigkeit, Alkoholismus und Heroinsucht zusammen. Der Verzehr von falscher Nahrung ist in der westlichen Welt die Hauptursache für Tod und Einschränkungen und äußert sich in Form von Fettleibigkeit, Herzinfarkten, Schlaganfällen, Krebs, Diabetes, Arthritis, Magenbeschwerden, Kopfschmerzen und Verstopfung. Dennoch betrachten wir falsche Ernährung nur als eine «schlechte Gewohnheit». Immerhin richten sich ja alle nach dem üppigen westlichen Speiseplan – auch Chefköche, Ärzte und Ernährungswissenschaftler. Auch schlanke und scheinbar gesunde Menschen tun es. Solches Essen wird in Krankenhäusern serviert, an Schulen, in Restaurants und den besten Haushalten, überall auf der Welt. Wie kann etwas, das auf so breiter Basis akzeptiert wird, ein so gewaltiges Problem darstellen wie Heroin, Alkohol und Tabak?

Einer der Hauptunterschiede zwischen Nahrung und Substanzen wie Alkohol, Tabak und Heroin besteht darin, dass die meisten Menschen (vor allem diejenigen, die nicht unter dem Einfluss solcher Substanzen stehen) nur den gesundheitsgefährdenden Charakter von Letzteren erkennen. Denjenigen allerdings, die zum Gebrauch oder Missbrauch solcher Substanzen neigen, fällt es oft schwer, die schädlichen Auswirkungen ihrer Sucht zu erkennen. Denken Sie an das nahezu unüberwindbare Hindernis, dem eine drogensüchtige Person gegenüberstünde, wenn die Menschen in ihrer Umgebung ebenfalls alle tabak-, alkohol- oder heroinsüchtig wären. Sie würde ihre eigene Sucht in der Tat als normal betrachten und keinen Grund sehen, daran etwas zu ändern. Nun ist es beim Essen so, dass in hochentwickelten Gesellschaften ganze 99,9 Prozent diesem destruktiven Verhalten ausgesetzt sind, was es jedem, der seine Gewohnheit ablegen und gesund werden möchte, besonders schwer macht.

Zu dem überwältigenden Einfluss, der von Freunden und Familienmitgliedern ausgeht, gesellt sich noch die aggressive Werbung der Lebensmittelindustrie, die heutzutage weitaus mehr Platz einnimmt als die für Alkohol und Tabak. Was ist es denn, das wir auf den Supermarktregalen immer häufiger finden? Müll, Müll und nochmals Müll. Das Gleiche gilt für die Gerichte, die in nahezu jedem Restaurant und Fast-Food-Fresslokal serviert werden. In dem Buch *Die Lustfalle* werden Sie erfahren, wie abhängig diese Speisen wirklich machen – und wie sehr sie das Gehirn auf die gleichen Bahnen entführen wie süchtig machende Drogen. Es ist eine verheerende Falle. Wer aber bereit ist, sich entsprechend zu bemühen, kann auch diesen Tretminen ausweichen.

Menschen, die von heftig wirkenden Substanzen abhängig sind, sind Sklaven. Sie können von diesen Substanzen nicht lassen, egal welches Chaos sie damit in ihrem Leben und dem ihnen nahestehender Menschen anrichten. Sie wollen die Wahrheit nicht erkennen, weil sie unter anderem nicht zugeben können, dass sie die Kontrolle verloren haben.

Der Schlüssel, um unkontrollierten Gefechten mit der Nahrung beizukommen, besteht im Erkennen, welche Macht sie auf uns ausüben. So wie ein Alkoholiker, der ein Zwölf-Schritte-Programm durchläuft, sich erst einmal eingestehen muss, «wir waren machtlos gegenüber dem Alkohol – wir konnten unser Leben nicht mehr bewältigen», müssen auch Menschen, die sich unter dem Bann moderner künstlicher Nahrung befinden, zu dieser Erkenntnis gelangen. Fragen Sie einen Ex-Raucher, wie er vom Tabak losgekommen ist. Solange Raucher denken, es handle sich nur um eine schlechte Gewohnheit, werden sie es nie schaffen. Der Ex-Raucher wird Ihnen vielmehr erzählen, dass er jedes Quäntchen Energie, das er aufbringen konnte, darauf verwendet hat, sich von seiner Sucht zu befreien. Wenn Sie also den Kampf gegen die Nahrung gewinnen wollen, müssen Sie die gleiche Energie aufbringen – und sich von dem Gedanken trennen, es handle sich nur um «schlechte Essgewohnheiten». Lernen Sie Ihren Gegner, Ihre Hindernisse, Ihre Dämonen näher kennen. Lernen Sie, sie zu beherrschen. Wie Sie dabei am besten vorgehen sollten, erfahren Sie auf den folgenden Seiten.

Es ist nicht schwer, den Prozess einzuleiten, der zu positiven Veränderungen führt. Sagen Sie sich einfach: «Ich möchte nicht die Person sein, die ich bin (dick, krank, antriebslos, unfähig, medikamentenabhängig und so weiter) Ich möchte meine Gesundheit und mein ganz spezielles Aussehen zurückerlangen.» Diese Entscheidung zu treffen, ist der schwierigste Teil einer dauerhaften Veränderung. Der danach kommende Rest des Kampfes ist vergleichsweise einfach.

Betty Ford, die ehemalige First Lady der USA, verdient Anerkennung, denn sie hat Millionen Menschen dabei geholfen, sich für ein besseres Leben zu entscheiden. Auf Grund ihrer persönlichen Erfahrungen mit Alkohol gründete sie das Betty Ford Center und half unzähligen Menschen aus allen Gesellschaftsschichten dabei, ihren schwerwiegenden Suchtproblemen beizukommen. Das Betty Ford Center ist eine Einrichtung, in der Betroffene sich für immer aus der verheerenden Falle befreien können – der Welt der Suchtmittel.

Die Verfasser dieses Buches bieten Nahrungsmittelsüchtigen einen ganz ähnlichen Zufluchtsort – einen der wenigen Orte auf dieser Welt, an dem Betroffene sich mit Hilfe von Fastenkuren von ihrer Abhängigkeit befreien können. In diesem Buch werden Sie einiges über diese hochwirksame Therapieform erfahren, und vielleicht bekommen Sie ja Lust, das True North Health Center einmal zu besuchen, wo der Wandel sich auf schnellstmögliche und effektivste Weise vollziehen kann.

Egal, auf welche Weise Sie sich bereits um eine bessere Gesundheit bemüht haben und wie tief Sie derzeit in der Klemme stecken – das alles ist ein Stück Vergangenheit, wenn Sie *Die Lustfalle* lesen ... und sich auf einen Pfad begeben, auf dem Sie das Leben genießen können, das Sie eigentlich verdient haben.

Dr. med. John McDougall   *www.drmcdougall.com*

DIE WAHRHEIT SAGEN

Ein besseres Verständnis von Glück und Gesundheit

Lasst uns an der Wahrheit festhalten,
selbst wenn der Himmel über uns einstürzt.
Herbert Shelton

Wir leben in einer Zeit, die geradezu revolutionäre Erkenntnisse zum Thema Glück und Gesundheit hervorgebracht hat. In den vergangenen 30 Jahren trug die Wissenschaft viele Forschungsergebnisse zusammen, die zu einem enormen Verständnis der Funktionsweise von Gesundheit und Glück beitragen.

Unglücklicherweise haben von diesem Durchbruch nur sehr wenige Menschen etwas mitbekommen. Während die Augen der Welt auf die umwerfenden Errungenschaften in Computertechnologie und Genforschung gerichtet sind, bleiben diese neuen Antworten auf die Frage nach einem der größten Mysterien des Lebens so gut wie unbeachtet. Eine unglückselige Entwicklung, wenn man bedenkt, dass Millionen von Menschen an vermeidbaren Beschwerden leiden und vorzeitig sterben. Wir alle könnten glücklicher und zufriedener leben.

Sieht man sich all das unnötige Leid und die damit verbundenen finanziellen Nöte von Einzelnen, Familien und Unternehmen an, so fragt man sich: Warum wird dieses Wissen nicht längst weithin verbreitet? Nun, dummerweise ist es so, dass neue wissenschaftliche Informationen nicht immer bereitwillig aufgenommen werden, vor allem nicht, wenn sie eine Bedrohung der Ansichten und Eigeninteressen führender Personen oder Gruppen darstellen. Die Mächtigen begegnen neuen und unorthodoxen Ideen nur selten mit offenen Armen.

Der Lohn der Wahrheit

Seit Menschengedenken ist die Wahrheit meist alles andere als freudig empfangen worden. Menschen, die sie aussprachen, trafen auf starre Gemüter und wurden oft sogar verfolgt. Die Geschichte großer Entdeckungen liest sich zum Teil wie ein Heldenepos, in dem alles Neue auf Widerstand und Feindseligkeit stieß. Galileo Galilei (1564 – 1642) erregte den Zorn der damals allmächtigen katholischen Kirche, als er auf überzeugende Weise darlegte, dass die Planeten sich nicht um die Erde drehten, sondern um die Sonne, was dem kirchlichen Dogma widersprach. Ignaz Semmelweis (1818 – 1865) wurde von seinen Medizinerkollegen förmlich geächtet, als er entdeckte, dass Ärzte in Krankenhäusern zur geringeren Verbreitung von Krankheiten beitragen können, indem sie sich die Hände waschen.

Heutige Helden wie die Doktoren Dean Ornish, John McDougall, T. Colin Campbell, Caldwell Esselstyn jr., William Castelli und andere sind mit bahnbrechenden Forschungsarbeiten beschäftigt, die stets zu dem gleichen Schluss führen: Die Natur hat für uns eine ganz bestimmte Art zu leben und uns zu ernähren vorgesehen. Diese Lebensweise ist jedoch fast völlig in Vergessenheit geraten. Dr. Ornishs Forschungen an der University of California ergaben, dass ernsthafte Erkrankungen der Herzkranzgefäße allein durch eine Umstellung der Ernährung verhindert und erfolgreich behandelt werden können. Gleichzeitig bewiesen Untersuchungen des weltweit anerkannten Ernährungsbiochemikers T. Colin Campbell von der Cornell University, dass der Verzehr von Milchprodukten eine der bedenklichsten Ernährungspraktiken unserer Zeit darstellt. Dr. Esselstyn, Dr. Castelli und Dr. McDougall haben diese

Ergebnisse bekräftigt und dadurch das Vertrauen in diese Aussagen gestärkt.

Die Ergebnisse dieser Wissenschaftler sind erstaunlich, und sie sind von höchster Bedeutung. Da aber ihre Forschungsergebnisse gegen traditionelles Denken und einflussreiche kommerzielle Interessen verstoßen, erhalten sie nicht die Anerkennung, die sie verdient hätten. Das führt dazu, dass den Menschen lebensnotwendiges Wissen verweigert wird – Wissen, das Leben retten könnte.

EIN VERLÄSSLICHER RATGEBER

Dieses Buch spricht die Wahrheit zum Thema Glück und Gesundheit aus und zeigt, wie Sie und Ihre Familie in die Lage kommen, für sich die besten Entscheidungen zu treffen. Wenn Sie dieses Buch zu Ende gelesen haben, werden Sie mehr über Glück und Gesundheit wissen, als Sie jemals für möglich gehalten hätten.

Doch seien Sie gewarnt! Was Sie hier zu lesen bekommen, wird anders sein als alles, was Ihnen bisher begegnet ist, und es wird auch nicht immer das sein, was Sie gern hören würden. Wir werden Ihnen nicht erzählen, dass Sie fröhlich drauflosessen und -trinken können, ohne dafür je einen Preis zu bezahlen, oder dass Sie abnehmen, aber weiterhin alles essen können, was Sie wollen, oder dass Sie all Ihre Probleme mit der neuesten Wunderdroge oder mit natürlichen Mitteln lösen können. Wir werden Ihnen auch nicht erzählen, dass die Fortschritte auf den Gebieten der Biotechnologie und Medizin schon bald alle Krankheiten und alles Leiden beseitigen werden. Die Wahrheit lautet, dass Gesundheit und Glück natürliche Prozesse sind. Was Sie essen, welche Drogen Sie konsumieren und für welche Lebensweise Sie sich entscheiden, wird die Hauptrolle spielen, wenn es um Qualität und Dauer Ihres Lebens geht.

Nach der Lektüre dieses Buches werden Sie verstehen, wie Sie das Risiko, an Krebs, Herzkrankheiten, Diabetes,

Arthritis und anderen Volksleiden zu erkranken, stark reduzieren können. Sie werden auch wissen, wie man sein Optimalgewicht sowie ein Optimum an Fitness und Lebenskraft erlangen und beibehalten kann. Wenn Sie dieses Wissen in die Tat umsetzen, werden Sie zu innerem Frieden gelangen, der einhergeht mit einem Mehr an Kontrolle über das eigene Glück und die eigene Gesundheit.

Aber das Wichtigste ist: Sie werden viel über jene verborgenen Kräfte unserer Zeit erfahren, die Ihrem Streben nach Glück und Gesundheit zuwiderlaufen. Diese Verlockungen bringen Sie in gefährliche Situationen, die wir als «Lustfallen» bezeichnen. Wir werden Ihnen verraten, wie Sie mit ihnen fertig werden.

Um völlig zu verstehen, was Lustfallen sind und weshalb sie uns zu Dingen verleiten, die wir gar nicht tun wollen, müssen wir unsere Geschichte mit dem tiefgründigsten aller Geheimnisse beginnen, nämlich der Frage, worum es im Leben eigentlich geht.

DER BIOLOGISCHE
ZWECK DES LEBENS

DIE MOTIVATIONS-TRIADE UND VERSCHIEDENE GLÜCKSZUSTÄNDE

*Der menschliche Geist kehrt, wenn er von einer neuen Idee
gefordert wurde, nie zu seiner Ausgangsposition zurück.*
Oliver Wendell Holmes sen.

Wir haben das Geheimnis des Lebens entdeckt.
Francis Crick

Seit Jahrhunderten spekulieren Theologen und Philosophen
über Sinn und Zweck des Lebens, und sie werden das gewiss
auch in Zukunft tun. Aus biologischer Sicht ist es völlig
klar, welchen Zweck das Leben erfüllt. Die Natur folgt
einem Plan, über den bis vor kurzem niemand so richtig
Bescheid wusste. Erst nachdem Wissenschaftler Berge von
Indizien durchforstet hatten, gelangten sie zu folgender
überraschenden Erkenntnis. Körper und Geist sämtlicher
Lebewesen dienen nur dem einen Zweck, nämlich dem
Überleben und der Fortpflanzung. Wissenschaftler
formulieren das etwas gewählter, sie sprechen von der
Replikation der Gene.

Die älteste Beschäftigung der Welt
Jedes Lebewesen kommt mit einem ganz spezifischen Repertoire an biologischen Werkzeugen sowie körperlichen
und geistigen Fähigkeiten zur Welt, die auf seine einzigartige ökologische Nische genau abgestimmt sind. Jedes
Wesen ist eine vorzüglich ausgestattete Überlebens- und

Fortpflanzungsmaschine. Warum zum Beispiel haben Haie zwei Reihen mit messerscharfen Zähnen? Nur aus einem Grund, damit sie Fleisch zerfetzen können. Das Fleisch zerfetzen sie, um zu fressen. Und fressen tun sie, um zu überleben. Wenn sie lange genug überleben, werden sie sich vielleicht fortpflanzen. Und mit ihrem Nachwuchs beginnt der gesamte Prozess wieder von vorn.

Gazellen haben die gleiche Grundmotivation. Warum flüchten sie vor Geparden? Sie flüchten, damit sie nicht gefressen werden. Wenn sie nicht gefressen werden, haben sie die Chance, sich fortzupflanzen. Falls ihnen das gelingt, wird ihr Nachwuchs Gelegenheit haben, genau das Gleiche zu versuchen.

Seit mehr als drei Milliarden Jahren bekriegen Tiere sich, sie beißen einander, stolzieren und pirschen umher in einem zeitlosen, geheimnisvollen Tanz der Konkurrenz. Stets kannten sie instinktiv alle Schritte und Tritte; das übergeordnete Schema jedoch begriffen sie nicht. Alles, was sie wussten, war, dass es ihnen manchmal gut und manchmal schlecht ging. Das war aber auch alles, was sie zu wissen brauchten.

In einer natürlichen Umgebung ist alles gut, was ein gutes Gefühl vermittelt. So spornt die Natur Tiere dazu an, ihren biologischen Zweck zu erfüllen, zu überleben und sich fortzupflanzen. Menschen werden von einem ähnlichen Plan geleitet. Es gibt einen Grund, weshalb wir Nahrung und Unterschlupf suchen, faulig schmeckendes Wasser verschmähen, Freundschaften schließen, romantische Partnerschaften herbeisehnen und uns von schlechter Gesellschaft fernhalten. Wir tun all das, um unsere Chancen, zu überleben und uns fortzupflanzen, zu erhöhen. Gelingt uns das, so wird unser Nachwuchs den Prozess mit dem gleichen Eifer wiederholen.

Wenn Sie sich selbst im Spiegel betrachten, blicken Sie auf eine biologische Erfolgsstory, Sie sind das Ergebnis vieler Ahnengenerationen, die genug zu essen hatten und denen es gelang, sich fortzupflanzen. Sie sind der Gewinn, für den Ihre Vorfahren so hart gearbeitet haben, und Sie tragen in sich die Gene und somit die Wesenszüge, die diesen Vorfahren zum Erfolg verhalfen. Diese Wesenszüge bezeichnet der verstorbene Astronom Carl Sagan als die «Schatten der vergessenen Ahnen». (1)

Auch wenn der höchste biologische Zweck des Lebens darin besteht, zu überleben und sich fortzupflanzen, können Haie und Gazellen nicht wissen, dass ihr Verhalten von dem Trieb bestimmt wird, ihre Gene weiterzugeben. Dasselbe gilt für Menschen. Tatsächlich haben wir das Gefühl, unsere verschiedenen Aktivitäten würden ganz unterschiedlichen Zwecken dienen. Der Hauptzweck ist, uns so oft wie möglich wohl und so selten wie möglich unwohl zu fühlen.

Emotionale Wegweiser

Um ihre Gene zu reproduzieren, müssen Lebewesen Entscheidungen treffen und Risiken eingehen. Von Fall zu Fall erhöhen oder verringern sich ihre Chancen, zu überleben und sich fortzupflanzen. Sie brauchen Kriterien, um zu beurteilen, ob sie erfolgreich sind oder versagen. Um Tieren zu signalisieren, wann etwas gut und wann etwas schlecht ausgeht, hat die Natur eine Reihe von Feedback-Systemen zur Bewertung hervorgebracht. Diese Feedback-Systeme sind Gefühle (sowohl physischer als auch psychischer Art), und sie gehören zu den Schlüsselindikatoren im Plan der Natur.

Die biologische Ausstattung eines Lebewesens sorgt für angenehme Gefühle als Belohnung für erfolgreiches Handeln in Bezug auf wichtige Ziele. So wird das Verspeisen einer Mahlzeit als Genuss empfunden, denn schließlich müssen wir ja essen, um zu überleben; oder wir müssen uns ausruhen, um unser Nervensystem zu regenerieren, weshalb auch ein guter Nachtschlaf für Wohlbefinden sorgt. Darum ist Sex so überaus vergnüglich, immerhin braucht es den, um sich fortzupflanzen. Umgekehrt führt verdorbene Nahrung, ein verstauchter Knöchel oder Liebesverlust dazu, dass wir uns schlecht fühlen. Das ist zwar unangenehm, aber auch wertvoll als Signal dafür, dass wichtige Lebensziele auf dem Spiel stehen. Es spornt uns an, etwas zu unternehmen.

DIE MOTIVATIONS-TRIADE

Es gibt zwei verschiedene Werkzeuge (körperliche und geistige), derer sich Lebewesen bedienen, um zu überleben und sich fortzupflanzen; davon sind die körperlichen Werkzeuge offensichtlich und vertraut. Da gibt es Flügel, Arme, Zähne, die Haut, das Herz, die Lunge, also alles, was uns dazu befähigt, mit körperlichen Herausforderungen des Lebens fertig zu werden.

Die zweite Art von Werkzeugen, die geistigen, ist nicht so offensichtlich, aber gleichermaßen wichtig. Für den heutigen Menschen manchmal sogar wichtiger. Wir verfügen über spezialisierte Nervenverbindungen, die in Form von guten oder schlechten Gefühlen Feedback geben. Diese Gefühle rufen in uns den natürlichen Wunsch hervor, Angenehmes zu wiederholen.

Das Motivationssystem ist dreiteilig: die Antriebe (1) Vergnügen zu suchen, (2) Schmerz zu vermeiden und (3) Energie zu sparen, ergänzen sich. Zusammen bezeichnen wir diese drei Komponenten als Motivations-Triade. Sie ist ein Bestandteil der Genetik aller Menschen und aller höherentwickelten Tiere, die jemals gelebt haben.

Die Konsequenz: Mit diesem sich am Wohlbefinden orientierenden Trio stehen Tür und Tor für allerhand Irrtümer in der Wahrnehmung weit offen. Genau diese Irrtümer locken uns in die Falle. Doch ehe wir im nächsten Kapitel diese gefährlichen Fallen enthüllen, sehen wir uns erst einmal an, wo die Motivations-Triade exakt so funktioniert, wie von der Natur beabsichtigt.

EIN EMSIGER VOGEL

Der Lebenszweck eines männlichen Raubwürgers, eines über die ganze Welt verbreiteten Wüstenvogels, besteht darin, seine Gene weiterzugeben. Alle Facetten seines Daseins sind Bestandteile dieses Plans, wovon er selbst natürlich nichts weiß. Er weiß nur eins: Er will Spaß haben. Lohnendstes Ziel ist sexuelle Betätigung. Sex macht ihm so richtig Spaß. Keine Frage, dass er davon so viel wie möglich haben will.

Doch oje, so einfach ist das Leben nicht. Dazu muss er erst mal ein Weibchen finden, das ihm gefügig ist. Und das ist noch nicht mal der schwierigste Teil, er hat nämlich auch Konkurrenz. Da werden Weibchen schon zweimal hingucken, bevor sie sich mit ihm paaren. Es ist also durchaus möglich, dass er sein Ziel nicht erreicht. Wenn er eine Chance haben will, muss er etwas tun, das Weibchen imponiert. Wenn nicht, wird er auch keinen Sex haben.

Der männliche Raubwürger macht Weibchen auf sich aufmerksam, indem er alles mögliche «Zeug» sammelt. Das kann fressbare Beute sein wie zum Beispiel Schnecken, oder anderes nützliches Zeug wie Federn oder Stofffetzen. Er spießt seine Beute in seinem Revier an Dornen auf, zum Beweis für seine Fähigkeiten als Sammler. Er muss mehr heranschaffen als andere Männchen, sonst bleibt das sexuelle Vergnügen aus. Die Weibchen stellen Vergleiche an: Wer hat mehr gesammelt? Der beste Sammler ist der Bursche, für den sie sich entscheiden werden. ((2))

Bei seinem Streben nach Vergnügen muss der Raubwürger Entscheidungen treffen und Risiken auf sich nehmen. Er muss durch die Gegend fliegen, Zeug aufsammeln und es in sein Revier schaffen. Dabei riskiert er Schmerzen oder schlimmer noch von einem Raubtier erwischt zu werden; das müsste er mit seinem Leben bezahlen. Um Energie zu sparen, muss er klug und rationell vorgehen – sonst unterliegt er einem der Konkurrenz.

Im Frühling jagt und sammelt der Raubwürger also. Es

kann auch vorkommen, dass er in das Revier eines anderen Männchens eindringt und einen gefährlichen Kampf riskiert, sofern dieses andere Männchen eine entsprechend große Sammlung vorzuweisen hat. Die Belohnung jedenfalls, auf die er am Ende hofft, besteht darin, sich wohl zu fühlen und das intensive Vergnügen des Sexualakts zu erleben.

Das Zusammenspiel verschiedener Komponenten
Mit den drei Komponenten der Motivations-Triade richtet sich das Verhalten des Raubwürgers auf ein bestimmtes Ziel aus. Er strebt nach Vergnügen, vermeidet Schmerz, und versucht, seine Energie so gut wie möglich einzuteilen. Der Vogel verfügt wohl nicht über das gleiche Maß an «Bewusstheit» wie der Mensch, aber es reicht aus, um die Erfordernisse seines Plans zu erfüllen. Er möchte sich so oft wie möglich so gut wie möglich fühlen, ganz so, wie die Natur es für ihn vorgesehen hat.

Diese drei Kräfte sind im Bauplan sämtlicher Tiere universell gültig. Sie begünstigen ein Verhalten, das auf Überleben und Fortpflanzung zielt. Ein Vogel, dessen Nervenverbindungen Sex nicht mit Vergnügen belohnen würden, brächte nicht allzu viel Nachwuchs hervor. Seine Gene würden im Wettlauf der Natur schon bald untergehen.

Warum frisst der Haifisch? Er frisst, um das mit der Nahrungsaufnahme verbundene Wohlgefühl auszukosten und Hungerschmerz zu vermeiden. Und er geht dabei so effizient wie möglich vor und achtet beispielsweise genau auf Trübungen des Wassers, die auf verletzte Beutetiere hinweisen. Wozu sollte er sich auch die Mühe machen, ein gesundes Tier zu jagen oder zu erlegen, wenn ein verletztes den gleichen Zweck erfüllt? Er strebt nach Vergnügen, er will Schmerz vermeiden, er will Energie sparen, die Motivations-Triade sorgt dafür, dass er so effizient wie möglich jagt. Auf Grund des großen Plans strebt er danach, sich so oft wie möglich so gut wie möglich zu fühlen. Und deshalb verhält er sich so, wie er sich verhält.

Warum flüchtet die Gazelle vor dem Geparden? Aus der Sicht der Motivations-Triade: um einen qualvollen Tod zu vermeiden. Gelingt es ihr, warten weitere Vergnügungen auf sie, wie zum Beispiel fressen oder sich paaren. Doch all jene Verhaltensformen sind nur Mittel zum Zweck, Mittel zur Weitergabe der eigenen Gene. Es gibt kaum eine Entdeckung der modernen Wissenschaft, die unserem Menschenbild derart entgegenläuft wie diese. Der britische Evolutionsbiologe Richard Dawkins schreibt: «Das ist eine Erkenntnis, die mich immer noch in Erstaunen versetzt. Obwohl ich schon seit Jahren darüber Bescheid weiß, habe ich mich noch immer nicht so richtig daran gewöhnt.» ((3))

Sowohl die körperlichen Merkmale als auch die psychologischen und verhaltensmäßigen Charakteristika aller Lebewesen haben irgendwo ihren Ursprung. Dieses «Irgendwo» liegt in ihrer Abstammung. Der natürliche Wunsch, Spaß zu haben und Schmerz zu vermeiden, ist in unseren neuronalen Schaltkreisen über Generationen hinweg durch Veränderungen unseres genetischen Codes fest verankert.

Der gewissenhafte Leser wird sich fragen, ob das wirklich alles ist; ob Motivation tatsächlich nur von Vergnügungssucht, Schmerzvermeidung und Energiesparen gespeist wird. Natürlich ist das nicht alles. Die Motivations-Triade zeigt uns die wichtigsten Kräfte, die unser Verhalten beeinflussen. Es gibt noch weitere Faktoren, wie etwa die Glücksgefühle, die vielleicht zu den wichtigsten Erfahrungen unseres Lebens gehören.

Denken wir noch einmal kurz an das Leben unseres Raubwürger-Männchens. Wir sagten, «er hoffe darauf», mit sexueller Aktivität belohnt zu werden. Aber hofft er wirklich? Wohl kaum. Auch wenn Sex die unmissverständliche Belohnung seines erfolgreichen Sammelverhaltens darstellt, so bezweifeln wir doch ganz entschieden, dass dieser Vogel tatsächlich über eine seiner potenziellen Sexualpartnerinnen oder über sein Paarungsverhalten nachdenkt. Was zum Kuckuck also veranlasst ihn, den ganzen Frühling lang umherzufliegen und Leib und Leben für die Begegnung mit einem Weibchen zu riskieren, das er sich nicht einmal im Geiste vorstellen kann?

Die gängige Antwort lautet: sein «Instinkt». Oberflächlich gesehen ist das richtig, die Antwort geht aber am Kernpunkt vorbei. Die eigentliche Frage lautet: Auf welche Weise bewegen ihn diese Instinkte dazu, für irgendein theoretisches Vergnügen in der Zukunft Energie zu investieren und tödlichen Schmerz zu riskieren? Wie gelingt es seinem Motivationssystem, ihn zu einem Handeln zu bewegen, das vorausschauend wirkt?

Diese Frage stellt sich nicht nur beim Raubwürger. Weder im Leben der Menschen noch dem der Tiere kommt es zu unmittelbaren Belohnungen. Das Vergnügen erfordert Arbeit, Anstrengung, das Erlernen von Fertigkeiten sowie riskante Konkurrenzkämpfe. Warum sollte man sich abrackern, wo man doch nicht einmal sicher sein kann, ob man auf der richtigen Spur ist? Der Pfad zum Vergnügen kann beschwerlich und verschlungen sein. Welchen Anreiz kann es für ein Lebewesen geben, durchzuhalten und den Preis zu bezahlen?

Die Antwort auf diese Frage ist so faszinierend wie überwältigend. Erst vor kurzem haben Wissenschaftler ein weiteres Anreizsystem entdeckt, ein Belohnungs- und Bestrafungssystem, das dem von Vergnügen und Schmerz sehr ähnlich ist. Diese Anreize bezeichnen wir als Stimmungen, die sich in zwei Basistypen unterteilen lassen, Zufriedenheit und Unzufriedenheit. Diese Stimmungen gehen Hand in Hand mit der Suche nach Vergnügen und dem Vermeiden von Schmerz, um ein effektives Verhalten zu begünstigen. Wie aber funktioniert dieses System?

DIE SCHATZSUCHE

Stellen Sie sich vor, Sie würden in einer Gegend mit Flüssen, mächtigen Eichen, Höhlen und Bergen leben. Es gibt dort auch Häuser, Straßen, Bürogebäude, Kirchen und alte verlassene Hütten. Eines schönen Tages im Frühling beschließt die Lokalzeitung, zwecks Erhöhung ihrer Auflage eine Schatzsuche zu veranstalten. Der «Schatz», so steht geschrieben, wird von der Zeitung spendiert und liegt an einem geheimen Ort irgendwo in diesem Landstrich vergraben.

Zunächst sorgt die Meldung für etwas Aufruhr unter der Bevölkerung. Der Wert des Schatzes sei sehr hoch, so heißt es, und eine Menge Leute beteiligt sich an der Suche. Doch ein Tag nach dem anderen vergeht, und immer wieder berichtet die Zeitung, der Schatz sei nach wie vor «irgendwo da draußen vergraben». Weitere Informationen werden nicht preisgegeben.

Was denken Sie, wie viel Spannung sich in der Stadt aufbaut, wenn sich das ein paar Wochen lang so hinzieht? Vermutlich nicht allzu viel, denn auch wenn der Schatz sehr wertvoll ist, gibt es kein Feedback-System, das den an der Suche beteiligten Personen verraten würde, ob sie ihrem Ziel bereits näher gekommen sind. Bald schon schwindet die Begeisterung, und keiner nimmt mehr an der Suche teil. Einige Wochen später beschließt die Zeitung, erste Hinweise zu veröffentlichen.

Die Spannung erreicht einen neuen Höhepunkt. Die Leser erfahren, dass der Schatz unter einer großen Eiche mit Blick auf einen Fluss vergraben ist. Wenige Stunden nach dieser Bekanntmachung sieht man scharenweise Leute mit Schaufeln durch die Gegend laufen. Doch schon bald müssen sie feststellen, dass es Hunderte von Plätzen gibt, auf welche diese Beschreibung zutrifft, worauf bei zahlreichen Teilnehmern der Mut sinkt. Andere suchen fleißig weiter und heben ein Loch nach dem anderen aus, bis auch ihre Begeisterung allmählich schwindet.

Es folgt ein weiterer Hinweis: Der Baum, um den es geht, sei weniger als eineinhalb Kilometer entfernt von einer verlassenen Hütte. Und erneut kommt es zu gesteigerten Bemühungen. Einige der Schatzsucher sind völlig aus dem Häuschen, da sie genau zu wissen meinen, wo die Suche erfolgreich sein wird. Andere sind vorübergehend deprimiert, da ihre bisherigen Vermutungen sich nicht bestätigt haben.

Und dann kommt der Tag, an dem eine Gruppe von Schatzsuchern felsenfest davon überzeugt ist, den richtigen Baum vor sich zu haben. Hier muss der Schatz vergraben sein. Eifrig beginnen sie zu schaufeln. Eine der Schaufeln stößt auf etwas Hartes, eine Holztruhe, und die Spannung steigt ins Unermessliche. Sie öffnen die Truhe, erblicken den Schatz und erleben einen Augenblick der Ekstase.

DIE WELLEN DES GLÜCKS

Sowohl im Leben der Menschen als auch in dem der Tiere sind die hauptsächlichen Ziele das Streben nach Vergnügen, das Vermeiden von Schmerz und das Bewahren von Energie. Trotzdem können diese Anreize allein die Motivation nicht aufrechterhalten. Die Natur benötigt ein zusätzliches und damit verbundenes System, eine Reihe von Signalen, die dem nach Vergnügen suchenden Tier verraten, ob es auf dem richtigen Weg, nämlich dem des Überlebens und der Fortpflanzung, ist. Diese Signale sind die Wellen von Zufriedenheit und Unzufriedenheit, und sie funktionieren wie Hinweise bei einer Schatzsuche.

Noch einmal zurück zu unserem Raubwürger. Immer, wenn er irgendwelches «Zeug» gesammelt und in seinem Revier auf einem Dorn aufgespießt hatte, ruhte er sich zwar nicht aus und sagte sich «Bald werde ich ein Weibchen für mich erobert haben», aber es geschah etwas ganz Ähnliches. Dieses «Etwas» war ein Gefühl, das zwar nicht so gewaltig und erregend war wie die sexuelle Ekstase selbst, aber etwas Subtileres, ein vom Nervensystem erzeugter Anreiz, der ihn zum Weitermachen bewegte und verhinderte von der Schatzsuche abzusehen.

Überraschenderweise kommen diese subtilen Gefühle nicht etwa durch einen Ausstoß von Glückshormonen zustande. Sie verfügen über ihre eigene Neurochemie, ihre eigene Rückkopplung. Gewisse Erlebnisse, wie etwa Sex, werden von einem gewaltigen Ausstoß an Glückshormonen wie zum Beispiel Dopamin begleitet; im Gehirn werden bestimmte Wohlfühl-Zentren aktiviert. Die subtileren Gefühle, die mit stetigem Fortschritt einhergehen, entstehen durch frei werdende Stimmungshormone wie Serotonin, die wiederum mit regulierenden Zentren im Gehirn interagieren. ((4)) Und obwohl Glücks- und Stimmungsreaktionen teilweise darin enthalten sind, sind sie dennoch weitgehend unabhängig. Das wohlige Gefühl des Raubwürgers während seiner stetigen Sammeltätigkeit hat nichts mit Lust zu tun. Es ist eine positive, anspornende Stimmung, die ihn motiviert dranzubleiben.

Dieses anspornende Gefühl ist Glück, ein großartiges Lebenselexier. Unser Nervensystem kann die gewaltigen, kurzlebigen, intensiven Lustgefühle nur als direkte Reaktion auf das Finden eines «Schatzes» aktivieren. Gute Stimmungen hingegen können länger anhalten.

Gewisse «Schätze» sorgen dafür, dass Glückshormone frei werden, speziell Nahrung und Sex. Aber wir können nicht den ganzen Tag essen oder Sex haben. Höchstes Vergnügen ist ein intensives Ereignis, das nur ein paar kostbare Augenblicke lang dauert. Das Erlebnis ist begrenzt, da Lust sich rasch erschöpft. Lust ist gedacht als intensives Signal für ein Erfolgserlebnis in Sachen Überleben und/oder Fortpflanzung. Sie unterstützt das Leben in seinem ursprünglichen Plan. Deshalb denken wir so oft darüber nach, wie wir mehr davon erlangen können.

Glücksgefühle dienen einem anderen Zweck. Lust markiert Endpunkte. Glück ist die subtile Verstärkung von Erlebnissen auf dem Weg dorthin. Glücksgefühle motivieren uns dranzubleiben, und sie sind darum nicht annähernd so begrenzt. Es ist durchaus möglich, jede Stunde des Tages glücklich zu sein, solange unsere Aktivitäten erfolgreich scheinen. Es ist nicht möglich, dauerhaft intensive Lust zu verspüren, da die neurochemische Leistung hierfür beschränkt ist.

Was ist Glück? Glück resultiert aus der Aktivierung positiver Stimmungen. Es kann jederzeit aktiviert, aber nicht dauernd erlebt werden. Glücksgefühle erfüllen den biologischen Zweck, ein Feedback zu vermitteln, inwieweit man sich auf dem richtigen Weg zu einem möglichen Vergnügen (oder dem Vermeiden von Schmerz) befindet. Glück ist das Endergebnis eines Feedback-Systems, einer wichtigen Komponente für ein zufriedenstellendes Leben. Glück fördert den beharrlichen Fleiß des Raubwürger-Männchens. Sowohl Tiere wie Menschen verspüren Glücksgefühle, wenn sie lohnenden Zielen näher kommen.

Glück ist keine Endstation. Es ist kein Ort, an dem man ankommt, um für immer dortzubleiben. Es ist die vorübergehende und wiederholbare Folge eines Prozesses und umfasst eine Vielfalt an Gemütszuständen, die uns signalisieren, dass wir auf dem richtigen Weg sind. Zu diesen Erlebnissen gehören eine produktive Befriedigung, Stolz, romantische Stimmungen, das Genießen von Freundschaft, sowie Gefühle von Sicherheit und Erleichterung. Glücksgefühle und Momente der Lust gehören zum Besten, was das Leben uns bietet. Die Entdeckung ihres Zwecks ist nach Jahrhunderten reiner Spekulation eine wichtige Errungenschaft unserer Zeit. (5) Diese Erkenntnis ist bedeutsam, da die Grundpfeiler eines guten Lebens, Gesundheit und Glück, heute mehr denn je unter Beschuss sind. Sie sind gefährdet wegen der kontraproduktiven Nebenerzeugnisse menschlichen Einfallsreichtums, und deren Folgen, die wir als «Lustfalle» bezeichnen.

=== ZUSAMMENFASSUNG ===

Der biologische Zweck des Lebens ist Überleben und Fortpflanzung. Um diesen Zweck erfüllen zu können, hat uns die Natur mit drei Formen von Motivation ausgestattet: 1. dem Streben nach Vergnügen, 2. der Vermeidung von Schmerz und 3. der Einsparung von Energie. Wir sprechen in diesem Zusammenhang von der «Motivations-Triade».

DIE LUSTFALLE

BELOHNUNG IN FORM VON «MAGISCHEN SCHALTKNÖPFEN»

Hätte ich mehr Sklaven davon überzeugen können, dass sie Sklaven sind, hätte ich mehr Sklaven befreien können. Harriet Tubman

Stellen wir uns einen jungen Mann vor, der in einer Kleinstadt lebt, in einer malerischen Gegend; jedes Jahr wird eine Schatzsuche veranstaltet. Eines Tages im Frühling, bevor die große Suche beginnt, begegnet er einer ganz anderen Art von Schatz: Eine attraktive junge Frau ist in die Gegend gezogen, und er beobachtet sie, während sie zur Arbeit geht, während sie einkauft oder mit dem Rad durch die Stadt fährt.

Dem jungen Mann fällt auf, dass die Frau sich nie in männlicher Begleitung befindet. Er macht sich ein wenig über sie schlau und findet heraus, dass sie vor kurzem ihr Abitur gemacht und jetzt einen Job in einem örtlichen Büro hat. Als er erfährt, dass sie unverheiratet ist, verspürt er zuerst eine Art Erleichterung, dann jedoch so etwas wie erhöhte Anspannung. Der Schatz könnte ihm schließlich versagt bleiben.

Er beginnt damit, sich ansprechender zu kleiden, und hofft jeden Tag, ihre Wege mögen sich kreuzen. Eines Samstagmorgens begegnet er ihr im Lebensmittelladen. Im Stillen gratuliert er sich selbst; er ist gut angezogen und hat eine modische Frisur. Er schiebt seinen Einkaufswagen neben ihrem her und sieht ihr zu, wie sie ihn mit Waren füllt. Am Obstregal stehen sie beide nebeneinander und wählen

Äpfel aus. Er spürt, wie sein Herz vor Aufregung hämmert, und als sie ihm einen Blick zuwirft, lächelt er. Er macht ihr ein gut einstudiertes, witziges Kompliment. Sie lächelt und bedankt sich. Die Anspannung weicht von ihm, und er gerät in eine glückliche Stimmung. Sie plaudern kurz, er zeigt, wie freudig es ihn stimmt, dass sie sich getroffen haben, dann zieht er sich diskret zurück. Ihr Lächeln, ihr Gebaren, ihre Körpersprache signalisieren, dass sie sich von ihm angezogen fühlt, und er spürt, dass dies für ein erstes Treffen vielversprechend ist.

Die nächsten Tage bescheren ihm weitere Glücksmomente. Er begegnet ihr am Bankschalter (nicht so ganz zufällig), und wieder kommt es zu einer freundschaftlichen Plauderei. Er fragt, ob sie vorhat, zu einem bevorstehenden Tanzabend zu gehen, und sie lässt ihn wissen, dass sie tatsächlich teilnehmen will. Er freut sich, dass es ihr so viel Spaß macht, mit ihm zu reden, und wieder zeigt er mit einer gut einstudierten Bemerkung, dass er sich auch freuen würde, sie bei der Veranstaltung zu treffen. Und so meint er es auch.

Während er viele Stunden in einer glücklichen Stimmung verbringt, kommt es auch zu Momenten der Anspannung. Er schämt sich für sein altes Auto. Ihm wird deutlich, dass sie vielleicht glauben könnte, er sei nicht in der Lage, «Zeug» heranzuschaffen. Das stimmt aber nicht, denn er hat einen guten Job. So gelangt er zu dem Schluss, es sei jetzt an der Zeit, sich einen neuen Wagen anzuschaffen. Es widerstrebt ihm zwar, sich von einem Teil seiner Ersparnisse zu trennen, aber ihm ist auch klar, dass es notwendig ist. Obwohl seine Ersparnisse eigentlich eine nützliche Absicherung gegen unvorhergesehene Fälle wie Arbeitslosigkeit oder andere Nöte sind, so sind sie auch eine Ressource, um auf effektive Weise die Frau zu umwerben. Schließlich ist sie auch anderen Junggesellen in der Stadt bereits aufgefallen.

Am Tanzabend sind auch seine Mitbewerber zur Stelle. Zunächst ist er angespannt, nervös und eifersüchtig, als ein gutaussehender junger Mann mit ihr tanzt. Er achtet sorgfältig auf ihr Verhalten, wobei ihm auffällt, dass sie keinen bestimmten Favoriten hat. Sie lächelt ihm einige Male herzlich zu, und er verspürt Erleichterung und neuerliche Erregung. Gegen Ende des Abends erzählt er ihr, dass er sich ein neues Auto gekauft hat. Sie fragt, ob er mit diesem Wagen hierhergekommen sei, und bekundet ihr Interesse, sich das Auto anzusehen. Ein gewaltiges Glücksgefühl überkommt ihn, eine Mischung aus Aufregung, Stolz und freudiger Erwartung, als er sie aus dem Saal begleitet. Während sie hinausgehen, begegnet sein Blick dem eines Rivalen, dessen schlechte Laune nicht zu übersehen ist. «Pech für dich», denkt er im Stillen.

Im Laufe der folgenden Wochen lernen die beiden jungen Leute sich näher kennen. Bei beiden kommt es jetzt immer häufiger zu Glücksgefühlen, und sie gestehen einander, dass sie drauf und dran sind, sich zu verlieben. Und obwohl sie öfter an den Punkt gelangen, miteinander zu schlafen, haben sie es bislang nicht getan.

Beide sind sich völlig im Klaren darüber, dass ein Augenblick körperlicher Ekstase kurz bevorsteht. Und obwohl beide wissen, wie bedeutsam dieser Moment ist, ist es dennoch unwahrscheinlich, dass einer von ihnen genau sagen könnte, wo diese Bedeutsamkeit ihre Wurzeln hat.

DAS STREBEN NACH GLÜCK

Es ist faszinierend, wie sich unser Raubwürger-Männchen über Wochen ins Zeug legte, nur um eine Gelegenheit zur sexuellen Vereinigung zu erlangen. Wir wissen jetzt auch, wie er es geschafft hat: mit Hilfe von alten Instinkten, die ihn auf seiner Suche nach Glück leiteten.

Ebenso interessant ist es, unserem jungen Mann zuzusehen, wie er Energie aufbringt für die Jagd nach einer erregenden sexuellen Vereinigung. Wir wissen jetzt, dass er nicht nur nach der Erfüllung von Lust strebt. Es gibt auch eine Reihe von Verstärkungs- und Bestrafungsmechanis-

men, das heißt von Gefühlen der Zufrieden- beziehungsweise Unzufriedenheit, die ihn leiten und ihm ein effektives
Vorgehen ermöglichen. Wenn sein bewusstes Ziel ein intensives Lusterleben ist, so sind es Zufrieden- und Unzufriedenheit, die ihn entscheidend leiten.

Obwohl der Mensch das Streben nach Glück als ein vor-
rangiges Ziel im Leben betrachtet, war dieses Verlangen
nicht die eigentliche Triebfeder. Es ist vielmehr eine Kombination aus Lust und Schmerzvermeidung, die uns antreibt.
Unser junger Mann zum Beispiel würde niemals das gute
Gefühl, das ihm das Lächeln der jungen Frau verschafft, als
sein eigentliches Ziel missverstehen. Sein Erfolg freut ihn,
aber sein Ziel ist ein anderes. Sein eigentliches Anliegen ist
die Lust, und bisherige Glücksgefühle dienten ihm als verlässliche Hinweise auf dem Weg zum eigentlichen Ziel. (1)

Gefühle sind keine konkreten Ziele, sie sind vielmehr
das Resultat zunehmenden Erfolgs auf dem Weg zu den
wesentlichen Zielen des Lebens. Glück resultiert aus dem
Fortschritt und dem Erreichen von Zielen in einem für uns
wichtigen Lebensbereich wie Liebe, Freundschaft, Gesundheit, materieller Sicherheit, Geborgenheit, Familie und gesellschaftlicher Stellung. All diese Dinge sind in sich wichtig,
da sie in der Entwicklungsgeschichte unserer Spezies stets
eng mit einer erfolgreichen DNS-Weitergabe verbunden
waren.

DIE LUSTFALLE

Wenn nun unser Raubwürger von vornherein ein williges
Weibchen zur Verfügung hätte und nicht darauf angewiesen
wäre, durch das Sammeln von «Zeug» um sie zu werben,
wäre sein Leben dann besser? Wenn er nur in einem Käfig
herumsitzen und mit seinem Schnabel einen magischen
Knopf drücken müsste, um sie herbeizuzaubern, wäre dies
der Weg zu einem besseren Leben? Oder würde ihm dabei
etwas Wichtiges entgehen?

Wir glauben, es würde ihm tatsächlich etwas ausgesprochen Wichtiges entgehen. Er könnte auf die Weise zwar so viel sexuelles Vergnügen erleben, wie sein Nervensystem verkraftet, doch von der Zufriedenheit, dem Wegweiser zu jenem Vergnügen, würde er nur wenig mitbekommen. Und trotzdem: Würden wir ihm die Wahl lassen zwischen den beiden Möglichkeiten, an paarungswillige Weibchen zu gelangen, er würde sich zweifellos für den magischen Knopf entscheiden, da es seiner Natur entspricht, ein Höchstmaß an Vergnügen bei einem Mindestmaß an Energieeinsatz zu erleben. Wenn ihm diese Möglichkeit geboten würde, wie sie ihm in seinem natürlichen Lebensraum nicht zur Verfügung steht, würde seine Motivations-Triade ihn zu einem Verhalten führen, das sein Glück im Grunde schmälern würde. Seine eigene Motivations-Maschinerie würde ihn gefangen nehmen und aus seinem Leben weniger machen, als es sein könnte. Ein künstliches Feedback würde seine Sinne täuschen und ihn zu Entscheidungen bewegen, die richtig erscheinen, aber selbstzerstörerisch sind. Dieses Fehlverhalten bezeichnen wir als «Lustfalle».

Was bedeutet das für uns Menschen? Sind wir diesem Fehlverhalten ebenfalls unterworfen? Wir sind es. Und die Konsequenzen sind atemberaubend. Wir betrachten die Lustfalle als Ursache für die meisten Krankheiten und Einschränkungen und damit verbundene Leiden in der westlichen Zivilisation. Das mag eine gewagte Behauptung sein, wir werden sie auf den folgenden Seiten jedoch belegen. Sehen wir uns doch zum Einstieg mal ein Beispiel dafür an, wie die Komponenten der Motivations-Triade sich täuschen lassen und wie trügerisch das sein kann.

Ein Paradebeispiel
Ende des 19. Jahrhunderts glaubte ein junger Arzt, den Schlüssel zum Glück in seiner Hand zu halten. Nachdem er mit zahlreichen Substanzen experimentiert hatte, gelangte er zu der Überzeugung, eine neue, vor kurzem synthetisierte

Substanz namens Kokain sei das Wundermittel schlechthin. Er verschrieb es Freunden und Patienten und nahm es auch selbst ein. Nach einiger Zeit jedoch wurden ihm die Gefahren bewusst. Seine Patienten verfielen zusehends, und einer seiner Freunde beging Selbstmord. Auch ihm selbst ging es immer schlechter. Sigmund Freud, der Begründer der Psychoanalyse (2), war der Droge Kokain verfallen.

Kokain ist heute eine beliebte Freizeitdroge, die Gründe sind nachvollziehbar. Der Kokain-Konsum ruft beträchtliche Reaktionen der Lustzentren im Gehirn hervor. Mit anderen Worten: Eine ausschlaggebende Komponente der Motivationstriade, das Streben nach Wohlbefinden, wird aktiviert, und das Gehirn empfängt ein Signal, das besagt: «Hier findet gerade etwas statt, das für dein Überleben und/oder für deine Fortpflanzung sehr gut und wertvoll ist, also mach damit weiter.» Falls dieser Anreiz nicht genügt, kommt eine weitere Komponente der Motivations-Triade ins Spiel. Mit Kokain gelangen wir auf schnellem Weg zum Erleben von Lust. Es bedarf keiner großen Anstrengung, und somit ist es auch die Energiespar-Komponente der Motivations-Triade, die zum Genuss dieser Droge ansport. Häufig kommt es dabei zur Abhängigkeit.

Beim ersten Konsum von Kokain kommt einem das unglaublich toll vor. Das intensive und mühelose Erleben von Lust lässt uns fälschlicherweise glauben, eine sehr wertvolle Erfahrung zu machen. Lust ist ja ein Kennzeichen biologischen Erfolges, in diesem Fall jedoch trügerisch. Regelmäßiger Konsum führt letztlich zu einer unter Umständen dauerhaften Schädigung der Glückszentren im Gehirn. Es kommt zu Störungen der üblicherweise ablaufenden neurochemischen Prozesse von Glücksgefühlen, und mit den gesunden Freuden des Lebens gelingt es nicht mehr, ausreichend starke Erfolgssignale zu stimulieren. Der natürliche innere Kompass, der unsere Entscheidungen lenkt, funktioniert nicht mehr. Wie jeder weiß, der schon einmal mit Abhängigkeit zu kämpfen hatte, können Drogen zu einem beträchtlichen Ausstoß von Glückshormonen führen, das natürliche Glückspotential jedoch zerstören. Drogenabhängigkeit ist ein Musterbeispiel für die Lustfalle.

Die Irreführung der Motivations-Triade
Im Tierversuch konnte nachgewiesen werden, wie die Motivations-Triade sich mit Hilfe von Drogen täuschen lässt. Wenn man einen Täuberich wählen lässt zwischen Kokain und Sex, wird er sich für Kokain entscheiden. Die künstlich erzeugte Lust ist ein wirksameres «Erfolgs»-Signal als Sex, obwohl Sex zur Weitergabe der Gene unerlässlich ist. Auch eine Laborratte, die man vor die Wahl stellt zwischen Kokain und Futter, wird Kokain wählen, da Kokain einfach ein wirksamerer Auslöser für Wohlbehagen ist und somit ein stärkeres Erfolgssignal darstellt als Futter. Unglaublich, aber wahr: Selbst wenn die Ratte dem Hungertod nahe ist, wird sie sich so entscheiden. ((3))

Kurz gesagt: Von Drogen erzeugte Glücksreaktionen können die natürlichen Mechanismen des Lustempfindens übertrumpfen und täuschen. Das Empfinden von Tieren kann genarrt werden. Doch die Motivations-Triade ist nicht dazu geschaffen, solche trügerischen Stimulationen zu enttarnen; es kommt also zu selbstzerstörerischen Entscheidungen.

Genug von Ratten und Täuberichen. Wichtig ist, dass wir Menschen uns auf ähnliche Weise von der Motivations-Triade leiten lassen. Wenn wir uns auf Erfahrungen einlassen, die dieses sensible System ins Wanken bringen, sind Fehlentscheidungen vorprogrammiert. Dieses Buch handelt von weitaus mehr als nur von Drogen. Es erzählt die viel umfangreichere Geschichte des modernen Lebens, wie die Motivations-Triade bei jedem von uns überlistet werden kann, und es erklärt, wie wir uns schützen können.

VON MAGISCHEN KNÖPFEN ZUM GEOGRAPHISCHEN NORDEN

In früheren Jahrzehnten hat der Mensch eine Menge Energie aufgewendet, um herauszufinden, wie er sich und anderen mit der geringsten Anstrengung ein Höchstmaß an Vergnügen sowie wo wenig Leid wie möglich bescheren kann. Das Resultat dieser Bemühungen ist die Welt von heute mit ihrer großen Zahl verwirrender Probleme.

Wir sind Meister geworden im Erfinden magischer Knöpfe, hinter denen sich die unterschiedlichsten Lustfallen verbergen. Drogen, Fastfood, Fernsehen, die moderne Medizin, die elektrische Glühbirne sowie die Glorifizierung von One-Night-Stands und Glücksspielen sind unter anderem Merkmale unserer heutigen Gesellschaft. Wir leben in einem trügerischen und gefährlichen gesellschaftlichen Klima. Auch wenn Innovationen im menschlichen Leben oft nützlich und wichtig sind, haben viele unserer «Fortschritte» eine problematische Seite. Sie verlocken unseren Motivations-Mechanismus nicht selten zu einem selbstzerstörerischen Verhalten, und sie sind für das Glück und die Gesundheit der Gesamtheit extrem schädlich.

In diesem Buch wird ein neues Verständnis von Glück und Gesundheit aufgezeigt. Zwangsläufig ist es auch ein Buch über die destruktiven magischen Knöpfe im Leben von heute, ein Buch über Lustfallen, und wie man deren schädlichem Einfluss beikommen kann. Bis vor kurzem steuerte die Motivations-Triade uns noch wie ein nahezu unfehlbarer innerer Kompass. Die Kompassnadel zeigte eine klare Verhaltensrichtung an, eine Art «geographischer Norden». Sie spornte uns zu Verhaltensweisen im Einklang mit unserem Streben nach Glück und Gesundheit an. Für unsere Urahnen war der Weg zu mehr Lust, unter weniger Schmerz und weniger Anstrengung, fast immer die richtige Entscheidung. Heute ist das nicht mehr so.

Der innere Kompass ist inzwischen so durcheinandergeraten, dass wir uns nicht mehr voll auf ihn verlassen können.

Jetzt müssen wir lernen zu erkennen, wann dieser Kompass uns in die falsche Richtung führt und es wichtig ist, wider unsere Instinkte zu handeln. Solange wir damit erfolgreich sind, können wir die Fülle an modernen Neuerungen getrost auskosten, ohne unser Glück und unsere Gesundheit zu gefährden. Doch wir müssen auf der Hut sein. Die mannigfachen Masken der Lustfalle sind trügerisch. Um auf der richtigen Fährte zu bleiben, bedarf es einiger Vorsicht und Entschlossenheit.

=== ZUSAMMENFASSUNG ===

In der Natur dienen bestimmte Erfahrungen dazu, uns zu einem erfolgreichen Handeln anzuspornen. Deshalb sind sie ausgesprochen angenehm und anregend. Die Urquellen des Wohlbefindens sind Nahrung und sexuelle Aktivität, damit sichern wir unser Überleben und die Fortpflanzung. Solche Augenblicke sind biologisch kostspielig und können daher nur von sehr kurzer Dauer sein, sie dauern höchstens Minuten, nicht etwa Stunden.

Glück oder Zufriedenheit stellt hingegen ein ganz anderes Belohnungssystem dar. Beide sind zwar nicht so intensiv, dafür aber zeitlich unbegrenzt. Die Natur hat uns dazu bestimmt, positive Stimmungen täglich aufrechtzuerhalten, solange wir damit wirklich lohnenswerten Zielen näher kommen, in der Regel in Form von kleinen Schritten hin zum Vergnügen und zur Schmerzvermeidung.

Das moderne Leben bietet uns magische Knöpfe an, die zu einem Kurzschluss auf dem natürlichen Weg zwischen Glück und dem Streben nach Lust führen. Dazu gehören Drogen, industriell verarbeitete Lebensmittel, schmerzstillende Medikamente und Glücksspiele. Diese magischen Knöpfe sind gefährlich, da sie zwar an die zur Motivations-Triade gehörigen Instinkte appellieren, ihren Opfern jedoch Glück und Gesundheit rauben. Diese Irreführung unserer Instinkte bezeichnen wir als «Lustfalle».

WUNDER UND WAHN
DER MODERNEN MEDIZIN

Das Heilungsziel und welche Rolle Schmerz dabei spielt

Der Arzt der Zukunft wird keine Medikamente verabreichen;
er wird das Interesse seiner Patienten am Erhalt der
körperlichen Gesundheit, an richtiger Ernährung und an der
Ursache und Prävention von Krankheiten wecken.
Thomas A. Edison

Wir werden von drei verschiedenen Faktoren bestimmt, die
unsere Aufmerksamkeit auf lebenserhaltende Werte lenken:
Dem Verlangen nach Spaß, dem Verlangen nach Schmerzvermeidung, und der Notwendigkeit, Energie zu sparen.
Ohne diese drei Motive hätten unsere Vorfahren nicht überlebt. Die Abwesenheit von Schmerz ist das Markenzeichen
eines guten Lebens, so verwundert es nicht, dass es Menschen, die ein Talent zum Heilen hatten, zu hohem Ansehen
brachten. Im zwanzigsten Jahrhundert, mit der Geburts-
stunde der heutigen Medizin, erreichte das Ansehen von
Menschen, die begabt waren, Schmerzen vorzubeugen oder
zu beseitigen, seinen Höhepunkt. Doch wie so vieles, was
der menschliche Geist hervorgebracht hat, hatte auch die
Medizin ihren Preis. Dieses Kapitel handelt sowohl vom
Wunder wie vom Wahn der modernen Medizin.

Das Wunder der Schmerzen
Schmerzen kommen uns eigentlich nicht wie ein Wunder
vor; Schmerzen loszuwerden, schon eher. Mit Hilfe von

Schmerzen signalisiert uns das Nervensystem, dass mit dem Körper etwas nicht in Ordnung ist. Schmerz ist ein Warninstrument, ein physisches und psychisches Notsignal. Schmerzen sind ein Hinweis darauf, dass die Beziehung zwischen dem Körper und seiner Umgebung verändert werden muss, um eine Schmerzreduktion zu erreichen. Wenn Sie mit der Hand einen unerwartet heißen Kochtopf anfassen, ziehen Sie Ihre Hand reflexartig zurück. Das liegt an Ihren Schmerzvermeidungsmechanismen, die nicht nur für eine Veränderung Ihres unmittelbaren, sondern auch Ihres künftigen Verhaltens sorgen. Sie werden die Ursache Ihrer Schmerzen erinnern und ab sofort meiden.

Schmerz motiviert, und die Angst davor spielt in unserer Alltagspsychologie eine größere Rolle, als wir meinen. Dass wir hart arbeiten, unser Essen kaufen, unsere Rechnungen bezahlen und in gesicherten und angenehmen Verhältnissen leben, wird weitgehend von den Motivationsmechanismen der Schmerzvermeidung gesteuert. Wenn wir zum Beispiel unsere Stromrechnung nicht bezahlen können, bleibt unsere Wohnung kalt, und wir fühlen uns unwohl, empfinden körperliches Leid oder geraten vielleicht sogar in Lebensgefahr.

Schmerzmechanismen sind auf wunderbare Weise komplex. Sie sind so angelegt, dass unser Verstand in der Regel den Zusammenhang zwischen Fehlverhalten und Schmerz augenblicklich nachvollziehen kann. Wenn wir uns den Knöchel verstauchen, verspüren wir den Schmerz im Knöchel, nicht etwa im Magen oder in den Ohren. Wenn wir eine Lebensmittelvergiftung haben, bekommen wir davon kein wundes Knie. Nein, uns wird schlecht, wir bekommen Durchfall oder müssen erbrechen und haben keine Lust mehr, etwas zu essen, während unser Körper regeneriert. Wir verspüren künftig auch eine gewisse Abneigung gegen die betreffende Art von Speise und werden sie vielleicht nie mehr zu uns nehmen. Dieses Phänomen bezeichnet man als «konditionierte Aversion». Durch diesen Anpassungsmechanismus wurden unsere Vorfahren vor Giften in bestimmten

Nahrungsmitteln geschützt. Schmerz ist immer spezifisch, damit er Verhaltenskorrekturen bewirken kann. Er ist eines der großen Wunder in unserem natürlichen Bauplan.

DREI NATÜRLICHE SCHRITTE ZUR GESUNDHEIT

So wertvoll Schmerzerfahrungen auch sein mögen, wünschenswert sind sie nicht. Sie sind ganz bewusst lästig, damit wir sie wo immer möglich vermeiden. Wenn wir Schmerz empfinden, folgen wir instinktiv einer dreiteiligen Strategie:

1. Wir ahnen einen Zusammenhang zwischen dem Einsetzen der Schmerzen und einem speziellen Fehlverhalten, das möglicherweise die Ursache ist (so wie bei dem heißen Kochtopf und den verbrannten Fingern).

2. Ist ein solcher Zusammenhang feststellbar, entsteht in uns die Motivation, dieses Fehlverhalten schnellstmöglich einzustellen.

3. Wir korrigieren unser Verhalten dahingehend, dass die Wahrscheinlichkeit einer körperlichen Schädigung auf ein Minimum reduziert wird. Dabei lassen wir uns von den Schmerzen leiten (um uns zum Beispiel nicht noch mehr Brandblasen einzuhandeln).

Diese drei Schritte vollziehen sich ganz instinktiv. Schmerzvermeidungsreaktionen sind ebenso natürlich wie die Atmung, und jedes höherentwickelte Wesen folgt automatisch diesem Ablauf, dessen lebensverlängernder Wert nicht übersehen werden sollte: Wir wollen Schmerzen so schnell wie möglich loswerden, denn schmerzfrei zu sein, bedeutete für unsere Ahnen, mit dem Leben davonzukommen.

Ein Verhalten, das der Schmerzreduzierung dient, ist oft verknüpft mit der Wiederherstellung körperlicher Gesundheit. Wenn es uns also gelingt, unsere Schmerzen zu reduzieren, so ist dies eine Botschaft, die uns mitteilt, dass wir auf dem richtigen Weg sind und dass wir so weitermachen sollen. Diese natürliche Verflechtung zwischen Schmerzreduzierung und körperlicher Genesung war für das Leben von Menschen und Tieren stets eine verlässliche Richtschnur. Über Jahrmillionen hinweg wurden Lebewesen, die diese Verflechtung zu würdigen wussten, durch ein Mehr an Gesundheit und größere Überlebenschancen belohnt. In letzter Zeit jedoch entwickelte eine bestimmte Spezies namens Mensch eine Reihe von Methoden, die diese lebensnotwendige Verbindung in die Irre führte. Ein Kurzschluss, den wir hier weiter betrachten wollen.

EINE KURZE GESCHICHTE DER HEILKUNST

Anthropologen berichten, dass man in den 60 000 Jahre alten Grabstätten von Neandertalern schmerzreduzierende Kräuter entdeckt hat. ((1)) Offenbar waren unsere Urahnen sehr wohl mit dem Zusammenhang vertraut zwischen der Einnahme bestimmter Substanzen und der Reduzierung von Schmerz. Man darf annehmen, dass auch Völker der Urzeit daran glaubten, dass Schmerzreduzierung, egal mit welchen Mitteln man sie bewirkte, mit körperlicher Genesung einherging. Das war mit ein Grund, weshalb man den Toten solche Substanzen mit ins Grab legte: Man glaubte, auch im Jenseits würden die Drogen ihre lebensverlängernde Wirkung entfalten. In der Antike wurden Menschen, die über Schmerzvermeidung Bescheid wussten und ihr Wissen auch praktisch umsetzen konnten, geradezu verehrt.

Zur Zeit des Alten Testaments hatte sich bereits eine komplexere Vorstellung der Zusammenhänge zwischen Gesundheit und Verhalten herausgebildet. Die Hohepriester, denen wir im Buch Exodus begegnen, waren nicht nur die Machthaber des damaligen Zivil- und Strafrechts, sie bildeten auch die Elite der Heilkunst. ((2)) Aaron und dessen gesalbte Verwandte waren Gesundheits- und Krankheitsfachleute, sie führten ärztliche Untersuchungen durch, und sprachen Empfehlungen aus und stellten Bürger, die an ansteckenden Krankheiten litten, unter Quarantäne. Offenbar war die schädliche Verbindung zwischen bestimmten Verhaltensweisen (zum Beispiel dem Verzehr von Fleisch ungesunder oder verwesender Tiere) und Krankheit unübersehbar, und es wurde ausdrücklich davor gewarnt.

Zwischen den Tagen Christi und dem 16. Jahrhundert wurden in der Entwicklung schmerzvermeidender und gesundheitsfördernder Techniken nur bescheidene Fortschritte erzielt, die größtenteils auf primitiven Anschauungen beruhten. Ende des 19. Jahrhunderts umfasste die Heilkunst Vertreter der Homöopathie, der Osteopathie, der Naturheilkunde, der Chiropraktik sowie der Allopathie (der Schulmedizin). ((3)) Noch zu Beginn des 20. Jahrhunderts wurden die wenigsten der gängigen Heilmethoden auch nur ansatzweise einer wissenschaftlichen Überprüfung unterzogen. Erst in den vierziger und fünfziger Jahren wurde die Vorgehensweise der Mediziner professionalisiert durch experimentelle Forschung und statistische Analyse.

Im 19. Jahrhundert war es gar nicht mal so selten, dass Heiler der einen Disziplin sich Techniken bei der Konkurrenz ausliehen. So kam es häufig vor, dass ein Doktor der Medizin homöopathische Mittel verschrieb, andererseits aber zum Aderlass oder zu Heilmitteln riet. Naturheilkundler waren oftmals ausgebildete Ärzte, sie rieten ihren Patienten aber gerne zu Sonnenlicht, frischer Luft, einer strengen Diät und Heilkräutern.

Bis zu Beginn des 20. Jahrhunderts war die Heilkunst ein einziges orientierungsloses Kuddelmuddel. Erst der im Jahre 1910 veröffentlichte Flexner-Report über die Ärzte-Ausbildung in den USA und in Kanada ebnete den Weg zu einer wahrhaft wissenschaftlichen Medizin. ((4)) Die Medizin des 20. Jahrhunderts widmete sich zumindest teilweise den Ursachen von Krankheiten und löste sich somit von ihren Vorgängern. Auch wenn andere Richtungen der Heilkunst ebenfalls wissenschaftliche Forschungen einschlossen und viele ihrer Verfahren guten Zuspruch fanden, war es die allopathische Medizin, die sich am entschiedensten einer wissenschaftlichen Methodik verschrieb.

DIE ZWEI ZIELE DER MODERNEN MEDIZIN

Die Medizin des 20. Jahrhunderts verdankt ihren spektakulären Aufstieg zwei ganz bestimmten Verheißungen: der Aussicht auf Heilung und der auf Befreiung vom Schmerz.

Was das Ziel der Heilung anbelangt, zeigt die medizinische Wissenschaft sich von ihrer besten Seite. Sie unternimmt den kühnen Versuch, mit Wissenschaft und Technik die Ursachen von Krankheiten zu erfassen. Auf der Grundlage ihrer differenzierten Kenntnisse versuchen Mediziner diese Ursachen zu beseitigen, um Gesundheit und Heilung wiederherzustellen.

Das zweite Ziel der Medizin ist die Befreiung von Schmerzen – ein Ziel von potenziell großem Wert. Das Problem liegt nur darin, dass es hier um eine Schmerzvermeidung geht, die unabhängig ist von einer Bekämpfung der Krankheitsursache. Natürlich sind Patienten dankbar für eine Linderung ihrer Schmerzen, auch dort, wo die Medizin die Ursache eines Leidens noch nicht erkannt hat.

Allerdings sind diese Techniken der Schmerzlinderung auch mit Risiken verbunden. In Fällen, in denen die Krankheitsursachen klar sind, besteht der sicherste Weg zur Gesundung oft darin, einen Genesungsprozess bewusst anzustreben, indem man zum Beispiel mit Rauchen aufhört, sich anders ernährt oder sich körperlich betätigt. Dem Patienten geht es aber leider oft nur darum, seine Schmerzen loszuwerden, ohne sich über mögliche Konsequenzen Gedanken zu machen. Die moderne Medizin kommt diesem Bedürfnis nur allzu oft entgegen. Und nur allzu oft können weder Arzt noch Patient den Verlockungen der Lustfalle Paroli bieten.

Die moderne Medizin vollbringt viele beeindruckende Wunder. Dazu gehören etwa die Behandlung von Verletzungen (wie etwa eines Knochenbruchs), ansteckender Krankheiten (wie bakterieller Infektionen) und chronischer Erkrankungen (wie Herzinsuffizienz). Moderne Ärzte können einen wertvollen Beitrag zur Heilung verschiedenster Leiden anbieten. Die Medizin vereint zum einen wissenschaftliche Methoden und zum anderen den dreistufigen Pfad zur Gesundheit und Heilung, wie wir ihn weiter oben skizziert haben: ((1)) die Verbindung von Auslöser und gesundheitlicher Störung, das heisst Diagnose, ((2)) die Beseitigung der Krankheitsursache, wodurch der Schmerz gelindert und die Heilung gefördert wird, ((3)) den Einsatz weiterer Mittel zur Schmerzlinderung und Besserung (Bettruhe, Schlaf oder Wundpflege). Diese drei bewährten, miteinander in Beziehung stehenden Strategien zur Schmerzlinderung sind die Eckpfeiler des medizinischen Vorgehens, und sie sind ihrer Natur nach nicht nur auf Schmerzvermeidung ausgerichtet, sondern auch auf die Förderung von Gesundheit und Heilung.

Die moderne Medizin hat in ihrem Streben nach Heilung mit diesen drei Strategien ein erfreulich hohes Niveau erreicht. Im 19. Jahrhundert versuchte zum Beispiel der junge ungarische Arzt Ignaz Semmelweis dem Problem des Kindbettfiebers (der Puerperalsepsis) beizukommen, einer Krankheit, die beängstigend viele Frauen in seinem Hospital dahinraffte. Durch genaue Beobachtung kam Semmelweis dahinter, dass Frauen, die ihre Babys mit Unterstützung von Medizinstudenten zur Welt brachten, eine weitaus höhere Sterberate aufwiesen als Frauen, deren Gebären von Hebammen unterstützt wurde. Semmelweis vermutete ursächliche Zusammenhänge und hegte den Verdacht, dass Medizinstudenten Krankheiten in den Kreißsaal einschleppten, die von der Autopsie von Leichen herrührten. Er bestand darauf, dass die angehenden Ärzte ihre Hände desinfizierten, ehe sie Geburtshilfe leisteten. Das Ergebnis war beeindruckend. Die Sterberate an Kindbettfieber sank rapide, seine Hypothese bestätigte sich. Semmelweis versuchte, seine Erkenntnisse dem Medizinbetrieb nahezubringen. Leider wurde er für seine Entdeckung, die vielen Menschen das Leben hätte retten können, nur geächtet. Ignaz Semmelweis endete als geschmähter, depressiver und notleidender Mann; der bloße Gedanke, Ärzte könnten für tödliche Krankheiten verantwortlich sein, war ein schweres Sakrileg. ((5))

Jahrzehnte später setzte sich die Theorie von den Krankheitskeimen durch, und in der Medizin wurde die Ursache von Krankheiten neu verstanden. Semmelweis' Theorie machte plötzlich Sinn. Seine Erkenntnisse bilden heute die Eckpfeiler der modernen Bakteriologie. Joseph Lister machte das sterile Arbeiten zum medizinischen Standard, die Vermeidung von Infektionen ist heute Routine. Bahn frei für die moderne Chirurgie! Bis in die fünfziger Jahre des vorletzten Jahrhunderts konnte jede Operation den Tod bedeuten, die Sterblichkeitsrate bei Amputationen lag bei fünfzig Prozent. ((6))

Die Erkenntnisse von Semmelweis und Lister lieferten den eindringlichen Beweis für das Potenzial der Medizin. Die Errungenschaften auf dieser Basis sind so zahlreich wie ruhmreich. Dessen ungeachtet ist die praktische Medizin gleichzeitig zur Gefahr geworden. Die Mediziner von heute übersehen oft wichtige Erkenntnisse über die Beziehung zwischen Verhalten und Krankheit des Patienten. Da man schließlich über hochwirksame schmerzreduzierende Medikamente verfügt, erspart man sich gern mal die zeit- und energieaufwändige Herausforderung, sich mit wirklicher Heilung zu befassen. Nur zu gern greift der Arzt von heute auf seine Schmerzmittel zurück und kümmert sich wenig um die Krankheitsursachen. Ein durchaus verständlicher, aber oftmals tragischer Weg in die Lustfalle.

WO BEGINNT EIGENTLICH KÖRPERVERLETZUNG?

Die heutigen Möglichkeiten der Schmerzbekämpfung bescheren uns völlig neuartige Vorteile, kein Lebewesen zuvor konnte von so etwas profitieren. Aber diese neuen Hilfsmittel haben uns und unsere Möglichkeiten der Wahl auch in eine Zwickmühle gebracht. Viele Patienten leiden an Zuständen, deren Ursachen zu beseitigen wären. Sie zu einer Verhaltensänderung zu bewegen, kann ein undankbares und fruchtloses Unterfangen sein. Denn eins ist klar: Die Patienten wollen sich zwar besser fühlen, aber mit so wenig Aufwand wie möglich. Und da der Patient denkt: Wenn ich mich besser fühle, geht es mir auch besser, hat er oft wenig Lust, genau zu unterscheiden. Auch für den Arzt ist die Versuchung groß, den Patienten im Unklaren zu lassen. Viel leichter ist es doch, ihm das zu sagen, was er hören will, und ihm das zu gewähren, was er sich am meisten wünscht.

Für einen Weisen wäre es vielleicht vorhersehbar gewesen: Dass der Mensch, so er die Wirksamkeit von Schmerzmitteln entdeckt, solche Drogen auch missbrauchen wird. Sobald der Schmerz gebannt ist, schaltet sich das natürliche Warnsystem des Körpers aus, und dem Patienten steht es «frei», sich nun durch sein Verhalten selbst zu gefährden.

Die Ärzte von heute erweisen sich für Ihre Patienten dabei oft als Wegbereiter in die Lustfalle. Zur Symptombekämpfung bedarf es nur zweier kleiner Schritte: herausfinden, wo es dem Patienten weh tut, und daraufhin entscheiden, welches Medikament zur Bekämpfung dieses Schmerzes das wirksamste ist. Der zeitaufwändigere und anspruchsvollere Weg liegt darin, die Ursache festzustellen und dem Patienten deutlich zu machen, wie wertvoll es ist, diese Ursache zu beseitigen. Das aber sind Aufgaben, die auf einen anderen Tag verschoben oder einem anderen Arzt überlassen werden.

Sehen wir uns doch einmal ein paar häufig auftretende Beschwerden an, damit wir den Unterschied zwischen Heilung und Schmerzbeseitigung besser begreifen und erkennen, wie wichtig er für uns ist.

Fieber

Wenn es krankheitserregenden Organismen gelingt, sich in unserem Körper breitzumachen, bricht in uns meist Fieber aus. Inzwischen ist bekannt, dass Fieber ein natürlicher Abwehrmechanismus des Körpers ist. Den winzigen Raubtieren, die uns bei lebendigem Leib aufzufressen drohen, soll der Aufenthalt in unserem Körper so unangenehm wie möglich gemacht werden.

Fieber ist keine angenehme Erfahrung. Das Warnzeichen ist weniger präzis als Schmerzen. Wenn wir uns den Knöchel verstauchen, verrät der Schmerz uns sehr genau, wo eine Verletzung stattgefunden hat, und ermahnt uns, den Knöchel zu schonen; so kann das beschädigte Gewebe in Ruhe ausheilen. Der Zusammenhang zwischen Ursache und Wirkung zeigt sich beim Fieber auf weniger deutliche Weise.

Wenn wir Fieber haben, trinken wir mehr, reduzieren die Nahrungszufuhr, und wir sehnen uns nach Ruhe und Schlaf. Dieses Verhalten unterstützt den Körper bei seinen Bemühungen, uns zu schützen. Doch abgesehen von diesen genesungsfördernden Hinweisen bleibt es oft unklar, weshalb wir eigentlich krank geworden sind. Was Fieber anbelangt, machen wir die unspezifische Erfahrung, dass etwas nicht stimmt. Sowie das Fieber nachlässt, fühlen wir uns besser. Spontan assoziieren wir das Nachlassen des Fiebers mit einer Besserung, was nicht falsch ist, es sei denn, das Fieber wurde auf künstliche Weise gesenkt! Fieber ist unangenehm, und so ist es ziemlich einleuchtend, weshalb Ärzte ihre Patienten durch fiebersenkende Mittel zu besänftigen versuchen. Das ist die zweistufige Medizin: Diagnostizieren und ein Medikament verschreiben zur Beseitigung des Übels. Wer den Wert von Fieber kennt, weiß: in der Regel ist ein solches Vorgehen verantwortungslos.

Ein Anpassungsprozess

Fieber ist das, was Biologen als Adaptation bezeichnen, ein evolutionär wichtiges Anpassungsinstrument, das heißt ein Teil unserer Natur, der unsere Fähigkeit zu überleben und uns fortzupflanzen unterstützt. Auch unsere Augen sind Anpassungsinstrumente, das Gleiche gilt für Ohren, Nase, Lungen, den Geruchssinn und viele weitere Körper- und Verhaltensmerkmale. Fieber ist ein sehr wirksamer und nützlicher Anpassungsmechanismus, eine Umstellung unserer Temperaturregulation zum Zweck der Abwehr. Wie genau Fieber unserem Körper dienlich ist, ist ziemlich komplex und noch nicht erschöpfend erforscht. Mit jedem Grad Fieber kommt es zu verschiedenen biochemischen Abwehrreaktionen, unter anderem wird Eisen im Stoffwechsel zurückgehalten. Bakterielle Eindringlinge, die sich davon ernähren, werden ausgehungert, und somit werden sie wirksamer bekämpft.

Zusammen mit anderen Immunreaktionen gehört Fieber zu unseren komplexen Abwehrmechanismen. Randolph Neese und George Williams schreiben in ihrem vielgepriesenen Buch *Why we get sick* (Warum wir krank werden): «Die Verabreichung von Medikamenten, die das Fieber allem Anschein nach stoppen, wirkt sich störend auf den Verlauf von Infektionen aus, die Folgen können tödlich sein.» ((7)) Diese weltweit anerkannten wissenschaftlichen Autoritäten setzen sich mit Überzeugung dafür ein, dass die moderne Medizin viele ihrer Standardprozeduren neu bewertet, darunter auch den Einsatz von fiebersenkenden Mitteln. Es wird wissenschaftlich immer deutlicher, dass Fieber ein nützlicher und natürlicher Abwehrmechanismus gegen Infektionen ist und nur in berechtigten Notfällen auf künstliche Weise gesenkt werden sollte.

Durchfall, Übelkeit, Erbrechen

Der Magen-Darm-Trakt bedient sich spezieller Methoden, um uns vor Schäden durch ungünstiges Verhalten wie den

Verzehr von bakteriell verunreinigten Speisen zu schützen. Unser Geruchs- und Geschmackssinn warnen uns davor, verdorbene Lebensmittel einzunehmen. Gelegentlich jedoch kommen wir mit «schlechten» Nahrungsmitteln oder verunreinigtem Wasser in Berührung, ohne es zu merken oder uns dabei etwas zu denken. In solchen Fällen stehen uns mehrere Möglichkeiten der Abwehr und des Schutzes zur Verfügung. Zu den wichtigsten gehören Durchfall, Übelkeit und Erbrechen.

Wenn wir nun Medikamente einnehmen, die den Durchfall, die Übelkeit oder das Erbrechen hemmen oder gar zum Stillstand bringen, besteht die Wahrscheinlichkeit, dass wichtige Heilungsreaktionen grundlegend behindert werden. Wie beim Fieber oder der Entzündung kann auch hier die Blockade natürlicher Abwehrreaktionen schwerwiegende Folgen nach sich ziehen.

Hier das Ergebnis einer Studie der Universität von Texas, bei der zwei Gruppen von Freiwilligen mit dem Durchfall erregenden Shigello-Bakterium infiziert wurden. ((8)) Der einen Gruppe verabreichte man keine Medikamente zur Linderung des Durchfalls, der anderen schon. Die Gruppe der Behandelten litt doppelt so lange unter Fieber und toxischen Reaktionen wie die Testpersonen, denen man gestattete, ohne Einfluss von außen gesund zu werden. Außerdem fanden sich bei den Behandelten bei Studienabschluss doppelt so häufig Shigellen im Stuhl. Die Schlussfolgerung: Die standardmäßige Behandlung einer Krankheit kann in Wirklichkeit kontraproduktiv sein. Unangenehme Symptome werden zwar rasch zum Verschwinden gebracht, doch die Ursache der Krankheit bleibt bestehen, und es kann weiterer Schaden entstehen.

Entzündung

Eine Entzündung ist ebenfalls ein geläufiger Abwehrmechanismus des Körpers. Eine Entzündung kann einen Insektenstich oder einen Knochenbruch begleiten, oder sie kann die Reaktion auf eine bakterielle oder virale Infektion sein. Die Ursachen einer Entzündung werden oft nicht richtig gedeutet. Denn das, was man als Entzündung bezeichnet, ist nicht die eigentliche Ursache der Erkrankung, sondern wie das Fieber ein natürlicher Bestandteil der Selbstheilung.

Entzündungen verursachen häufig Schmerzen, da das entzündete Gewebe anschwillt und auf die Nerven in der Umgebung drückt. Dies ist ein nützlicher Vorgang, da Schmerzen uns zu Ruhe und damit zu Selbstheilung anhalten. So warnt uns eine Entzündung, die wir uns aufgrund einer Rückenverletzung zugezogen haben, beispielsweise davor, schwere Lasten zu heben.

In der Welt von heute ist die Entzündung das verbreitete Symptom einer Funktionsstörung. Zahlreiche Krankheiten werden einfach nur mit dem lateinischen Namen des betroffenen Körperteils und dem Zusatz *-itis* bezeichnet, zum Beispiel Arthritis (Entzündung der Gelenke), Tonsillitis (Mandelentzündung), Bronchitis (Entzündung der Bronchien), Colitis (Dickdarmentzündung), Gastritis (Magenschleimhautentzündung), Appendizitis (Blinddarmentzündung), Dermatitis (Hautentzündung), Phlebitis (Venenentzündung), Tendinitis (Sehnenscheidenentzündung) und Hepatitis (Leberentzündung). Diese Beispiele zeigen, dass die Diagnose zahlreicher Krankheitszustände einfach nur darin besteht, die Entzündung zu lokalisieren und ihr einen Namen zu geben. Was eine solche Diagnostik der reinen Benennungen jedoch nicht leisten kann: Der Ursache für die betreffende Entzündung auf die Spur zu kommen.

DIE RASCHE «HEILUNG»

Es ist typisch für die Zweistufen-Medizin, aus dem Zusammenhang zwischen den Beschwerden eines Patienten und der Lokalisierung ein scheinbar angemessenes Behandlungskonzept abzuleiten. Hat man für die Entzündung erst einmal das passende Schlagwort gefunden, kann man unmittelbar zur Zweistufen-Behandlung übergehen. Es werden routinemäßig Medikamente (Drogen) verschrieben, mit dem Ziel, den Schmerz sofort zu lindern oder die Entzündung samt Schmerzen zum Stillstand zu bringen.

Die Wirkung dieser Drogen mutet wie ein Wunder an. Das rasche Abklingen von Entzündung und Schmerz legt den Trugschluss nahe, man sei nun wieder gesund. Der Patient lebt im Glauben, die Behandlung sei erfolgreich verlaufen, da er nun ja wieder schmerzfrei und somit gesund ist. Dies ist in der Regel jedoch nicht der Fall. Der Schaden, den die Medikamente anrichten, kann größer sein als der Wert der Schmerzfreiheit.

Entzündungshemmende oder fiebersenkende Medikamente unterstützen den Körper in seinen Heilungsfunktionen nur selten. Im Gegenteil, wie wir weiter oben gesehen haben, wirken schmerzlindernde Substanzen in zweierlei Hinsicht destruktiv: Erstens, indem sie die Zerstörungsvorgänge, auf die der Schmerz den Patienten eigentlich auf natürliche Weise hinweisen wollte, weiter vorantreiben, und zweitens, indem sie das hervorrufen, was oftmals beschönigend als «Nebenwirkungen» bezeichnet wird.

«Nebenwirkungen» sind laut Medizin körperliche Störungen, die bei Medikamenteneinnahme auftreten können. Es kommt vor, dass diese «Nebenwirkungen» es wert sind, in Kauf genommen zu werden. Etwa die milde toxische Wirkung von Novokain oder die Begleiterscheinungen beim Einsatz von Antibiotika gegen eine außer Kontrolle geratene Infektion. Ein Gesundheitsrisiko besteht praktisch immer. Der Patient sollte sich fragen: Steht das Risiko in einem sinnvollen Verhältnis? Und gerade was den weitverbreiteten Gebrauch von entzündungshemmenden Mitteln anbelangt, glauben wir, dass nur wenige Patienten über die wahren Risiken einer medikamentösen Behandlung informiert sind. Zahlreiche Personen leiden unnötigerweise an Krankheiten der Nieren, der Leber oder an dauerhaften

Störungen des Magen-Darm-Traktes. Es ist sehr wahrscheinlich, dass sie unter neuen Beschwerden leiden, während die «Medikamente» die Heilung ihres ursprünglich erkrankten oder verletzten Gewebes eher behindern.

Die bessere Methode

Die meisten mit entzündungshemmenden Medikamenten behandelten Patienten können mit einer dreistufigen Strategie der Heilung wieder völlig gesund werden. Normalerweise sind die Ursachen für den entzündlichen Prozess ausreichend erkennbar, um eine intelligente, gesundheitsfördernde Behandlung einzuleiten. Der Verzicht auf bestimmte Nahrungsmittel hilft oft bei Gelenkrheumatismus oder Osteoarthritis (Gelenkentzündung). Von dieser wirksamen Behandlungsmöglichkeit erfahren die meisten Patienten selten etwas, stattdessen leiden sie unnötig weiter. ((9)) ((10)) ((11))

/// DROGENPROBLEME

Mediziner können durch die Abgabe von Medikamenten zwar die Schmerzen ihrer Patienten eindämmen, den Heilungsprozess fördern können sie damit aber nur selten. Im Gegenteil, der Patient kann unter Umständen an verheerenden Nebenwirkungen leiden. Eine im Journal of Rheumatology veröffentlichte Studie zeigt auf, dass die Einnahme nichtsteroidaler (kein Cortison enthaltender) entzündungshemmender Medikamente (zum Beispiel Ibuprofen) bei etwa 2,7 Prozent der Patienten schwerwiegende Komplikationen im oberen Magen-Darm-Trakt auslöst. ((15)) Eine weitere im Journal of the American Medical Association veröffentlichte Studie, wiest aus, dass pro Jahr etwa 2,2 Millionen stationär behandelter Patienten mit bedenklichen Nebenwirkungen ihrer Medikamentierung kämpfen. ((16)) In 106 000 aller beobachteten Fälle mit tödlichem Ausgang. Angenommen, diese Zahlen stimmen, dann stehen «Nebenwirkungen» von Medikamenten statistisch an sechster Stelle der Todesursachen in den USA. \\\

Die meisten Rückenbeschwerdenen sind mit Hilfe konservativer, nicht-chemischer manueller Therapien heilbar, gemeint sind etwa Chiropraktik oder Krankengymnastik/ Physiotherapie. Dennoch wissen nur wenige Patienten etwas über die zahlreichen wissenschaftlichen Studien, in denen diese Tatsache belegt wird. ((12)) Stattdessen unterziehen sie sich einer Behandlung, die sowohl ihnen als auch dem Arzt als die unkomplizierteste erscheint: einer Schmerztherapie. Das Ziel dabei ist, so wenig Schmerzen wie möglich bei so wenig Aufwand wie möglich zu haben. Und gerade dieser geringe Aufwand ist es, der dem unaufgeklärten Patienten das Gefühl gibt, auf dem richtigen Weg zu sein. Eine unglückselige, aber nachvollziehbare Spielart der Lustfalle.

Bevor Sie den Rat Ihres Arztes hinsichtlich der Einnahme von Medikamenten gegen Fieber, Entzündungen, Durchfall, Übelkeit oder Erbrechen befolgen, sollten Sie sich erst schlau machen über die Notwendigkeit und sämtliche Auswirkungen einer solchen Behandlung. Diese schmerzhaften Abwehrreaktionen sind fast in jedem Fall Ihre Verbündeten, diese künstlich zu unterdrücken, kann Ihrer Gesundheit schaden. In der Regel bringt es mehr, den Körper sich selbst zu überlassen; so kann der Körper seine Aufgabe erfüllen, nämlich sich selbst ungestört zu heilen.

Schulmedizin, eine ernste Gefahr
Die Mehrzahl der Patienten trägt durch die «zweistufige» Schmerzmedizin keine gravierenden Folgen davon. In der Mehrzahl der Fälle (abgesehen davon, dass Entzündungen so eben länger anhalten als notwendig) werden die Gefahren durch die Selbstheilung des Körpers erfolgreich bewältigt. Wenn man Schmerzen, Fieber, Entzündungen, Durchfall, Übelkeit und Erbrechen vorübergehend künstlich unterdrückt, ist die Gesundheit des Patienten kurzfristig gefährdet, auf lange Sicht bleibt aber kein Schaden zurück. Die Effekte der «zweistufigen» Schulmedizin betreffen

nicht nur den Körper, sondern auch die Seele. Die Gefahr für die Psyche ist die eigentliche Bedrohung, ihr sollten wir im 21. Jahrhundert in die Augen blicken.

Die moderne Medizin hat uns wunderbar beschert, aber das hat seinen Preis. Das hohe technische Leistungsvermögen ist auf gewissen Gebieten ohne Zweifel von unschätzbarem Wert. Doch dafür haben wir teuer bezahlt. Doktoren der Medizin genießen in unserer Gesellschaft ein hohes Ansehen und werden bewundert. In dieser Ehrfurcht liegt eine Gefahr: Die meisten Menschen denken, kunstvolle medizinische Behandlungen könnten sie vor jedem Krankheitsprozess bewahren! Diese Überzeugung ist durch und durch falsch. Die Wahrheit ist weit davon entfernt, und sie lässt nichts Gutes erwarten.

Gegen die meisten Krankheiten, von denen unsere Bevölkerung bedroht ist, hält die moderne Medizin keine Wunder bereit. So ist zum Beispiel die Therapie von Brustkrebs, einer Krankheit, an der in den USA eine von acht Frauen erkrankt, heute kaum erfolgreicher als noch vor 50 Jahren. ((13)) Auf ähnliche Weise sind auch Herzerkrankungen, an denen fast die Hälfte unserer Mitbürger stirbt, ziemlich resistent gegen medizinische Verfahren. Operationen am offenen Herzen haben nur wenig dazu beigetragen, die Lebenserwartung von Herzpatienten zu erhöhen. Der Nutzen der gepriesensten und teuersten Behandlungsmethoden (sowohl auf medikamentösem als auch chirurgischem Gebiet) ist manchmal so enttäuschend, dass er statistisch nicht auszumachen ist.

Bei den häufigsten und schwersten Erkrankungen unserer Zeit sind Wunder eher rar. Daran wird sich in der Medizin auch nicht viel ändern. Wir sind mit einer Vielzahl von Gefährdungen der Gesundheit konfrontiert. Mehr als 75 Prozent der Menschen sterben vorzeitig an Schlaganfällen, Herzinfarkten, Herzinsuffizienz, Krebs oder an den Folgen von Diabetes. ((14)) Das bedeutet, dass viele uns nahestehende Menschen, unsere Freunde, Ehepartner,

Verwandten, Arbeitskollegen und sogar unsere Kinder, unnötig leiden und womöglich an einer dieser Erkrankungen sterben werden. Wir sagen deshalb «unnötig», weil wissenschaftliche Beweise inzwischen klar darauf hindeuten, dass die meisten dieser Tragödien verhindert werden könnten, und zwar nicht durch eine frühzeitigere oder intensivere medizinische Behandlung, sondern durch eine gesündere Ernährung und Lebensweise.

Leider glauben die meisten Opfer dieser Krankheiten, die moderne Medizin verfüge über Mittel und Wege, diesen Krankheiten beizukommen, oder diese Mittel würden demnächst durch die Medizin bereitgestellt. Doch damit sind sie auf dem Holzweg. Die Medizin wird nur wenigen Leiden beikommen können, da ihre Sichtweise auf die Ursachen nicht tief genug reicht.

Die größte Gefahr, die von der modernen Medizin ausgeht, ist nicht etwa das Risiko des Missbrauchs rasch wirkender Schmerzbeseitigung. Die größte Gefahr besteht auch nicht in der Abhängigkeit von schmerzstillenden Medikamenten, obwohl dies ein ernsthaftes Problem darstellt, das unser aller Aufmerksamkeit verdient. Die größte Gefahr kommt aus einer völlig anderen Richtung, es ist eine rein psychische Bedrohung. Sie geht von uns selbst aus: Es ist unsere Ehrfurcht vor der modernen Medizin. Es ist unser Glaube, Ärzte, Krankenhäuser und technisch hochentwickelte Geräte seien allmächtig, und dass sich mit Hilfe raffinierter Instrumente die Naturgesetze außer Kraft setzen ließen.

Wirklich gefährlich daran ist, dass wir uns von den gewiss spektakulären, aber doch begrenzten Errungenschaften der Medizin einlullen lassen und uns dadurch in falscher Sicherheit wiegen. Sie und Ihre Lieben sollten darüber aufgeklärt werden, dass unsere Gesundheit größtenteils in unseren eigenen Händen liegt. Es gilt zu verstehen, dass Gesundheit die selbstverständliche, unmittelbare Folge eines gesunden Lebenswandels ist, und eher selten das

Ergebnis einer teuren oder komplizierten medizinischen Betreuung.

Die Initiative ergreifen

Sollten Ihnen diese Tatsachen nicht einleuchten, so überrascht uns dies nicht wirklich. Wir können unsere Position zwar wissenschaftlich belegen, veröffentlicht werden solche Ergebnisse aber nur selten. Dass Ihr Arzt Sie aufklärt, ist eher unwahrscheinlich. Die Wahrheit lautet: Der überwältigenden Mehrzahl von Krankheiten, die Ihnen und Ihren Angehörigen drohen, kann vorgebeugt werden, diese Krankheiten können aber kaum wirksam behandelt werden. Sollten Sie vorbeugende Maßnahmen ergreifen wollen, müssen zunächst die Ursachen behoben werden, bevor Ihre Gesundheit irreversiblen Schaden erleidet. Wenn Sie aktiv werden, ehe es zu spät ist, werden Sie nie in die Lage kommen, auf ein Wunder hoffen zu müssen, das ohnehin nicht geschehen kann.

DIE WAHRHEIT ÜBER ZWEI MEDIZINISCHE «WUNDER»

Behandlungserfolge bei Brustkrebs und Herz-Kreislauferkrankungen gelten als Paradebeispiel für die Fortschritte der modernen Medizin. In Wahrheit sind diese Fortschritte oder Erfolge jedoch viel bescheidener.

Die Wirksamkeit einer Behandlung lässt sich daran ablesen, in welchem Maße sie mit einer höheren Lebenserwartung korreliert. Sowohl Ärzte als auch Patienten gehen davon aus, dass riskante und komplizierte Behandlungsmethoden wie die Chemotherapie bei Brustkrebs oder eine Bypass-Operation die Lebensdauer markant erhöhen.

Die Forschungsergebnisse widersprechen dieser Vermutung. Die «Effektstärke» einer bestimmten Behandlung wird mit dem «Korrelationskoeffizienten» gemessen. Diese Zahl wird in der statistischen Literatur mit der Abkürzung «r» bezeichnet. Die Korrelation für die Wirksamkeit einer

Behandlungsmethode kann von r = 0,00 (völlig unwirksam) bis zu r = 1,00 reichen (eine perfekte Korrelation, für eine Behandlung, die dem Patienten in jedem Fall mehr bringt als eine Nicht-Behandlung). Eine Korrelation von 0,50 bezeichnet Behandlungen, die zu sehr beeindruckenden Ergebnissen führen. Eine Korrelation von 0,30 steht für eine relativ erfolgreiche Behandlung. Eine Korrelation von 0,10 kann nur in geringem Ausmaß mit einer höheren Überlebensrate in Verbindung gebracht werden.

Die Behandlung von Brustkrebs mittels Chemotherapie ergab eine Überlebens-Korrelation von deutlich weniger als 0,10. Eine im New England Journal of Medicine veröffentlichte Studie spricht tatsächlich von einer Korrelation von r = 0,03 ((17)); und die Ergebnisse für koronare Bypass-Operationen waren nicht beeindruckender. In einer im Lancet veröffentlichten Untersuchung betrug die Korrelation zwischen Bypass-Operationen und einer fünfjährigen Überlebensrate nur enttäuschende 0,08. ((18))

Kein Zweifel, die moderne Medizin hat lebensrettende und -verlängernde Behandlungsmethoden zu bieten. Für die meisten Menschen wird sie jedoch mit hoher Wahrscheinlichkeit zur verheerenden Lustfalle. Desinformation und das ungerechtfertigte Vertrauen in ihr Leistungsvermögen sorgen dafür, dass Millionen Menschen ihre Gesundheit und ihr Glück einbüßen. Wir alle haben die Möglichkeit, unser Leben und unsere Gesundheit selbst in die Hand zu nehmen. Aber da wir alle nach Lust streben, Schmerzen vermeiden wollen und so wenig Mühe wie möglich aufwenden, laufen wir Gefahr, zu einem der zahllosen Opfer der Medizin zu werden.

In den folgenden Kapiteln verraten wir Ihnen, wie Sie es besser machen können.

=== ZUSAMMENFASSUNG ===

Schmerzen sind wichtige natürliche Signale, und sie treten in vielerlei Formen auf. Wenn wir unter körperlicher Belastung stehen oder große Schmerzen aushalten müssen, seien es Knochenbrüche, Schnittwunden, Fieber, Entzündungen oder Übelkeit, so ist der Schmerz Bestandteil eines komplexen Überlebenssystems. Wenn er nachlässt, ist das ein Zeichen dafür, dass wir auf dem Weg zur Gesundung sind.

Zahlreiche Techniken der modernen Medizin lindern Schmerzen, unterstützen den Körper aber nicht dabei, sich selbst zu heilen. Im Gegenteil, viele schmerzstillende Medikamente sind für die Gesundheit und Heilung eher kontraproduktiv. Da liegt die Gefahr. Wir empfinden es als Erlösung, durch Medikamente oder eine Operation schmerzfrei zu werden, dabei sind wir letztendlich weniger gesund als zuvor. Das ist der Weg der modernen Medizin, der jeden von uns in die Lustfalle führen kann.

Tatsächlich hat die moderne Medizin nur wenig zu bieten, wenn es um die Heilung verbreitetster Krankheiten und Gebrechen der Industriegesellschaft geht. Darin liegt das große Problem. Unsere Ehrfurcht vor den außer Frage stehenden Fortschritten der Medizin blendet uns; wir übersehen, dass unsere Gesundheit in hohem Maße von unserer Ernährung und Lebensführung abhängt.

=== WAS SIE SELBST TUN KÖNNEN ===

1. Fragen Sie Ihren Arzt, ob ein Medikament, das er Ihnen verschrieben hat, vorwiegend der Schmerzbehandlung oder der Gesundung dient. Bestehen Sie darauf, dass er Sie über Ihre Krankheit und die von ihm vorgeschlagene Behandlung aufklärt. Fragen Sie, wie groß das Risiko und die Besserungsaussichten bei einer Behandlung wie bei einer Nichtbehandlung sind.

2. Denken Sie stets daran, dass viele unangenehme Krankheitssymptome Teil eines hervorragenden körpereigenen

Orientierungssystems sind, welches Sie durch die Einnahme schmerzstillender Medikamente nur durcheinanderbringen.

3. Wenn man Ihnen ein bestimmtes medizinisches Verfahren nahelegt, holen Sie wenigstens eine oder auch mehrere unabhängige Meinungen dazu ein. Vergessen Sie nie: Es ist Ihr Leben. Sie und nicht Ihr Arzt müssen mit den Folgen sowohl der Krankheit, als auch der Behandlung klarkommen.

DIE ENTWICKLUNG
DER MENSCHLICHEN
ERNÄHRUNGSGEWOHNHEITEN

DIE MODERNE ZIVILISATION UND DIE «LEIDEN DER KÖNIGE»

*Nichts wird die Gesundheit der Menschen und die Chance auf
ein Überleben auf der Erde so steigern
wie der Schritt zur vegetarischen Ernährung.*
Albert Einstein

Die Geschichte des Tierreichs ist auch eine Geschichte
fortwährender Kämpfe. Seit Urzeiten beschäftigen sich
Lebewesen den größten Teil ihrer Zeit mit der überlebens-
notwendigen Frage, wie und wo sie genug zu essen bekommen. Am Ende des Überlebenskampfs steht die Aussicht,
schließlich selbst gefressen zu werden. Der Organismus
dient anderen Kreaturen als Lösung derer Anpassungsprobleme. So war es immer, und so wird es immer bleiben.

Der Drang zu essen treibt sämtliche Lebewesen an. Ohne
angemessene Ernährung ist die Gesundheit in Gefahr, und
das Leben steht auf dem Spiel. Nahrungsvorlieben gibt es
bei sämtlichen Lebewesen; sogar Tiere wählen meist, ohne
groß darüber nachzudenken, genau die richtige Nahrung
für sich aus. Sie verzehren so viel, wie es ihnen behagt.

Für uns Menschen in der modernen Welt gilt das nicht
mehr, da wir unserem ungezügelten Luststreben nicht mehr
über den Weg trauen können. Es lockt uns auf die falsche
Fährte, so dass wir in Sachen Ernährung in Lustfallen tappen, die unser Wohlbefinden zunichtemachen können.

Zurzeit verspeisen wir bei weitem zu viel fett- und kalorienreich, tierische Kost, sowie industriell verarbeitete Lebensmittel. Diese ungesunden Produkte schmecken uns köstlich. Die künstliche Verlockung verschleiert eine wichtige Tatsache: Wir sind von Natur aus nicht dazu bestimmt, so viel Fett, so viele tierische Produkte und so viel industriell verarbeitete Nahrung zu uns zu nehmen.

In der Folge leiden viele von uns unnötig und ernsthaft. Nachdem Tausende von Generationen sich ein Leben lang darum sorgen mussten, überhaupt genug zu essen zu bekommen, sabotieren wir uns nun selbst, indem uns ein Zuviel zur Verfügung steht. Unsere moderne Ernährung mit ihrem Übermaß an Fett, Proteinen und veredelten Kohlehydraten ist in den Industriegesellschaften die Hauptursache für Krankheiten und Behinderungen.

Ein Verständnis um das Wie und Warum dieser Tatsachen verhilft uns zu mehr Weitblick und zu einer gesünderen Lebensweise.

ERNÄHRUNG IM WANDEL DER ZEITEN

Viele Jahrtausende lang kämpften unsere Vorfahren um ihr Überleben. Sie stießen dabei ständig auf Herausforderungen, unter anderem auf Verletzungen, Krankheiten und immer wieder auch Stammeskriege. Die größte Herausforderung war es jedoch, genug zu essen zu bekommen. Sie mühten sich genau wie andere Allesfresser, betätigten sich als Sammler und gelegentlich als Jäger, und konkurrierten hart, sowohl mit anderen Spezies als auch untereinander.

Nur die Stärksten überlebten. Manche der frühen Völker erwiesen sich als siegreich, andere überlebten nicht. Nach Schätzung von Anthropologen blieb etwa ein 16tel unserer Vorfahren als Futter für Raubtiere auf der Strecke. ((1)) Viele andere fielen jenen mikroskopisch kleinen Raubtieren zum Opfer, die wir heute als Mikroorganismen bezeichnen.

Vor 500 000 Jahren lebten unsere Urahnen als Jäger und

Sammler auf den eurasischen und afrikanischen Kontinenten, und stellten eine recht ungewöhnliche Lebensform dar. Im Vergleich zu anderen Tierarten waren sie ausgesprochen intelligent. Sie stellten Messerklingen aus Stein sowie andere Werkzeuge her, und sie bedienten sich des Feuers. Doch trotz ihrer großen Gehirne und bemerkenswerten geistigen Fähigkeiten kannten sie weder Sprache noch Ackerbau noch ausgefeilte Waffen. Sie durchstreiften die Welt mit ihrem begrenzten Wissen, ihren primitiven Werkzeugen und noch primitiveren Kommunikationsfähigkeiten und kämpften in einer heftig rivalisierenden Umwelt um das Überleben. ((2))

Eine neue Fähigkeit: die Sprache
Erst vor 100 000 Jahren traten die ersten aus anatomischer Sicht modernen Menschen auf den Plan. Die Untersuchung von Skeletten sowie weitere anthropologische Studien führten zu dem Schluss, dass jene «modernen» Menschen über eine neu entwickelte Gabe verfügten, die es bis dahin auf der Welt nicht gegeben hatte, ((3)) nämlich die Sprache.

Viele Lebewesen kommunizieren untereinander, manche sogar auf recht ausgeklügelte Weise. Eine Fledermausmutter, die in einen Keller zurückkehrt, zu Zehntausenden anderer Fledermäuse, die dort hausen, ist in der Lage, ihren eigenen Nachwuchs mittels Lautverständigung zu orten. Vögel und andere Tiere warnen sich gegenseitig durch Gefahrenschreie. Bis jetzt sieht es so aus, dass keine Spezies außer dem Menschen jemals die Fähigkeit hatte, abstrakte Informationen weiterzugeben und zu empfangen. Wenn Vögel sich gegenseitig warnen, geht es um eine ganz spezielle, akute Bedrohung. Ein besonderer Laut mit einem besonderen Klang vermittelt eine klar umrissene Botschaft. Zwei Menschen hingegen können über Bedrohungen diskutieren, die sowohl präsent als auch nicht präsent sein können, ohne dass ein spezifischer Reiz diese Kommunikation auslösen müsste, und sie können diese Kommunikation in allen möglichen Sprachen führen. Dies verleiht einem solchen Austausch eine außergewöhnliche Bandbreite und Fülle.

Die Sprache räumte unseren Vorfahren einen entscheidenden Vorsprung gegenüber weniger begabten Konkurrenten ein. Viel Know-how, das zu erlernen oft ein ganzes Leben in Anspruch genommen hätte, ließ sich nun innerhalb weniger Stunden oder gar Minuten an andere weitergeben. Die Evolution des Menschen wurde dadurch geradezu befeuert.

Nach allem, was wir heute über die Urgeschichte wissen, handelte es sich um eine bemerkenswerte Situation. Die Urvölker verfügten im Vergleich zur Welt von heute über ein sehr begrenztes Wissen, und lange wurde nur ein geringes Maß an Information weitergegeben. Es vergingen Tausende von Jahren, ohne dass es zu Verbesserungen bei Werkzeugen oder Überlebensstrategien kam. Bei den Ureinwohnern Australiens zum Beispiel war bis ins 19. Jahrhundert hinein nicht mehr als eine an einem Speer befestigte Klinge das wichtigste Jagdinstrument.

Unsere Vorfahren, deren große Gehirne vergleichsweise wenig Information bargen, waren nicht selten erfolgreiche, wenn auch nicht unbedingt dominante Wettbewerber im Reich der Natur. Die meiste Zeit bekamen sie nur das Notwendigste an Nahrung, und manchmal wurden sie auch selbst gefressen. Der Sprachvorteil war für die Durchsetzung des Menschen nur von begrenztem Nutzen.

Es bedurfte erst eines weiteren großen Entwicklungssprungs, um auf diesem Planeten als die herrschende Spezies hervorzutreten. Der zweite große Entwicklungssprung betraf nicht körperliche Fähigkeiten, er bewegte sich vielmehr auf einer Informationsebene, und bescherte der Menschheit eine Revolution sondergleichen:

DIE LANDWIRTSCHAFTLICHE REVOLUTION

Historiker behaupten, unsere frühesten Vorfahren seien nomadenhaft lebende Sammler und Jäger gewesen; dies habe sich kraft ihrer Klugheit und ihres Glücks irgendwann geändert. Etwa 8500 vor Christus entdeckten die Menschen in einem Land, das man als den «Fruchtbaren Halbmond» bezeichnet (und das etwa dem Gebiet des heutigen Irak und Syrien entspricht), wie sich Nahrungsvorkommen besser kontrollieren ließen, indem man den Samen der Feldfrüchte aufs Erdreich warf. Jared Diamond schildert in seinem mit dem Pulitzer-Preis ausgezeichneten Buch *Arm und Reich* die erstaunliche Entwicklung der menschlichen Gesellschaft; er beschreibt die Fortschritte in der Herstellung von Nahrungsmitteln und deren neue Gestalt. Die Geschichte der Landwirtschaft beginnt mit den revolutionären Neuerungen in diesem einst fruchtbaren Landstrich der Alten Welt. ((4))

Durch Schicksalsschläge lernten die Bewohner des Fruchtbaren Halbmondes bald, ihr Dasein besser in den Griff zu bekommen. Bis dahin hatten sie kämpfen müssen, um genügend Nahrung zum Überleben zu finden. Der Ackerbau veränderte ihre Realität. Die frühe Landwirtschaft war im Vergleich zur Jäger- und Sammlerkultur eine echt energiesparende Methode, um an lebenserhaltende Kalorien zu gelangen. Es war nicht mehr notwendig, dass jeder Einzelne sich für seine eigene Nahrung abmühte. Mit Hilfe landwirtschaftlicher Techniken konnte eine einzige Person sehr effektiv für die Nahrung vieler sorgen, und das wiederum ermöglichte es anderen Menschen, mit der Produktion von Gütern und Dienstleistungen zu Wohlstand zu gelangen. Die Bauern tauschten ihre Erzeugnisse gegen diese anderen Güter und Dienstleistungen ein, und so wurde der Weg frei für ein breitgefächertes Wirtschaftsleben. Die Effizienz der Landwirtschaft war es, welche diese Vielfalt möglich machte.

Die Entwicklung der Landwirtschaft war nicht nur effizienter, sie warf auch viel mehr ab. Ein Hektar bebauten Landes sorgte für hundertmal so viel Kalorien, als Jäger und Sammler herbeigeschafft hätten. Diese hatten große Flächen zu durchstreifen, da ihre Ausbeute pro Hektar Land eher gering ausfiel. Durch landwirtschaftliche Maßnahmen ließ sich im Rahmen eines relativ kleinen Geländes eine weitaus größere Bevölkerung versorgen.

Diese beiden Kennzeichen der Landwirtschaft – mehr Effizienz (mehr Kalorien, gemessen an Zeit und Aufwand) und größere Ausbeute (pro Person ist für den Lebensunterhalt weniger Land erforderlich) – ermöglichten die Entstehung unserer arbeitsteiligen Zivilisation mit ihrer Marktwirtschaft. Das wiederum führte dazu, dass die Menschen mehr Zeit und Energie hatten, um eine Vielzahl neuer Fertigkeiten zu entwickeln. Eine intensivere Nutzung des Landes ermöglichte den Menschen auch mehr Nähe zueinander als je zuvor. Dieses vergleichsweise intime Zusammenleben förderte die Herausbildung verschiedener Gewerbezweige; es war nun nicht mehr so schwer, andere Personen mit passenden Bedürfnissen ausfindig zu machen. Und auf Grund der neu entdeckten Fähigkeit, ein- und dasselbe Stück Land stets aufs Neue mit vorhersagbaren Resultaten zu bestellen, konnten die Menschen nun sesshaft werden. Für Urmenschen, die sich dem Ackerbau verschrieben, waren die Tage als heimatlose Jäger und Sammler erfreulicherweise für immer vorbei.

Der Weg zu mehr Wohlstand

Dank der Effizienz der Landwirtschaft konnte man sich nun auch anderen Aufgaben zuwenden, es entstanden die Handwerkskunst, der Handel, und es entwickelten sich erste Ansätze zur Weiterverarbeitung von Nahrungsmitteln. Menschen mit spezialisierten Fähigkeiten hatten es nun leichter, andere talentierte Personen zu finden und sich mit ihnen auszutauschen. Das förderte natürlich Innovationen. Die Herstellung und Weiterverarbeitung von Nahrungsmitteln gehört in diesen Reigen technischer Fortschritte.

Je vermögender eine Zivilisation wurde, desto besser wurde es möglich, Tierzucht zu betreiben. Der Mensch hatte nun Zeit, Energie und Tauschgüter, um Rinder, Schweine, Ziegen und Schafe zu kaufen, zu züchten oder zu domestizieren. Schon bald kamen neben Fleisch auch Milchprodukte auf den täglichen Speiseplan. Der Prozentsatz an tierischen Nahrungsmitteln steigerte sich offensichtlich enorm mit der Einführung der Landwirtschaft. An die Stelle einer von Misserfolg begleiteten Lebensweise als Jäger und Sammler trat die frühe Viehzucht mit ständiger Verfügbarkeit von eiweiß- und fettreicher Nahrung, dazu gab es Getreide, Obst und Gemüse. Die neu erworbene Fähigkeit, Tiere zu nutzen, war zunächst ein Segen, doch hatte sie unvorhergesehene Folgen.

Tierprobleme

Auch wenn uns dieses Nebeneinander heute als selbstverständlich erscheint, so ist die Domestizierung von Tieren durch Urvölker ein unglaubliches Vorkommnis in der Geschichte unseres belebten Planeten. Unsere Vorfahren entwickelten Methoden, andere Lebewesen zu kontrollieren und nutzbar zu machen: Man hielt Tiere und bediente sich zu passender Zeit ihrer Milch, ihres Fleisches und ihrer Eier. Damit hebt sich der Mensch von allen anderen hoch entwickelten Tieren ab. Und bezahlt dafür einen hohen Preis.

Die größten Feinde der Menschheit seit 8500 v. Chr. sind nicht etwa Hungersnöte, Kriege, Unfälle oder große Raubtiere. Diese Bedrohungen mögen die größten Gefahren während der Jäger-und-Sammler-Zeit gewesen sein, doch mit Beginn der Zivilisation rückten neue in den Mittelpunkt. Die größten Feinde des Menschen waren nun Mikroorganismen und Viren, die Krankheitsträger von Pocken, Malaria, Pest, Masern oder Cholera, Bedrohungen, die im wahrsten Sinne des Wortes unsichtbar waren. Diese Infektionserreger sind sozusagen «Mikro-Raubtiere» und sie haben eine wichtige Gemeinsamkeit: Sie stammen allesamt von domestizierten Tieren, von denen sie schließlich in leicht veränderter Form auf den Menschen übertragen wurden.

Die gezielte Nutzung von Tieren war als großartige Idee dahergekommen, doch sie forderte von der Menschheit einen Preis, der ohne moderne wissenschaftliche Analysen unmöglich abzuschätzen war. Die neuen Infektionsherde spielten eine entscheidende Rolle für die Menschheitsgeschichte. So starben zum Beispiel weitaus mehr amerikanische Ureinwohner an den Folgen aus Europa eingeschleppter Krankheiten tierischer Herkunft als bei bewaffneten Auseinandersetzungen mit den Weißen.

/// SEUCHEN IM PARADIES

Die hawaiianischen Inseln wurden erstmals um das Jahr 1200 n. Chr. von Einwanderern aus Mikronesien besiedelt. 200 Jahre später trafen die Polynesier ein, bezwangen die Urbevölkerung und verschmolzen mit dieser. In der Zeit von 1200 bis Ende des 18. Jahrhunderts gestattete der landwirtschaftliche Ertrag ein ungebrochenes Bevölkerungswachstum. Als im Jahre 1787 britische Forschungsreisende die Insel erreichten, lebten dort schätzungsweise 400 000 Menschen. Mit den Briten machte sich eine ganze Reihe von Krankheiten breit, unter anderem waren das Pocken, Masern, Keuchhusten, Grippe und der Tripper. Bis Ende des 19. Jahrhunderts, also kaum 100 Jahre später, war die ursprüngliche Bevölkerung so gut wie ausgerottet, sie zählte um das Jahr 1900 noch etwa 30 000 Einwohner. \\\

In den Anfangsjahren der Domestizierung von Tieren starben viele Leute infolge von übertragbaren Krankheiten. Diejenigen, die überlebten, hatten es ihren natürlichen Abwehrkräften zu verdanken, dass sie den Attacken dieser gefährlichen Mikro-Raubtiere standhalten konnten. Den krankheitsresistenten Individuen und deren Nachwuchs war es möglich, nach wie vor den Ertrag aus der Viehzucht zu nutzen.

Die Infektionskrankheiten waren nicht das schwerwiegendste Problem, dem sich die Urvölker als Folge der Domestizierung von Tieren zu stellen hatten. Es kam gleichzeitig zu einer weiteren bedeutenden Entwicklung: Eine neue Gruppe von Krankheiten entstand, und mit ihnen entstanden neue Probleme, wie keine tierische oder menschliche Population sie jemals zuvor zu bewältigen hatte. Zum ersten Mal stand die Menschheit vor dem Problem, zu viel Nahrung zur Verfügung zu haben.

LEIDEN DER KÖNIGE

Die landwirtschaftliche Revolution führte schließlich zu einer Mehrklassen-Gesellschaft. Es brauchte nun nicht mehr jeder einzelne Mensch auf die Jagd oder auf Raubzug zu gehen, um ausreichend zu essen zu bekommen. Die Vorzüge der landwirtschaftlichen Effizienz führten sowohl zu ersten Ballungszentren als auch zu wachsendem materiellen Wohlstand. Dieser Wohlstand erforderte militärischen Schutz, und dieses Schutzsystem bedurfte einer Führung und beanspruchte Ressourcen. Zum ersten Mal wurden große menschliche Gesellschaften von einer militärisch ausgerichteten herrschenden Klasse regiert.

Alle, die das Glück hatten, zu den Herrschenden zu gehören, behaupteten diese privilegierte Position aus Gründen, die sich direkt aus der «Motivationstriade» ableiten lassen: Sie konnten sich leichter vergnügen, verbunden mit weniger Schmerz und Anstrengung, als es Angehörigen unserer Spezies jemals zuvor vergönnt war. Dadurch war die Entstehung einer Reihe von neuen Krankheiten nicht mehr aufzuhalten, von Leiden nämlich, die als Folge eines Übermaßes an Nahrung auftreten.

Eine Schlüsselkomponente des Hungergefühls besteht darin, zu Nahrungsmitteln mit der größten Kaloriendichte zu greifen. Wenn wir diese Vorliebe zu einem Teil unserer Motivationsarchitektur gemacht haben, empfinden wir Speisen als umso genussreicher, je mehr Kalorien sie enthalten. Zum Beispiel sind die meisten Leute der Ansicht, dass Fleisch, das pro Pfund 1200 Kalorien enthält, einen größeren Genuss darstellt als etwa ein Rohkostsalat, der pro Pfund nur etwa 100 Kalorien enthält. Diese angeborene Tendenz, Speisen unterschiedlich zu bewerten, half unseren jagenden und sammelnden Vorfahren dabei, die für ihr Überleben geeignetsten Nahrungsmittel ausfindig zu machen und zu sich zu nehmen. Auf diese Weise entgingen sie der schlimmsten Folge von Mangel schlechthin, dem Hungertod.

Die neu entstandene Oberschicht konnte es sich leisten, sich ihrer naturgegebenen Vorliebe für Speisen mit großer Kaloriendichte hinzugeben. Es gab zwei problematische Grundtypen solcher Nahrungsmittel: Tierische Produkte und verarbeitete Lebensmittel. Kalorienreiche tierische Nahrung ermöglichte es – ebenso wie teure, ausgeklügelte neue Arten konzentrierter Nahrungserzeugnisse wie Öle und raffinierter Zucker es taten – den Reichen und Mächtigen, fett- und kalorienreiche, auf künstlichem Wege konzentrierte Kost zu sich zu nehmen. Die Geschichte lehrt uns, dass viele der frühen Eliten sich für diesen Weg entschieden. Hier ist ein erstes Auftreten der Lebensmittel-Lustfalle zu beobachten.

Ein regelmäßiger Festschmaus mit kalorienreicher Nahrung stellte für hart arbeitende Bauern und Händler, die sich nach wie vor abmühten, genug zu bekommen, kein Problem dar. Bei der Machtelite jedoch führte die Möglichkeit, sich fortwährend der Völlerei zu ergeben, zur Entstehung neuer Krankheitsbilder. Wir finden Herzinfarkte, Schlaganfälle, Herzinsuffizienz, Diabetes, Bluthochdruck, Fettleibigkeit, Arthritis, Gicht und Krebserkrankungen.

Heute sind Wohlstandskrankheiten oder die «Leiden der Könige» die häufigsten Ursachen von Leiden und Sterben in der industrialisierten Welt.

Der Königsweg der Selbstzerstörung

Die Leiden der Könige bilden ein neues Kapitel in der Geschichte des menschlichen Fortschritts. Bisher hatten die Menschen gekämpft, um sich oft nicht einmal ein Minimum des zum Überleben Notwendigen zu sichern. Dann, mit der Erfindung der Landwirtschaft, vermehrte sich unsere Spezies auf derart aggressive und erfolgreiche Weise, wie nie zuvor. Innerhalb nur weniger Jahrtausende – was im Buch des Lebens nur ein Augenzwinkern ist – wuchs die menschliche Bevölkerung von rund 10 000 Vertretern im Jahr 65 000 v. Chr. an auf eine Horde von 150 Millionen zur Zeit Jesu Christi. ((7 + 8)) Das heißt: Im Laufe von circa 65 000 Jahren vermehrte sich die Menschheit um das 15 000-fache. Während der Jäger-und-Sammlerzeit war die Bevölkerung nur ganz allmählich gewachsen.

Während der letzten Jahrtausende der Menschheitsgeschichte kam es zu zahlreichen Wendungen und Überraschungen. Zu den mysteriöseren zählt das Aufkommen der Königsleiden. Nur wenige erwogen, dass ein Übermaß an schmackhaften Speisen als Krankheitsursache in Frage käme. Schließlich hielt man es für ganz natürlich und richtig, sich an Leckereien so viel wie möglich einzuverleiben. Und das wäre es unter natürlichen Bedingungen ja auch gewesen. Doch mit der Erfindung der Landwirtschaft wurden unnatürlich große Mengen an tierischen Erzeugnissen sowie auf künstliche Weise konzentrierter, weiterverarbeiteter Nahrung verfügbar, wodurch die Vorlieben unserer Ahnen fehlgeleitet wurden. Ihre Sinne wurden fehlgeleitet, so wie es auch heute noch uns passiert. Diese Veränderungen haben uns in puncto Ernährung in die Lustfalle tappen lassen, und das exzessive Verhalten kann tödlich enden.

Als Wissenschaftler sich auf die Suche nach der Wahrheit

über Ernährung und Gesundheit machten, gelangten sie zu unerwarteten Erkenntnissen, nämlich zur Erkenntnis, dass wir unseren Instinkten nicht mehr voll trauen können. Im nächsten Kapitel werden wir uns die Verwüstungen, die unsere modernen Ernährungsgewohnheiten anrichten, einmal genauer ansehen, und wir werden einen Weg ausarbeiten, der uns zur Heilung führen kann.

=== ZUSAMMENFASSUNG ===

Die Entwicklung der Landwirtschaft um etwa 8500 v. Chr. führte bei den Menschen zu einer neuen Lebensweise. Man war nun nicht mehr darauf angewiesen, sich den ständigen Unwägbarkeiten des Jäger-und-Sammler-Lebens zu stellen, sondern konnte unter Einsatz von Ackerbau und Viehzucht die benötigten Kalorien effizient und gezielt erzeugen. Das hatte zahlreiche positive Auswirkungen, wie zum Beispiel, dass eine Vielzahl von Menschen enger zusammenfand, was zur Entstehung der modernen Zivilisation beitrug.

Dieser Wandel zeitigte auch negative Wirkungen, die meist weniger Beachtung finden. Die geringe räumliche Distanz, die nunmehr zwischen domestizierten Tieren und Menschen herrschte, führte zu Seuchen und Pestilenz. Tatsächlich waren die mächtigsten Mörder der Menschheit seit Beginn der Zivilisation nicht etwa Kriege, Naturkatastrophen oder Hungersnöte; nein, es waren Epidemien, deren unmittelbare Ursache die Viehzucht war. Das Verlangen nach Fleisch, Fisch, Geflügel, Eiern und Milchprodukten ist eine der gefährlichsten Sehnsüchte des Menschen.

Eine weitere wichtige Folge des gesteigerten Verzehrs tierischer Produkte und verarbeiteter Nahrung war die Geburt neuer Krankheiten, der sogenannten Leiden der Könige. Zuvor waren solche Krankheiten, die auf Völlerei zurückgingen, fast ausschließlich den wohlhabenden Schichten vorbehalten, da es sich bei tierischer und weiterverarbeiteter Nahrung ja um teure Delikatessen handelte. Mit der Einführung moderner Techniken der Lebensmittelherstellung konnten es sich jedoch immer breitere Bevölkerungskreise leisten, ihrer angeborenen Vorliebe für kalorienreiche Nahrung zu frönen. Dies führte zum Konsum von mehr tierischen Produkten sowie anderer fett- und zuckerreicher, weiterverarbeiteter Nahrungsmittel. So kam es, dass inzwischen auch der Mann und die Frau von der Straße an den Krankheiten der Könige leiden.

=== WAS SIE SELBST TUN KÖNNEN ===

Entscheiden Sie sich für eine Lebensweise, die unserer natürlichen Entwicklungsgeschichte entspricht. Das wird Ihnen helfen, den vorhersehbaren Folgen einer zu üppigen Ernährung zu entgehen. Eine angemessene Ernährung besteht vor allem aus frischem Obst, Gemüse, Vollkorngetreide, Bohnen, Nüssen und Samen. Diese Nahrungsmittel sind die Grundlage für ein gesundes Leben.

KRANK VOR LAUTER PILLEN

> *Die Menschen lieben es, etwas Gutes zu hören*
> *über ihre schlechten Gewohnheiten.*
> *Dr. med. John McDougall*

> *Vegetarier ernähren sich am gesündesten,*
> *und bei ihnen ist die Quote an koronaren Erkrankungen so*
> *gering wie bei keiner anderen Gruppe im ganzen Land.*
> *Dr. med. William Castelli*

Ende des 19. Jahrhunderts hatte ein junger schottischer Arzt Probleme damit, genügend Patienten für seine Praxis zu gewinnen. Er hatte viel Zeit und widmete seine bemerkenswerten geistigen Fähigkeiten der Verbreitung von kriminalistischen Rätseln und deren Lösungen. Im Gegensatz zu seiner im Argen liegenden Praxis fanden seine Bücher auf Anhieb großen Anklang. Wir sprechen von Conan Doyle und dessen literarischer Schöpfung, dem legendären Sherlock Holmes, für Generationen von Lesern ein Synonym für geniale Schlussfolgerungen.

Sir Arthur Conan Doyle war ein hervorragender Geschichtenerzähler mit einem guten Sinn für Humor und Drama. Sein vielleicht größtes Talent war sein nahezu röntgenartiger Blick auf das Wesen menschlicher Problemlösung. Vor allem hatte Doyle ein untrügliches Gespür für «tote Winkel», die Menschen bei der Lösung ihrer Probleme behindern; gegen die Parteilichkeit des Geistes machte er seinen großen Holmes immun. Tatsächlich liegt die zeitlose

81

Faszination, die Sherlock Holmes auf uns ausübt, in seiner Fähigkeit, Schlüsse aus dem zu ziehen, was weniger talentierte Beobachter womöglich als eine ungenügende oder widersprüchliche Beweisführung wahrnehmen würden.

Holmes' besonderes Talent besteht darin, den richtigen Blickwinkel zu wählen, um die Bedeutung geradezu verschwiegener Hinweise deutlich zu erkennen. Das macht es für den großen Detektiv oft notwendig, eine Beweisführung von einem Standpunkt aus anzulegen, der dem ansonsten naheliegenden genau entgegengesetzt ist. Ein schlagendes Beispiel dafür finden wir in der klassischen Holmes-Geschichte *Silberstern*.

In dieser Geschichte wird der Bewohner eines Anwesens eines Morgens tot auf dem Grundstück vorgefunden. Er hat am Abend zuvor einen Kopfschuss erlitten. Alles weist darauf hin, dass es sich bei dem Täter um einen Unbekannten handelte, der ein paar Stunden vor der Tat auf dem Grundstück gesehen wurde. Der Polizei gelingt es, den Verdächtigen festzunehmen, und man plant, ihm das Verbrechen zur Last zu legen, bis irgendwann Holmes einschreitet und sich nicht davon abbringen lässt, dass der Polizei ein Fehler unterlaufen sei.

Der Fall spitzt sich auf einen (wenn auch zunächst undurchsichtigen) Höhepunkt zu, als Holmes nach einer Zeugenvernehmung auf eine Tatsache stößt, die alle anderen übersehen haben. Auf dem Grundstück wohnen mehrere Leute, es gibt dort Pferde und einen Wachhund. Der große Holmes erklärt seinen verblüfften Zuhörern, dass der Schlüssel zur Lösung des Falls sich «im seltsamen Verhalten des Hundes» finden lasse. Bevor er fortfahren kann, wirft einer der Zuhörer ein, der Hund habe doch, als das nächtliche Verbrechen sich ereignete, «überhaupt nichts getan».

«Genau das meine ich mit seltsamem Verhalten», erwidert Holmes.

Dann erklärt er, dass ein nicht-bellender Hund den Schluss nahelegt, es handle sich bei dem Täter um eine dem

Hund bekannte Person. Der auf dem Grundstück gesichtete Unbekannte komme daher nicht in Betracht. Es sei angebracht, den Fall aus einem anderen Blickwinkel neu anzugehen. Holmes löst den Fall dank seiner brillanten Wahrnehmung der Tatsache, dass das Nichtvorhandensein einer Sache wichtiger sein kann als deren Vorhandensein.

Die Wahrheit ist oft schwer zu erfassen. Ursache dieser Schwierigkeit ist ein naturgegebener «toter Winkel» im menschlichen Verstand angesichts von Problemen. Genau diese Begrenztheit vermochte Doyles Sherlock Holmes auf so findige Weise wahrzunehmen. Sie ist es allerdings auch, die einen Großteil unserer Gesellschaft blind macht gegenüber grundlegenden Fakten hinsichtlich ihrer Gesundheit, selbst wenn diese, aus dem richtigen Blickwinkel betrachtet, klar zu erkennen sind.

DIE GEHEIMNISSE DER GESUNDHEIT

Hunderte von Millionen von Menschen in unserer Zivilisation leiden oder sterben an lediglich einer Handvoll verheerender Krankheitsbilder. Sie sterben an Herzinfarkten, Schlaganfällen, Herzinsuffizienz, Diabetes und Krebs. 75 Prozent der US-Amerikaner sterben vorzeitig an einem dieser Leiden, oder sie schlagen sich chronisch damit herum. ((1)) Trotz dieser offen zu Tage liegenden Zahlen, tun sich die meisten Menschen schwer damit, den «Täter» eindeutig zu identifizieren, denn die «Beweisführung» erscheint ihnen widersprüchlich und verwirrend. Wie in einer Sherlock-Holmes-Geschichte machen sich die Menschen die Ursache ihrer Gesundheitsprobleme nicht klar, und sie wissen auch nicht, was dagegen zu tun ist. Sie suchen nach dem Rat von Experten in Büchern, im Fernsehen, im Internet und bei ihrem Hausarzt. Mehr als zehn Millionen Amerikaner surfen jede Woche im Internet auf der Suche nach Informationen zum Thema Gesundheit; die Suche nach medizinischem Rat ist zu einer der Hauptbeschäftigungen unserer Zeit geworden. Das erstaunt nicht, wenn man bedenkt, welch epidemisches Ausmaß die Gesundheitsprobleme inzwischen angenommen haben.

Unglücklicherweise sind die meisten «Experten»ratschläge fehlerhaft und irreführend. So erzählt man den Leuten, die eigentlichen Übeltäter seien ihre Gene. Daraus folgt natürlich die Notwendigkeit einer medikamentösen Behandlung, da der Körper es von sich aus ja nicht schaffen kann. Ist der Cholesterinspiegel zu hoch, rät man zu cholesterinsenkenden Medikamenten. Wenn Sie an Bluthochdruck leiden, verschreibt man Ihnen blutdrucksenkende Mittel. Und falls es sich um Typ-2-Diabetes (nicht primär insulinabhängige Diabetes) handelt, die etwa 95 Prozent aller Fälle von Diabetes ausmacht, wird ihnen eine medikamentöse Behandlung nahegelegt.

Auf dem Gebiet der «alternativen Medizin» hören sich die Ratschläge von Experten ein wenig anders an. Pflanzliche Heilmittel, konzentrierte Nahrungsmittel in Form von Pillen, Vitaminergänzungsmittel und andere Behandlungsmethoden sind dort weit verbreitet. Doch wie schon bei der Schulmedizin unterläuft auch bei den meisten alternativen Heilmethoden der gleiche Denkfehler: nämlich die Annahme, vom Körper eines kranken Menschen könne nicht erwartet werden, aus eigener Kraft gesund zu werden und gesund zu bleiben. Es müsse etwas von außen zugeführt werden. Auch hier ist man der Ansicht, dass aufgrund von Mängeln etwas fehlt. Die Meinung, «etwas dagegen einnehmen» zu müssen, teilen die meisten Menschen. Es scheint ja nur logisch, führt aber weiter abwärts auf dem Pfad der Selbstzerstörung. Die wahren Übeltäter bleiben unbeachtet und setzen ihr zerstörerisches Werk weiter fort.

Die wahren Übeltäter

Die wahren Übeltäter unserer Tage haben nichts mit einem Zuwenig im Gesundheitswesen zu tun, sondern mit einem Zuviel. Diesem Zuviel einen Riegel vorzuschieben, ist die

Lösung für so gut wie alle gesundheitlichen Probleme. Es überrascht nicht, dass wir, um unsere Gesundheit wiederzuerlangen, exzessives Verhalten einschränken, also so gut wie immer etwas weglassen müssen, anstatt etwas hinzuzufügen, seien das nun Nahrungsmittelergänzungen oder Medikamente.

Arteriosklerose zum Beispiel entsteht durch die Aufnahme von reichlich Cholesterin, von Fett und (vor allem tierischem) Eiweiß, das im Herz-Kreislauf-System eingelagert wird. Diese Depots verstopfen die Gefäße und begünstigen Herzinfarkte, Schlaganfälle und koronare Herzerkrankungen. Der Cholesterinstoffwechsel wird durch sämtliche Speisen tierischer Herkunft, also durch Fleisch, Fisch, Geflügel, Eier und Milchprodukte negativ beeinflusst. Lebensmittel auf pflanzlicher Basis enthalten kein Cholesterin.

Die Gefahren einer fettreichen, hauptsächlich aus tierischen Produkten bestehenden Ernährung für das Herz-Kreislauf-System wurden in der Framingham-Herz-Studie über zwanzig Jahre hinweg von dem Mediziner Dr. William Castelli und dessen Kollegen untersucht. Die entscheidende Rolle der Ernährung zur Verhütung von Krankheiten ist dadurch erwiesen. Eine von vier Personen, die sich herkömmlich ernährten, erliegt laut dieser Studie irgendwann einem Herzinfarkt, während andere, die sich rein pflanzlich ernährten, äußerst gut geschützt waren. Was keineswegs überrascht, da bei Veganern (die keinerlei tierische Nahrung zu sich nehmen) der Cholesterinspiegel um 35 Prozent tiefer liegt als bei Nicht-Vegetariern. ((2)) Dr. Castelli berichtet, dass während seiner 35-jährigen Arbeit an der Framingham-Studie nicht eine einzige Person, mit einem Cholesterinspiegel niedriger als 150, einen Herzinfarkt erlitt. ((3)) Eine Einschränkung der Nahrungsexzesse erweist sich somit ganz deutlich als Schlüssel zur Verhütung von Herz-Kreislauf-Erkrankungen.

In der amerikanischen Studie «The Lifestyle Heart Trial» demonstrierten Dr. Dean Ornish und seine Kollegen auf überzeugende Weise, dass eine einschneidende Reduzierung des Anteils an tierischer Nahrung sowie eine Reduzierung des Fettanteils von vierzig auf zehn Prozent der aufgenommenen Kalorien die Wahrscheinlichkeit eines Rückgangs von Arteriosklerose fördern. Weder Medikamente noch Nahrungsergänzungsmittel führten auch nur annähernd zu so guten Resultaten. ((4))

/// DEANS ENTDECKUNG

In den 70er Jahren deuteten Tierversuche darauf hin, dass eine tödlich verlaufende Krankheit wie Arteriosklerose durch eine Veränderung der Ernährung reversibel werden kann. Vor allem eine fettarme, vegetarische Ernährung erwies sich bei Allesfressern als wirksam. Der junge Arzt Dr. Dean Ornish beschloss, zu überprüfen, ob die gleichen Ergebnisse auch für Menschen galten. In den 80er Jahren machte er sich mit seinem Team an die Aufgabe, das zu erforschen.

Die Ergebnisse seiner bahnbrechenden Studie, in der renommierten Zeitschrift The Lancet veröffentlicht, verblüfften das medizinische Establishment. Die Nachricht von den möglichen Auswirkungen einer Ernährungsumstellung traf ins Schwarze. Während die von der American Heart Association empfohlenen Ernährungsrichtlinien (denen zufolge 30 Prozent der Kalorienaufnahme aus Fett und «mageren» Fleischprodukten bestehen sollten) die Wahrscheinlichkeit einer Arterienverengung um 28 Prozent erhöhten, schaffte es Dr. Ornish, unter den Patienten seiner Studie (die einer fast vegetarischen, nur aus 10 Prozent Fettanteil bestehenden Diät folgten) die Anzahl der Fälle von arterieller Verstopfung um 8 Prozent zu verringern. Medikamente und operative Eingriffe erwiesen sich in der Mehrzahl der Fälle als wirkungslos. \\\

Nicht elementar

Sherlock Holmes pflegte seinem Busenfreund, Dr. Watson, stets zu erklären, die von ihm entdeckten Zusammenhänge seien «elementar». Natürlich entspricht nichts weniger der Wahrheit. Obwohl Holmes' Erkenntnisse, vom richtigen Blickwinkel aus betrachtet, völlig einfach waren, so ist die Auflösung eines Holmes-Falls doch stets ein spannender Moment. Der Dedektiv bringt uns auf meisterhafte Weise dazu, Tatsachen in neuem Licht zu sehen. Die Auflösung beginnt zumeist mit einem überraschenden Gedankensprung.

Zu begreifen, dass der Schlüssel zu einem gesunden Leben nicht in einem Mehr, sondern einem Weniger liegt, das ist ein wichtiger Gedankensprung. Obwohl es zunächst simpel anmutet, ist dieser Zusammenhang vielleicht das schwierigste Prinzip, das es im modernen Gesundheitswesen zu verstehen gilt. Erst wenn man es aus dem richtigen Blickwinkel betrachtet, wird es einfach. Dahin zu kommen, kann eine knifflige Sache sein.

Nach langjähriger Erfahrung mit Patientenaufklärung sind wir zu dem Schluss gelangt, dass es Mechanismen geben muss, die Missverständnisse erzeugen.

Nach wie vor glauben Menschen, die Einnahme von Vitaminpillen, Medikamenten, Wein und Aspirin sei bei der Behandlung von Herz-Kreislauf-Krankheiten von irgendwelchem Nutzen. Was für Gründe kann es haben, dass solche Annahmen einleuchtender klingen als die Wahrheit? Noch einmal: Wir sollten bei unserer Ernährung auf Fleisch, Fisch, Geflügel, Eier, Milchprodukte, Alkohol und Tabak tunlichst verzichten. Das menschliche Genussstreben kann jeden dazu verführen, diese Wahrheit zu ignorieen. Auch wenn gigantische, von kommerziellen Interessen geleitete Desinformationskampagnen die Unwissenden auf den falschen Pfad locken, sagt uns unsere Erfahrung, dass die Wurzel dieses Missverständnisses noch tiefer liegt.

/// DIE MCDOUGALL-METHODE

Mehr als drei Jahrzehnte lang versuchte Dr. John McDougall seine Kollegen und die Öffentlichkeit davon zu überzeugen, dass ein Verzicht auf Völlerei sich positiv auf Krankheiten auswirkt. Als junger Arzt im Hawaii der 70er Jahre war ihm aufgefallen, dass seine jüngeren Patienten an zahlreichen Krankheiten litten, während es älteren Patienten vergleichsweise gut ging. Als Landarzt hatte er es vor allem mit den Ureinwohnern Hawaiis zu tun, und er bemerkte bald, dass die Ernährungsgewohnheiten jüngerer und älterer Menschen sich grundlegend unterschieden. Genauer gesagt, fühlte sich die jüngere Generation von der modernen, fett- und zuckerreichen, amerikanischen Industrienahrung angezogen.

Dr. McDougall prüfte alle möglichen wissenschaftlichen Quellen. Er verglich Ernährungsmuster und Krankheiten. Es bestätigte sich, dass der übermäßige Genuss von Fett und Proteinen tierischer Herkunft, zusammen mit reichlich raffinierten Kohlehydraten und Alltagsdrogen, die Hauptursache für gesundheitliche Schwierigkeiten ist. Er beobachtete eine klare und rasche Besserung bei seinen Patienten, die zu einer gesunden Lebensweise übergingen.

McDougall und seine Mitarbeiter bewiesen, dass ein durchschnittlicher am Programm teilnehmender Patient seinen Serumcholesterinspiegel in nur 20 Tagen um 28 mg/dl (Milligramm pro Deziliter) reduzieren konnte. Für Patienten mit einem hohen Cholesterinspiegel (> 300 mg/dl) lag der Effekt sogar bei spektakulären 62 mg/dl.

Die meisten Kardiologen verschreiben Patienten mit einem hohen Cholesterinspiegel gerne «Medikamente, die für den Rest des Lebens einzunehmen sind». Die herausragenden Arbeiten von Dr. McDougall und Dr. Ornish widerlegen diese Praxis auf überzeugende Weise. Das genaue Gegenteil trifft zu: Die wirksamste Lösung besteht nicht darin, dem Körper Medikamente zuzuführen, sondern darin, die Krankheitsursache zu entfernen. ((5)) \\\

Wir vermuten, dass der menschliche Geist gewissermaßen darauf programmiert ist, nicht zu akzeptieren, dass Ernährungsexzesse das Grundübel unserer Gesundheitsprobleme darstellen. Er tut sich schwer, die Informationen im Medizinbetrieb richtig auseinanderzuhalten. Die Überzeugung, dass die Ursache im Mangel an irgendetwas zu suchen sei, ist und bleibt schwer auszurotten, die Vorstellung, selber nichts zu Heilung beitragen zu können, wirkt seltsam anziehend.

KÖPFE UND VORURTEILE

Sir Arthur Conan Doyle nahm, ohne es zu wissen, eine der wichtigsten Erkenntnisse der modernen Psychologie vorweg. Wie er mutmaßte, ist das menschliche Gehirn kein unvoreingenommener Beobachter. Gehirne bringen tief verwurzelte Vorurteile mit. Sie haben eine Neigung, gewisse Zusammenhänge bereitwilliger zu erkennen als andere. Die Gehirne von Menschen und von anderen Tieren tendieren dazu, nur Zusammenhänge zu sehen, die sie erwarten, und was sie erwarten, sind oftmals Zusammenhänge, die im Laufe der Entwicklungsgeschichte der Spezies überlebensnotwendig geworden sind. ((6))

In der Antike wurden Menschen nie mit Problemen konfrontiert, die von einer zu üppigen Ernährung herrührten. Das lag daran, dass Naturlandschaften nicht gerade überquellen vor tierischen Eiweißen in Form von Käse, Eiscreme und Butter. In der Natur gibt es keine industriell verarbeiteten Öle, keine raffinierten Zucker- oder Mehlsorten, und auch kein Übermaß an Natrium. Und da exzessive Ernährungsgewohnheiten in unserer Entwicklungsgeschichte keine Rolle spielten, sind wir nicht allzu gut gerüstet für die Erkenntnis, dass Gesundheitsstörungen das Resultat solcher Exzesse sein könnten.

Ernährungsbedingte Mangelerscheinungen kannten unsere Vorfahren nur allzu gut. Weiter oben haben wir den Kampf um genügend Kalorien ausgeführt. Wir sind allesamt ihre Nachfahren, und die Sorgen mit dem Zuviel sind sehr jung. Aus diesem Grunde sind die neurologischen Schaltkreise im menschlichen Geist automatisch auf das Phänomen Mangel ausgerichtet. Diese Neigung macht es uns schwer, zu begreifen, dass Ernährungsexzesse die Wurzel der Gesundheitsprobleme unserer Tage darstellen.

Den richtigen Schlüssel aufpicken

Neurologische Prägungen findet man im gesamten Tierreich, doch bevor man sie überhaupt entdeckt hatte, wurden zahlreiche wichtige Fakten übersehen. Der Psychologe B. F. Skinner, zum Beispiel, versuchte, die Gesetze des Lernens zu verstehen. Er führte eine Vielzahl von Experimenten mit Tauben durch. Um diesen Tauben neue Verhaltensmuster beizubringen, beleuchteten sie einen Schlüssel; wenn die Tauben danach pickten, bekamen sie eine Belohnung in Form von Futter. Diese Methode wurde lange wie selbstverständlich angewandt.

Dann fragte sich ein Psychologe, ob man eine Taube nicht ebenso effektiv darauf trainieren könnte, nach einem Schlüssel zu picken, der erst angestrahlt und dann plötzlich dunkel wird. Er beschloss, diese Frage durch Versuche zu klären. Die Verhaltensforscher waren von seinen Versuchsergebnissen verblüfft. Tauben kann man nicht darauf trainieren, sich eine Belohnung zu verdienen, indem sie nach einem Schlüssel picken, der erst hell ist und dann dunkel wird! Obwohl dieses Geschehen im Prinzip ebenso viel Information enthält wie ein dunkler Schlüssel, der auf einmal hell wird, gelingt es der Taube nicht den Zusammenhang herzustellen. Und wenn wir nun sagen, das liege daran, dass die Taube «dumm» sei, argumentieren wir am Kern vorbei: Auch wir Menschen halten es nicht für wichtig, wenn ein bestimmter Hund in der Nacht nicht bellt.

Die fehlende Null

Es ist faszinierend, die Voreingenommenheit von Tieren zu studieren. Die eigentliche Frage, die uns zu interessieren hat, ist: Lernen wir aus solchen Erkenntnissen auch etwas Nützliches über uns selbst? Stimmt es, dass auch der menschliche Geist mit Prägungen geboren wird? Forschungsergebnisse aus den letzten zwei Jahrzehnten beweisen, dass die Antwort auf diese Frage nur ein einhelliges Ja sein kann. Professor Daniel Kahneman sowie der verstorbene Amos Tversky erhielten im Jahre 1982 für ihre Forschungen auf diesem Gebiet die höchste von der American Psychological Association verliehene Auszeichnung. Ihre zahlreichen Demonstrationen unserer natürlichen Grenzen gehören zu den Klassikern der modernen Psychologie.

Doch nicht nur die Psychologie liefert uns die Anhaltspunkte. Im Laufe der Menschheitsgeschichte gab es zahlreiche Beispiele, in denen die menschliche Einsicht an ihre Grenzen stieß. Es hat ganz schön gedauert, bis sich durchsetzte, dass die Erde rund ist und sie um die Sonne kreist. Ebenso schwer tat man sich zur gleichen Zeit damit, zu begreifen, was die Zahl Null eigentlich ausdrückt, ein Problem, das der frühen Mathematik oft im Wege stand.

Heute leuchten beide Konzepte völlig ein. Die Zahl 307 etwa bedeutet 3 x 100, 0 x 10 und 7 x 1. Den Menschen im Altertum und zu Anfang des Mittelalters war diese Art zu rechnen nicht möglich. Die Babylonier, trotz zahlreicher Leistungen auf dem Gebiet der Mathematik, konnten die Bedeutung der Zahl Null bis zum Jahr 350 v. Chr. nicht erfassen. Im Laufe der Geschichte blieben Berechnungen und Bilanzen äußerst dürftig, bis man dieses Konzept endlich verstanden hatte. Erst im Jahre 1200 n. Chr., nachdem mehrere Epochen lang viele unnötige Fehler begangen worden waren, fingen indische Mathematiker an, mit der Null zu rechnen. Der Gedanke, dass auch «nichts» durch «etwas» (eben durch die Zahl Null) dargestellt werden muss, ging einem Großteil der intellektuellen Elite dieser Welt bis vor kurzem nicht in den Kopf. ((7)) Das Zählen von «etwas» hingegen ging den Menschen ganz leicht von der Hand («Eins, zwei, drei ...») und ist im Gebrauch, seit wir überhaupt mit Zahlen rechnen.

Man kann sich vorstellen, wie ratlos frühe Mathematiker und Geldverwalter vor ihren Bilanzen saßen, die oftmals nicht aufgehen wollten. In Puncto Ernährungssünden können auch wir die Null noch nicht denken. Ohne einen entsprechenden Rahmen ist es keineswegs einleuchtend, dass die Erde eine Kugel ist, die um die Sonne kreist. Ähnlich unfassbar ist es, dass die Abwesenheit einer Zahl ebenso wichtig sein soll wie die Anwesenheit von Zahlen.

GESUND DURCH WEGLASSEN

Wir wissen jetzt, dass Menschen beim Problemlösen viele verzerrte Bewertungen oder auch blinde Flecken haben. Hinsichtlich exzessiver Ernährung sind wir negativ vorgeprägt; es braucht eine kleine Änderung im Blickwinkel, und das Problem wird ersichtlich. Sobald wir begreifen, was die Studienergebnisse aussagen, werden wir überall entdecken, dass sie zutreffen. Wohin wir auch blicken, sehen wir Menschen, die gegen Fettleibigkeit kämpfen, das ultimative Kennzeichen einer exzessiven Ernährung und von Völlerei. Sobald wir erkennen, was und wie wir essen, wird uns der Zusammenhang zwischen Diät und Gesundheit völlig klar.

Denken wir weiter, so finden wir leicht heraus, dass ein Minus an üppiger Kost auf unserem täglichen Speiseplan die Lösung ist. Verzichten wir auf Fleisch, Fisch, Geflügel, Eier, Milchprodukte, Öl, Salz, Zucker und raffinierte Kohlenhydrate, so bleiben jene Lebensmittel übrig, die der Gesundheit zuträglich sind. Frisches Obst und Gemüse, Knollen, ungeschältes Getreide, Hülsenfrüchte, Nüsse und Samen sättigen uns und ernähren uns wirklich. Der bis dahin überforderte Körper reagiert mit einer Wiederherstellung seiner Gesundheit.

Dr. Doyle würde zustimmen

Die meisten Gesundheitsprobleme werden durch Ernährungsexzesse und Völlerei erzeugt, davon geht dieses Buch aus. Der Verzicht auf solche Exzesse ist die wirkungsvollste Behandlungsstrategie. Die bahnbrechenden Untersuchungen von Dr. Dean Ornish, Dr. John McDougall, Dr. Caldwell Esselstyn jr. und anderen bestätigen die Richtigkeit dieser Annahme.

Die Patienten unserer Klinik erzielen durch eine Ernährungsumstellung, an konventionellen Maßstäben gemessen, oft spektakuläre Resultate. Die Macht des Körpers, aus eigener Kraft für eine Wiederherstellung seiner Gesundheit zu sorgen, ist bemerkenswert. Und obwohl viele «Experten» auf konventioneller als auch auf alternativer Seite sich gegen diese Fakten stemmen, sind wir zuversichtlich, dass sie sich langfristig durchsetzen werden. Ebenso zuversichtlich sind wir, dass zumindest ein schottischer Arzt des 19. Jahrhunderts keine Probleme damit hätte, dieses Gesundheitsprinzip zu erfassen. Wahrscheinlich würde er seine Erklärungen mit seinem Lieblings-Einleitungssatz beginnen. Denn immerhin, aus dem richtigen Blickwinkel betrachtet, ist die Wichtigkeit eines Verzichts auf Ernährungsexzesse «elementar, mein lieber Watson ...».

/// DR. CALDWELL ESSELSTYN JR.

Die meisten Ärzte beruhigen ihre Patienten bezüglich Ernährung mit den Worten, alles sei akzeptabel, solange man es «in Maßen» genieße. Aber das stimmt nicht, sagt Dr. med. Caldwell Esselstyn jr., ein landesweit geschätzter Chirurg der Cleveland Clinic in Ohio. Als ehemaliger Präsident der American Association of Endocrine Surgeons ist Dr. Esselstyn mit dem aktuellen Stand des konventionellen medizinischen Denkens bestens vertraut. «Speiseöl, Milchprodukte und Fleisch sind Wegbereiter von Arteriosklerose», sagt er. «Wir müssen uns von der weit verbreiteten, aber tödlichen Redensart verabschieden, die da lautet: Ein klein wenig von allem hat noch keinem geschadet.»

Seine eigenen Forschungen, die er parallel zu denen von Dr. Dean Ornish anstellte, bilden die Grundlage für das erfolgreichste Programm zur Beseitigung von Krankheiten der Herzkranzgefäße überhaupt. In Patientengruppen, die seinem Programm folgten, darunter insgesamt 48 Personen, die Herzattacken hinter sich hatten, ereignete sich im zwölfjährigen Beobachtungszeitraum nicht ein einziger weiterer Vorfall. ((8)) Esselstyns Erfolge beruhen auf seinem kompromisslosen, aber einfühlsamen Beharren auf pflanzlicher Nahrung. Einer Frau wurde nach dem zweiten Herzinfarkt von ihrem Kardiologen geraten, nach Hause zu gehen und sich aufs Sterben vorzubereiten. Zum Glück erzählte man ihr von Dr. Esselstyn, und sie meldete sich, als Versuchsperson in seinem Programm. Ihr Erfolg übertrifft so ziemlich alles, was man von einer Standardbehandlung je erwarten darf. Bei einer Kontrolluntersuchung 15 Jahre später war sie immer noch sehr rüstig. \\\

=== ZUSAMMENFASSUNG ===

Im Laufe der Geschichte war Mangel an Nahrungsmitteln die Regel, während ein Übermaß eher selten vorkam. So verblüfft es nicht, dass unsere Psyche darauf programmiert ist, sich eher um ein Zuwenig als um ein Zuviel zu sorgen. Diese ganz natürliche Eigenschaft macht es dem modernen Menschen schwer, die wahren Ursachen der meisten Gesundheitsprobleme unserer Zeit zu erkennen. Fälschlicherweise suchen sowohl Mediziner als auch Patienten nach etwas, das sie dem Körper zuführen können: Vitaminpillen, Elixiere, «Medizin» oder Nahrungsergänzungsmittel sollen dazu beitragen, die Gesundheit wiederherzustellen.

Sowohl der Arzt als auch sein Patient suchen an der falschen Stelle nach Gesundheit, denn nur selten kommt es vor, dass dem Körper des Patienten etwas zugeführt werden muss. Vielmehr ist es wichtig, auf Völlerei zu verzichten. Der effektivste Schritt zu einer Verbesserung der Gesundheit besteht in der Regel aus dem mehrfach erwähnten Verzicht auf Fleisch, Fisch, Geflügel, Eier, Milchprodukte, industriell verarbeitete Öle und die weit verbreiteten Drogen. Die bahnbrechenden Untersuchungen von Dr. Ornish, Dr. McDougall, Dr. Esselstyn, Dr. Castelli und anderen Fachleuten belegen dies.

=== WAS SIE SELBST TUN KÖNNEN ===

1. Verzichten Sie völlig auf Fleisch, Fisch, Geflügel, Eier, Milchprodukte sowie angereichertes Öl, Salz, Zucker und raffinierte Kohlenhydrate. Das wird Ihre Gesundheit nachhaltig bewahren. Ebenfalls vermieden werden sollten Alltagsdrogen wie Alkohol, Kaffee und Tabak.

2. Am meisten können Sie für Ihre Gesundheit tun, indem Sie gesund leben – also sich auf ganzheitliche und natürliche Weise ernähren, indem Sie Sport treiben, dem Körper ausreichend Ruhe gönnen und giftige Substanzen vermeiden.

GEWICHT VERLIEREN,
ABER NICHT DEN VERSTAND

Wer sich falsch ernährt, kriegt sein Fett nicht weg,
wird aber bald sein Fett wegbekommen.
Unbekannt

Am ersten Weihnachtsfeiertag des Jahres 1642 kam in dem
vornehmen englischen Städtchen Woolsthorpe ein Genie
zur Welt. Der junge Isaac Newton schloss etwa 20 Jahre
später sein Studium an der Cambridge University ab; danach wurde ihm ein Posten als Mathematikprofessor an-
geboten. Sein Lehrer, Isaac Barrow, trat von seinem Amt
zurück und ebnete den Weg für einen der begabtesten
Köpfe aller Zeiten.

Der klassischen Legende nach entdeckte Newton die
Schwerkraft, als er einen Apfel vom Baum fallen sah. In
Wirklichkeit beobachtete Newton die Gesetze der Gravi-
tation über einen längeren Zeitraum hinweg. Mit 24 Jahren erteilte er dem Trägheitsbegriff Aristoteles' eine Absage
und wandte sich den Bewegungsgesetzen zu. Seine erstaunlichen Erkenntnisse halfen, die Planetenbewegungen zu erklären, wie das geschieht, warum der Mond nicht auf die
Erde fällt, und warum jener berüchtigte Apfel dem jungen
Genie auf den Kopf fiel, als es neben dem Baum in der Sonne lag.

Im Laufe von 6000 Jahren überlieferter Geschichte haben Menschen immer wieder über das Wesen der Objekte und ihrer Bewegungen nachgedacht. Doch es bedurfte erst einer Ausnahmebegabung, um jene Kraft zu erfassen, die sämtliche beweglichen Dinge beeinflusst. Heute sind sich alle gebildeten Menschen dieser verborgenen Kraft bewusst. Wenn wissbegierige Kinder uns fragen, weshalb ein Apfel auf den Boden fällt, kennen wir die Antwort. Wenn sie uns fragen, wie es sein kann, dass die Erde um die Sonne herumwandert, können wir auch das erklären. Unser heutiges Weltbild fusst auf Newtons Arbeit. Das mechanistische Weltbild ersetzte die Sicht von Newtons Vorfahren, die vor allem das Wirken von Engeln, Göttern und Mysterien kannten.

Verborgene Vorgänge

Die Newton'schen Bewegungsgesetze brachten große Neuerungen für die Menschheit. Seine Entdeckungen legen Zeugnis ab für ein wichtiges Prinzip: Es gibt Naturgesetze, die überall am Werk sind, doch ohne den notwendigen Einblick können wir diese nicht erkennen. Im Laufe der Geschichte sahen unsere Vorfahren vieles nicht, was rückwirkend betrachtet nur allzu offensichtlich zu sein scheint. Ihnen entging lange Zeit die wichtige Tatsache, dass aus Samenkörnern nützliche Pflanzen von bestimmter Art entstehen. Viele kluge Köpfe erahnten, aber missdeuteten das Wesen der Planetenumlaufbahnen und der Schwerkraft. Und viele kluge Köpfe ignorierten Hinweise, die zur Entdeckung der Evolutionstheorie führten. Große Genies brachten und bringen bislang verborgene Mechanismen der Natur ans Licht; wir alle können das daraufhin nutzen.

Einem wichtigen Naturgesetz, das wir regelmäßig beobachten können, schenken nahezu alle bekannten Experten kaum Beachtung. Es wird versteckt gehalten hinter ungenauen Theorien, allgemeinen Fehlauffassungen und kommerziell motivierten Täuschungsmanövern. Dieses

Prinzip bezeichnen wir als Gesetz der Sättigung. Wer es versteht, hält den Schlüssel zur Lösung unseres gegenwärtigen Dilemmas in Sachen Gewichtskontrolle in seinen Händen.

DAS GESETZ DER SÄTTIGUNG

Zu Land, im Meer oder in den Lüften, überall auf dieser Erde wimmelt es von tierischen Lebensformen. Erbarmungslos streben komplex organisierte große und kleine Geschöpfe nach Lustgewinn und Schmerzvermeidung, und dabei versuchen sie Energie zu sparen. Sie alle folgen dem Auftrag der Motivationstriade, also den Verhaltensprinzipien, die im Innersten neurologisch festgeschrieben sind. In jeder Sekunde im Leben einer Kreatur ist das Motivationssystem damit beschäftigt, eine Frage von nahezu unvorstellbarer Komplexität zu beantworten: In welchem Maße soll sie die verschiedenen Arten von Lust anstreben? Welches Maß an Aufmerksamkeit und Anstrengung ist den verschiedenen Formen von Schmerzvermeidung zu widmen? Und wie ist beim Streben nach Lust und bei der Vermeidung von Schmerz effizient vorzugehen?

Sehen wir uns einmal die Probleme an, die sich dem Raubwürger stellen, jenem Raubvogel aus einem früheren Kapitel. Es ist das kleine Kerlchen, das Futter auf Dornen aufspießt, um der Damenwelt zu imponieren. Es ist uns schon bekannt, dass er eine Vielzahl komplexer Entscheidungen trifft, um seinen beiden großen Zielen, dem Überleben und der Fortpflanzung, nachzugehen. Wie viel Futter ist Futter genug? Ab welchem Zeitpunkt wird sein Verhalten effektiver, wenn er sich anderen Angelegenheiten als dem Fressen zuwendet, also der Paarung oder dem Schutz des Nachwuchses? Woran kann er erkennen, ob er zu wenig, gerade genug oder sogar zu viel zu fressen hat? Wenn er die optimale Lösung für diese Probleme nicht findet, wird er im großen Wettbewerb der Natur, dem «Survival of the Fittest», dem Überleben des am besten Angepassten, höchstwahrscheinlich auf der Strecke bleiben.

Raubwürger und andere Vögel haben für ihre eigene und auch nachkommende Generationen dieses Rätsel perfekt gelöst. Ist Vogelbeobachtern jemals eine Spezies aufgefallen, die permanent zu wenig frisst und in einer Umgebung, die ihr mehr als genügend Kalorien bietet, den Hungertod erleidet? Hat irgendjemand je eine Vogelart beobachtet, deren Vertreter sich fortwährend überfressen und auf diese Weise zu dick zum Fliegen werden?

In erweitertem Sinne: Wem ist in der Natur je eine Tierart begegnet, die sich in ihrer natürlichen Umgebung bis an den Rand der Gesundheitsgefährdung entweder unterernährt oder überfrisst? Die Antwort lautet vermutlich: niemandem. Dies ist der klare Beweis für ein bedeutendes Naturgesetz, für einen Mechanismus, den wir als das «Gesetz der Sättigung» bezeichnen: In einer natürlichen Umgebung mit einem Überfluss an Kalorien werden Tiere genau die richtige Nahrungsmenge zu sich nehmen, um optimal zu funktionieren.

Das ist keine weltbewegende Neuigkeit. Die Tiere, die heute auf unserem Planeten leben, sind Nachfahren von Geschöpfen, die mit eben diesen Fähigkeiten ausgestattet waren. Diese Vorfahren verzehrten exakt die richtige Nahrungsmenge, tranken die richtige Flüssigkeitsmenge, atmeten die passende Menge Sauerstoff ein und nahmen sich genau die Menge Schlaf, die sie brauchten. Dadurch hatten sie die größeren Chancen zu überleben und sich fortzupflanzen.

Ein mathematisches Wunder
Während in unserer Zeit Millionen von Menschen gewissenhaft die Kalorien zählen, die sie zu sich nehmen, gibt es Billionen Geschöpfe, die Kalorien mit viel größerer Genauigkeit erfassen, ohne mit Zahlen zu operieren. Tiere brauchen keine Berechnungen darüber anzustellen, ob sie unter- oder

überernährt sind; das erledigt für sie ein genialer innerer Mechanismus. In einer Umgebung mit angemessenem Kalorienpool fressen Tiere einfach so viel, bis sie satt sind, ihr ganzes Leben lang. Ihre Gesundheit ist niemals in Gefahr durch ständiges Zu-viel- oder Zu-wenig-fressen.

Versuchen wir uns an der Zahlenkunst, um die Kalorienmenge zu berechnen, die für einen Schimpansen im afrikanischen Dschungel optimal wäre. Im Laufe seines 50-jährigen Lebens nimmt der durchschnittliche Schimpanse täglich etwa fünf Pfund Nahrung zu sich, total macht das etwa 100000 Pfund.

Stellen wir uns nun einen Schimpansen namens Skinny vor, dessen neurale Schaltkreise dem Gesetz der Sättigung nur unzureichend folgen. Seine neurale Apparatur, die ihm genau sagt, wann er mit Fressen anzufangen und aufzuhören hat, weicht leicht vom Normalfall ab. Anstatt 100 Prozent der von ihm täglich benötigten Kalorienmenge zu sich zu nehmen, beschränkt sich Skinny auf 99 Prozent. Sehen wir uns das Ergebnis, mit welchem dieser bedauernswerte Schimpanse auf lange Sicht zu rechnen hätte, einmal genauer an.

Skinnys Krise

Skinny braucht pro Tag durchschnittlich 2000 Kalorien; er nimmt in unserem Beispiel aber nur 99 Prozent, also lediglich 1980 Kalorien, zu sich. Anders gesagt: Wo er eigentlich 100 Bananenhappen bräuchte, nimmt er nur 99 ein. Jeden Tag nimmt er also 20 Kalorien weniger zu sich, als benötigt würden. 20 Kalorien weniger pro Tag scheinen vernachlässigbar; dieses marginale Defizit zeitigt über kurz oder lang jedoch verhängnisvolle Auswirkungen.

Im Laufe einer normalen Lebensspanne würde Skinny – wir gehen davon aus, er überlebt – ein Prozent weniger fressen als notwendig; das sind etwa 1000 Pfund weniger, als er bräuchte. Dies ergibt zusammen ein Defizit von 400 000 Kalorien, die er nur kompensieren kann, indem er einen

Teil seines eigenen Gewebes als Kraftstoff verbrennt. Dieser Fehlbestand an Kalorien entspricht mehr als 100 Pfund Körpergewebe, ein Defizit, das ein 150 Pfund schwerer Schimpanse kaum überlebt.

Tatsache ist, dass es Schimpansen wie Skinny, die ihren Kalorienbedarf permanent um ein ganzes Prozent unterschreiten, nicht gibt. Es ist biologisch unmöglich. Dass es Tiere gibt, die eine schlankere Statur haben als andere, hat nichts damit zu tun, dass ihr Sättigungsmechanismus ihren Bedarf an Kalorien unterschreitet, sondern damit, dass ihr Körperbau von Natur aus schlanker ist. Interessant ist außerdem, dass es in der Wildnis keine fettleibigen Schimpansen gibt, solche, die ihren Kalorienbedarf permanent um ein Prozent überschreiten. Würden sie das tun, so hätten sie am Ende ihres Lebens etwa 100 Pfund Übergewicht – die unausweichliche Folge, wenn man ein Leben lang ein Prozent mehr zu sich nimmt als erforderlich!

Der unverstellte Blick auf die Natur liefert uns den Beweis für eine simple Wahrheit: Tiere sind so angelegt, dass die Menge an zugeführten Kalorien und das Maß an Aktivität sich bei ihnen in einem hervorragenden Gleichgewicht befinden. Ein ausgefeilter Mechanismus stellt im Körper eines Tiers das Gleichgewicht zwischen Kalorien-Input und -Output her. Keine Banane gleicht exakt der anderen, und damit ist auch der Kaloriengehalt dieser Früchte meist unterschiedlich. Dies fällt beim Vergleich unterschiedlicher Nahrungsmittel noch mehr ins Gewicht. Eine Handvoll Nüsse kann 20- oder 30-mal so viel Kalorien enthalten wie eine Handvoll Rohkostsalat, was eine genaue Kalorienberechnung sehr erschwert. Skinny löst dieses arithmetische Problem so gut, wie Billionen von Tieren es seit jeher mühelos lösen ((1)).

Den Naturgesetzen die Stirn bieten?
Die Wissenschaft hat die Mechanismen hinter dem Gesetz der Sättigung gründlich geklärt. Dass die große Mehrheit anerkannter Experten für Gewichtskontrolle diese Mechanis-

men nicht kennt, ist beunruhigend. Populäre Auffassungen hinken den neuesten Erkenntnissen der Wissenschaft oft hinterher. Für Millionen von Menschen mit Gewichtsproblemen ist das natürlich nicht gerade ein Glücksfall. Solange kein klares Verständnis der Sättigungsmechanismen herrscht, wird die Lustfalle jede Bemühung um Kontrolle des Körpergewichts zunichtemachen.

Versteht man jedoch die Mechanismen der Sättigung, wird auch klar, wie so viele wohlgenährte Menschen unserer Tage dem Gesetz der Sättigung die Stirn bieten. Wir werden in Kürze erklären, dass es nicht daran liegt, dass wir Menschen irgendwie zur Fettleibigkeit verdammt wären, und dieses hilfreiche Naturgesetz daher für uns keine Gültigkeit hätte. Dem Gesetz der Sättigung können wir ebenso wenig entfliehen wie dem Gesetz der Schwerkraft. Doch wie wir die Schwerkraft oft mit Hilfe von Flugzeugen und Raketen zu überwinden scheinen, sieht es manchmal auch so aus, als hätte das Gesetz der Sättigung für uns seine Gültigkeit verloren.

Übergewichtige Menschen sind nach vielen vergeblichen Bemühungen oft frustriert, und weiterhin geistert die Vorstellung durch die Köpfe, sie müssten, um ein optimales Gewicht zu erlangen, ihr Hungergefühl überwinden und weniger essen. Das klingt zunächst einmal vernünftig, denn wer immerzu isst, hat wenig Chancen, sein Normalgewicht zu erlangen. Etwas jedoch stimmt hier ganz und gar nicht. Übergewichtige Menschen müssen nicht lernen, sich «vom Esstisch zu trennen». Sie müssen nur lernen, wie das Gesetz der Sättigung genau funktioniert, und sich dementsprechend verhalten. Das Geheimnis liegt nicht darin, wie viel wir essen, sondern, was wir essen.

HUNGER UND MOTIVATION

Der menschliche Körper ist so konstruiert, dass er bei einem ausgeglichenen Verhältnis zwischen Kalorienbedarf und Kalorienzufuhr sein Idealgewicht beibehält. Selbst wenn

Millionen von Menschen es nicht schaffen, dieses Gleichgewicht herzustellen, liegt das weder an einem Mangel natürlicher Fähigkeiten noch an ihren Genen.

Im Zentrum des Gleichgewichts von Kalorienbedarf und Kalorien-Input steht das Hungergefühl; im Zusammenspiel mit drei grundlegenden hemmenden Kräften sorgt es für ein optimales Resultat. Das heißt: Der Körper leidet weder an Kalorienmangel (starkem Hungergefühl) noch an der offensichtlichsten Folge von Ernährungsexzessen (ungesundem und unattraktivem Übermaß an Körperfett). Das Hungergefühl hat die Natur eingerichtet, um unser Überleben sicherzustellen. Es deckt auch das Luststreben und die Schmerzvermeidung ab. Die erste Komponente, das Luststreben, steht in Zusammenhang mit unseren Geschmacksvorlieben und mit der Ausschüttung lusterzeugender Stoffe beim Verdauungsvorgang. Die Komponente der Schmerzvermeidung hat zu tun mit Aufregung, Besorgnis, Spannungsgefühlen und Unwohlsein. Unser Gehirn überwacht das Depot an Kurzzeit-Reserven, die vor allem in der Leber gespeichert werden. Haben wir mehrere Stunden nichts gegessen, führt uns ein Unwohlsein auf «Futtersuche», um das Unwohlsein zu beseitigen. So arbeiten Luststreben und Schmerzvermeidung zusammen, um in uns die unerlässliche Antriebskraft Hunger zu erzeugen.

Sobald wir etwas gegessen haben, lässt der Hunger nach. Die Freude am Essen verebbt, wenn wir den Sättigungspunkt erreicht haben, das Unbehagen, das der Hunger mit sich brachte, schwindet. Eine ausgefeilte Technik von Lustgewinn und Schmerzvermeidung hilft uns dabei, dem Bedarf entsprechend zu essen. Was läuft in der heutigen Gesellschaft schief, dass wir einen derart hohen Prozentsatz an fettleibigen Menschen zu verzeichnen haben? Es reicht nicht, zu wissen, dass Hunger ein Trieb ist, der von dem Streben nach Lustgewinn und Schmerzvermeidung ausgelöst wird. Wir müssen auch verstehen, wie und warum wir aufhören zu essen, sorgt doch ein Mangel an angemessen hemmender Kraft für die epidemische Ausbreitung von Fettleibigkeit.

DIE DREI MECHANISMEN DER SÄTTIGUNG

Es gibt drei grundlegende, das Hungergefühl hemmende Kräfte, deren Zusammenspiel dazu dient, weder hungers zu sterben noch permanent überfressen zu sein. Auf diese Kräfte stoßen wir überall in der Natur; sie bieten uns einen Schlüssel zum Gesetz der Sättigung. Sie sind Garant dafür, dass wir nicht ständig zu viel zu uns nehmen, wenn überflüssige Nahrung vorhanden ist. Es geht um ein Zusammenspiel der folgenden Faktoren: 1. ein Gespür für die Ausdehnung der Magenwände, 2. ein Gefühl für die Nährstoffzufuhr sowie 3. der «EEDÜ-Regelkreis». Sobald wir diese drei Kräfte verstehen, wird klar, wie der Mensch zu Gewichtsproblemen kommt und wie dagegen vorzugehen ist.

Das Gefühl der Magenwandausdehnung

Wenn wir uns hungrig fühlen, wollen wir etwas essen. Haben wir mit Essen begonnen, stimuliert die Nahrung, die wir aufgenommen haben, im Magen bestimmte Nerven, die mit unserem Gehirn Kontakt aufnehmen. Diese Dehnungsrezeptoren helfen uns auf entscheidende Weise dabei, ein mathematisches Wunder zu vollführen. Die Dehnungsrezeptoren melden, in welchem Maße sich unser Bauch beim Essen gedehnt hat, und dienen uns somit als Indikatoren, wie viel wir gegessen haben. Wenn wir nur eine kleine Menge essen und unsere Kurzzeit-Reserven entsprechend gering sind, signalisieren die Dehnungsrezeptoren dem Gehirn, dass es nicht genug war. Wir sind dann immer noch hungrig. Haben wir hingegen so viel gegessen, dass unser Magen sich bis an seine Schmerzgrenze ausgedehnt hat, wird der Schmerzvermeidungstrieb uns dazu bewegen, mit Essen aufzuhören, ehe wir unserer Gesundheit schaden.

Die Dehnungsrezeptoren sind ein unschätzbares Hilfsmittel, um zu erkennen, wann wir genug gegessen haben. Sie sorgen dafür, dass niemand versehentlich 25 Äpfel zum Mittagessen verspeist oder sich bei Hunger mit einem einzigen Sonnenblumenkern zufriedengibt. Obwohl sie sehr hilfreich signalisieren, wann wir satt sind, übermitteln die Dehnungsrezeptoren dem Gehirn nicht alles, was es wissen muss. Es bedarf zusätzlicher Mechanismen; einer der wichtigsten davon ist das sogenannte Sättigungsgefühl.

Das Gefühl der Nährstoffzufuhr

Wenn Sie einem Kind eine Handvoll Münzen zustecken, ist es ganz aufgeregt. Ein Jugendlicher wird die Münzen umgehend daraufhin überprüfen, ob es sich um Ein-Cent-, Zehn-Cent-, Fünfzig-Cent-Stücke oder um Euro-Münzen handelt. Was zunächst nach einer Menge Geld aussieht, kann sich als recht wenig entpuppen, wenn es vorwiegend aus kleinen Münzen besteht. Andererseits kann es sich auch um eine Menge Geld handeln, sofern die Ein- oder Zwei-Euro-Münzen überwiegen. In diesem Fall würde man sagen, dass die betreffende Handvoll Münzen eine hohe Wertigkeit aufweist.

So wie es uns möglich ist, zwischen Cents und Euros zu unterscheiden, so gelingt es unseren Nährstoffrezeptoren, zwischen Nahrungsmitteln unterschiedlicher Kaloriendichte zu unterscheiden. Der Kalorienunterschied verschiedener Lebensmittel ein und desselben Gewichts ist gewaltig. Roher Salat zum Beispiel enthält etwa 100 Kalorien pro Pfund, frisches Obst hingegen bereits 300 Kalorien pro Pfund. Fleisch, etwa ein Hamburger, enthält sage und schreibe 1200 Kalorien pro Pfund. Ein Hamburger hat somit eine 12-fach erhöhte Kaloriendichte gegenüber einem Rohkostgericht, wodurch das Ganze mit dem unterschiedlichen Wert von Centstücken und Euros durchaus vergleichbar ist.

Unser Verdauungssystem enthält Rezeptoren, die uns dabei helfen herauszufinden, wie viel Nahrung wir zu uns genommen haben (Dehnungsrezeptoren), und auch solche Rezeptoren, die uns Aufschluss über deren Kaloriendichte geben (Nährstoffrezeptoren). Neuere Forschungen deuten darauf hin, dass wir über Rezeptoren für alle drei Grundnährstoffe der menschlichen Ernährung verfügen: für Eiweiß, für Kohlenhydrate und für Fett. Während Proteine (Eiweiß) und Kohlenhydrate in ihrer Kaloriendichte einander ziemlich ähnlich sind (etwa 1800 Kalorien pro Pfund), weist Fett mit etwa 4000 Kalorien pro Pfund mit Abstand die höchste Kaloriendichte auf, was im Hinblick auf eine kalorienmäßig ausgeglichene Ernährung auf jeden Fall in Betracht gezogen werden muss.

Unser Motivationssystem strebt auf allen wichtigen Lebensgebieten nach Lustgewinn und Schmerzvermeidung, um für das Überleben und die Fortpflanzung das effektivste Gleichgewicht herzustellen. In der Natur wäre es eine ernstzunehmende Verschwendung von Zeit, Kraft und Risiko, wenn man zu viel fressen würde. Die Mechanismen des Lustgewinns und der Schmerzvermeidung stellen sicher, dass wir genug aufnehmen, aber nicht zu viel. Um dieser Aufgabe nachzukommen, muss unser Nervensystem abschätzen können, wie viele Kalorien konsumiert wurden und wie viele benötigt werden, um zwischen den beiden Größen eine Entsprechung herzustellen. Es löst dieses Problem mit Hilfe der Dehnungs- (Menge) und Nährstoffrezeptoren (Kaloriendichte), die rückmelden, ob wir genug gegessen haben oder nicht.

Die Dehnungs- und Nährstoffrezeptoren können die Aufgabe des Kalorienausgleichs nicht alleine bewältigen. Sie sind nicht in der Lage, die benötigte Kalorienmenge genau zu bestimmen, da der jeweilige Kalorienbedarf sich von einem Moment zum anderen unterscheiden kann. Dehnungs- und Nährstoffrezeptoren arbeiten mit dem Hunger zusammen, um das Hungergefühl auf ein in etwa richtiges Maß einzupendeln. Bei jeder Mahlzeit kann man sich in Hinblick auf den momentanen Kalorienbedarf sowohl über- als auch unterfressen; Abweichungen gleichen sich im großen Ganzen bald wieder aus.

Unsere Nahrung besteht größtenteils aus Makronährstoffen. Dazu gehören Proteine, Kohlenhydrate, Fett, Ballaststoffe und Wasser. Außerdem enthalten Nahrungsmittel auch winzige Mengen an Substanzen, die man als Mikronährstoffe (oder Spurenelemente) bezeichnet. Dazu gehören Vitamine, Mineralstoffe und sekundäre Pflanzenstoffe, mit unserem Sättigungsgefühl haben diese Stoffe nichts zu tun; dafür sind allein die Makronährstoffe verantwortlich.

Hier eine Auflistung der Makronährstoffe samt ihrer durchschnittlichen Kaloriendichte:

Proteine	1800 Kalorien pro Pfund
Kohlenhydrate	1800 Kalorien pro Pfund
Fett	4000 Kalorien pro Pfund
Ballaststoffe	so gut wie 0 Kalorien pro Pfund
Wasser	0 Kalorien pro Pfund \\\

Bemühen wir an dieser Stelle noch einmal unseren Raubwürger. Nicht jeden Tag nimmt er genau die richtige Menge an Motten und Grashüpfern zu sich, auf längere Sicht tut er das aber mit Sicherheit. Wir haben ja gesehen: Würde er ständig weniger fressen, als er braucht, müsste er nach einiger Zeit verhungern. Ebenso wäre er, würde er sich fortwährend überfressen: Schon bald wäre er zu dick zum Fliegen. Es muss eine neuronale Apparatur geben, die Tieren dabei hilft, ihren Konsum so zu regulieren, dass sie trotz täglicher Abweichungen bei der Kalorienzufuhr körperlich gesund und leistungsfähig bleiben. Wissenschaftliche Studien bestätigen die Existenz solcher Mechanismen. Zu den wichtigsten darunter zählt ein ganz erstaunliches neuronales und hormonelles Instrument, das wir als «EEDÜ-Regelkreis» (Essen einstellen, da Übergewicht) bezeichnen wollen.

Der EEDÜ-Regelkreis

Während das Hungergefühl vor allem durch den Bedarf kurzfristig notwendiger Energie aktiviert wird, wird sein Ausmaß vom Fettreserven-Überwachungssystem gesteuert, dessen Sensoren sich über den gesamten Körper verteilen. Das System hat die Aufgabe, den Umfang der körpereigenen Fettdepots zu bestimmen und diese Information an die zuständigen Gehirnzentren weiterzuleiten. Dieses System bezeichnen wir hier mal etwas salopp als «EEDÜ-Regelkreis».

Der Regelkreis macht sich nicht bemerkbar, solange der Körper sein optimales Gewicht hat. Wenn ein Tier (oder auch eine Person) sich permanent überfrisst, wachsen die Fettdepots rasch an. Hält dies über einen gewissen Zeitraum hin an, wird ein entsprechendes Alarmsignal an das Gehirn gesendet; dieses Signal warnt vor Übergewicht und dessen negativen Auswirkungen auf die Gesundheit und das Wohlbefinden. Das Signal hält uns davon ab, noch mehr zu essen. Dieser, von uns so definierte Regelkreis verbindet sich mit dem Hunger-Regelkreis und meldet, «Essen einstellen, da Übergewicht droht!» (EEDÜ).

Dieses Warnsignal wendet sich an jene Zentren im Gehirn, die den Appetit regulieren; es signalisiert ein erhöhtes Maß an Fettreserven und empfiehlt das Zügeln des Hungergefühls.

Aus aktuellen Studien wissen wir, dass dieser EEDÜ-Regelkreis bei fettleibigen Personen aktiviert wird. Hat jemand Übergewicht, so sind diese natürlichen Mechanismen auf kompromisslose Weise darum bemüht, dem Körper zu einem Optimum an Fettreserven zurückzuverhelfen. Das entspricht genau dem, was wir in der Natur beobachten können. Wildtiere schlagen selbst in üppigen Zeiten nicht über die Stränge. Manche Tiere verfügen natürlicherweise über einen hohen Fettanteil, gemessen an ihrem Körpergewicht, sind dabei aber in Wahrheit fit und gesund. Ein Blauwal zum Beispiel weist lediglich zwölf

Prozent Körperfett auf, also nicht mehr als ein durchtrainierter Mann.

Der EEDÜ-Regelkreis zählt zu den vielen lebensnotwendigen Prüf- und Ausgleichsmechanismen des Hungertriebs, die der Natur dabei helfen, auch in guten Zeiten langfristige Interessen nicht zu unterlaufen. Fettdepots waren für unsere Vorfahren ein unerlässliches Überlebenspolster; ebenso zwingend war der Mechanismus, der sie daran hinderte, sich zu überfressen und zu dick zu werden, wenn Nahrung im Überfluss vorhanden war. An dieser Stelle stoßen wir auf ein Mysterium:

Wenn das alles stimmt, was ist dann mit uns heutigen Menschen los, die wir so zahlreich unter Fettleibigkeit leiden? Wie kann es sein, dass unser naturgegebener «Kalorienzähler» auf einmal so jämmerlich versagt? Warum gibt es Millionen von Menschen, deren bloßer Anblick uns nicht verbergen kann, dass sie zu viel essen? Wie kann ein so ausgeklügelter Organismus wie unser Körper, der so gebaut ist, dass er dem Gesetz der Sättigung unterliegt, so etwas zulassen?

Auf all diese Fragen gibt es eine verblüffend einfache Antwort, die uns zu einer dauerhaften Lösung unserer Gewichtsprobleme verhelfen kann.

DAS SIND DIE GESETZESBRECHER

Künstliche Anreicherung

Es ist unübersehbar, dass bei vielen Menschen der westlichen Welt der «innere Kalorienzähler» nicht so recht zu funktionieren scheint. Da geht etwas voll daneben. Schätzungen zufolge leiden etwa 50 Prozent aller US-Amerikaner an deutlichem Übergewicht, und erschreckend viele sind tatsächlich fettleibig. Der Prozentsatz hat sich in den letzten 20 Jahren verdoppelt ((3)). Den Vogel-, Erdhörnchen-, Berglöwen- und Giraffenpopulationen dieser Welt ist ein solches Schicksal erspart geblieben.

Selbst in Gebieten, in denen ein Überfluss an Kalorien herrscht, weisen die Angehörigen dieser und Tausender weiterer Spezies niemals Anzeichen von Fettleibigkeit oder von Krankheiten auf, welche die Folge einer exzessiven Ernährung sind.

Was ist also los mit jenen Individuen, deren Sättigungsmechanismen lahmzuliegen scheinen? Sämtlichen Spekulationen von «Ernährungsexperten» zum Trotz ist die Lösung verblüffend einfach: Heutige Lebensmittel sind künstlich angereichert, und diese künstlichen Zusatzstoffe führen unseren «inneren Kalorienzähler» in die Irre. Ständig unterschätzt der Zähler den Kaloriengehalt künstlich angereicherter Speisen, was wohl oder übel dazu führt, dass wir uns überfressen.

Den Mechanismus austricksen

Unser «innerer Kalorienzähler» wird auf zweierlei Weise ausgetrickst: Durch exzessive Fettzufuhr sowie durch raffinierte Kohlenhydrate. Der Verzicht auf entsprechende Speisen löst das Problem mit der Gewichtskontrolle.

Unsere moderne Nahrung ist künstlich angereichert mit fettreichen Tierprodukten, mit Ölen, Zucker und weiteren raffinierten Kohlenhydraten. Unsere Urahnen nahmen nur selten mehr als 20 Prozent Fett zu sich, denn die fettreichste Speise, die ihnen zur Verfügung stand, war das Fleisch von Wild, dessen Fettanteil nur bei etwa 15 Prozent liegt. Heute steht eine Menge Nahrungsmittel auf dem Speiseplan, deren Gehalt zwischen 35 und 80 Prozent liegen kann. Butter, Eier, Eiscreme, Burger, Gebratenes und Frittiertes haben ähnlich wie andere fettreiche, tierische und industriell verarbeitete Speisen einen Fettanteil, der weit über dem einer naturbelassenen Ernährung liegt. Ein Cheeseburger aus dem Fast-Food-Restaurant, bestehend aus dem Fleisch hormongespritzter Rinder, die in Mastboxen gehalten wurden, enthält in der Regel 60 bis 70 Prozent Fett also ein Vielfaches der Fettmenge von Wildbret. Diese unnatürlich hohe

Kaloriendichte bewirkt Fehler bei unserem inneren Kalorienzähler.

Moderne pflanzliche Lebensmittel sind so aufbereitet, dass die natürlichen Fasern (Ballaststoffe) zerstört oder teilweise bis gänzlich entfernt wurden, was am häufigsten der Fall ist. Pflanzenfasern sind frei von Nährwert, das heißt, sie enthalten keine Kalorien, zeitigen aber andere wichtige Wirkungen. In alten Zeiten wurde pflanzliche Nahrung mit kompletten, unbeschädigten Fasern verzehrt, während es unserer heutigen Wohlstandsnahrung an Pflanzenfasern mangelt. Das ist ein weiterer Faktor, der zu einer höheren Kalorienkonzentration unserer Nahrung führt.

Brauner Vollkornreis zum Beispiel enthält etwa 500 Kalorien pro Pfund. Weißer Reis ist nichts als brauner Reis, dessen Ballaststoffe entfernt wurden, was zu einem höheren Kaloriengehalt des weißen Reises von etwa 550 Kalorien pro Pfund führt. Lassen Sie sich vom leichten und flockigen weißen Reis nicht blenden. Er wurde geschält, und damit sind die Ballaststoffe weitgehend verloren gegangen. Er erscheint weniger schwer, seine Kaloriendichte ist in Wahrheit jedoch erhöht worden. Das gleiche Phänomen gilt auch bei Vollkornbrot im Vergleich zu Weißbrot. Bei diesen ballaststofffreien Produkten – dazu gehören die allermeisten Nudelsorten, Weißbrot und weißer Reis – spricht man von raffinierten Kohlenhydraten.

Sehen wir uns einmal an, wie diese beiden Formen der Kalorienkonzentration, also ein Mehr an Fett und ein Weniger an Pflanzenfasern, zu Gewichtsproblemen führen.

Ausgetrickst vom Fettanteil

Es mag verwundern, dass manche Menschen essen können, was sie wollen, und trotzdem nicht dick werden. Nur zum Teil ist dies auf genetische Ursachen zurückzuführen. Nicht alle Menschen verfügen diesbezüglich über die gleiche Ausstattung. Wir alle unterscheiden uns hinsichtlich Körpergröße, Haarfarbe, Sehvermögen, Teint, sportlichen oder intellektuellen Fähigkeiten und so weiter. So dürfte es kaum verwundern, wenn wir auch bezüglich unserer Sättigungsmechanismen unterschiedlich veranlagt sind.

Es mag Menschen geben, die auf eine Mahlzeit mit 50 Prozent Fettanteil mit der richtigen inneren Rechnung reagieren, den meisten wird es damit aber so ergehen, dass ihr Sättigungsmechanismus die Kaloriendichte verkennt. Bei einer Person mag eine Ernährung, deren Fettanteil 30 Prozent beträgt, zu einem Übergewicht von 20 Pfund führen; würde sich diese Person jedoch vollwertig ernähren, mit nur 15 Prozent Fettanteil, wie unsere Urahnen, betrüge ihr Übergewicht voraussichtlich null Pfund, weil diese Ernährung sich genau im Zählbereich unserer Spezies bewegt.

Erst wenn man sich grundlegend anders ernährt, kommt es zu Gewichtsproblemen. Die Nahrung unserer Vorfahren bestand aus 10 bis 20 Prozent Fett, der Durchschnittsamerikaner nimmt das Doppelte an Fett zu sich. Millionen von Menschen konsumieren unnatürlich angereicherte Nahrung. Der Körper zählt falsch, und daher werden so viele Menschen übergewichtig.

/// GENE, SPORT ODER ERNÄHRUNG?

Viele Menschen halten Gesundheitsstörungen für genetisch bedingt oder für eine Folge der Lebensbedingungen, aber nicht für beides zusammen. In der Regel spielen sowohl die Gene als auch die Umwelt eine Rolle bei der epidemischen Ausbreitung von Fettleibigkeit. Untersuchungen haben gezeigt, dass Menschen mit «mageren» Genen in der Regel tatsächlich schlank bleiben, egal was sie essen.

Und was ist mit Sport?

Viele Experten für Diät und Gewichtsreduktion behaupten, Körperfett sei das Resultat einer sitzenden Lebensweise. Sie ermutigen uns dazu, Sport zu treiben, Muskeln aufzubauen und durch mehr Fitness die «Fettverbrennung» zu steigern.

Wir geben zu, dass sportliche Betätigung ein wichtiger Bestandteil einer gesunden Lebensweise ist. Dennoch ist

Sport nicht der eigentliche Schlüssel zur Gewichtskontrolle. Eingehende wissenschaftliche Untersuchungen beweisen, dass ein Mangel an körperlicher Betätigung nur vergleichsweise wenig zur Ablagerung von überschüssigem Fett beiträgt. Der ausschlaggebendste Faktor ist und bleibt die verarbeitete, fettreiche und ballaststoffarme Kost unserer Tage. ((4)) \\\

Schlanken Menschen scheint die typisch amerikanische Kost demnach nicht zu schaden. Doch der Schein trügt. Auch bei ihnen zieht die Ernährung eine Menge gesundheitlicher Folgen nach sich, wie etwa Herzerkrankungen oder Krebs. Dank ihrer Gene können sie vielleicht vermeiden, dass sie dick werden, aber das ist auch schon alles. Ihr Schlanksein zeugt von keinerlei physischer oder psychologischer Überlegenheit. Ihre schlanken Körper legen kein Zeugnis darüber ab, dass sie hinsichtlich der Art und Weise, in der sie als Kinder großgezogen wurden, und hinsichtlich ihrer emotionalen Gesundheit oder ihrer Selbstdisziplin anderen etwas voraushaben. Es ist einfach nur so, dass ihr Sättigungsmechanismus die durch künstliche, fettreiche Nahrung erfolgte Kalorienzufuhr besser berechnen kann.

Eine der beiden Hauptursachen für Gewichtsprobleme ist die hohe Konzentration an Fett in der modernen Nahrung. Der zweite Hauptgrund sind die fehlenden oder beschädigten Pflanzenfasern, und dem wollen wir uns nun zuwenden.

Ausgetrickst durch fehlenden Ballast

Die Natur hat uns dazu ausersehen, den Hauptanteil an Kalorien aus pflanzlicher Nahrung zu beziehen. Über diesen Punkt sind sich Ernährungs-Paläontologen weitgehend einig. Obst und Gemüse, Vollkorn, Hülsenfrüchte, Nüsse und Samen sind für unsere Spezies seit je die wichtigste Kalorienquelle. Sie liefern die lebensnotwendigen Nährstoffe, wie zum Beispiel Eiweiße, Kohlenhydrate, essentielle Fettsäuren, Vitamine und Mineralstoffe. Unverarbeitete, pflanzliche Nahrungsmittel enthalten außerdem beträchtliche Mengen an Ballaststoffen, also eine Vielzahl an kalorienfreien Materialien.

Unser innerer Kalorienzähler wertet Fasern nicht als kalorienhaltig, da dieses Material uns nicht als Brennstoff dienen kann. Unser Verdauungssystem registriert und braucht die Ballaststoffe. Sie steigern die Aktivität der Dehnungsrezeptoren im Magen-Darm-Trakt, was dem System bei der exakten Kalorienberechnung hilft. Der Entzug pflanzlicher Fasern bringt dieses hochsensible System zum Erliegen. Die aufgenommene Kalorienmenge wird dann mangels Masse unterschätzt.

Unglücklicherweise werden fast all unseren modernen, industriell verarbeiteten Produkten die Ballaststoffe entzogen, seien es Brot, Nudeln, Mehlspeisen, Erfrischungsgetränke, Chips oder Süßigkeiten. Es gibt zwar Mehlprodukte, die noch einen gewissen Teil der ursprünglichen Fasern enthalten, auf die meisten trifft dies allerdings nicht zu. Kaum zu glauben, aber nicht einmal zwei Prozent aller in den USA konsumierten Weizenprodukte bestehen aus «Vollkornweizen». ((5)) Die Mehrzahl aller pflanzlichen Nahrungsmittel, die wir zu uns nehmen, wurde auf künstlichem Wege ihrer Fasern beraubt.

Entzieht man der Nahrung Faserstoffe, so sinkt zwar die Masse, nicht aber die Menge der aufgenommenen Kalorien, was wiederum bedeutet, dass die Aktivität der Dehnungsrezeptoren für die konsumierten Kalorien nachlässt. Bei einer verminderten Aktivität der Dehnungsrezeptoren übermitteln die Sättigungsmechanismen das Signal, es müsse mehr gegessen werden. Dies führt auf logische und unvermeidliche Weise dazu, dass man sich überfrisst.

Ballaststoffmangel
Die amerikanische Durchschnittskost ist außergewöhnlich arm an Ballaststoffen; es sind nur noch 10 Prozent der ursprünglich in Nahrungsmitteln enthaltenen Menge. Wir

nehmen große Rationen an verpackten, industriell verarbeiteten, fettreichen und ballaststoffarmen Lebensmitteln zu uns, und wir essen weniger frisches Obst und Gemüse, weniger Körner, Bohnen, Nüsse und Samen als jemals in der Geschichte. Im Vergleich zu 1980 verspeisen wir inzwischen jährlich 13 Pfund mehr Öl, dreimal so viel Käse und viermal so viel Chips und Pommes Frites. ((7)) Die Konsequenzen sind leicht abzusehen.

/// GEFAHR FÜR KINDER

Amerikanische Kinder sind heute so übergewichtig wie nie zuvor. Mindestens 25 Prozent von ihnen sind zu schwer oder sogar fettleibig. Die Zahl der Kinder in den USA, die ihre täglich empfohlene Ration Obst, Gemüse und Getreide zu sich nehmen, beträgt weniger als ein Prozent! ((6)) Teenager bevorzugen größtenteils industriell hergestellte Nahrung und fettreiche Speisen, und 15 bis 25 Prozent ihrer Kalorienaufnahme bestehen aus Erfrischungsgetränken! \\\

Wie bereits erwähnt, sind wir eine Gesellschaft, in der sich Herzkrankheiten, Schlaganfälle und Diabetes epidemisch ausbreiten. Ganz zu schweigen von den zahlreichen anderen Störungen wie Krankheitsbilder der Verdauung, zu denen Verstopfung, Durchfall, Reizdarm, Kolitis und Darmkrebs gehören. Pflanzenfasern sind von großer Bedeutung für den Schutz des gesamten Magen-Darm-Traktes. Statistiken bestätigen, dass solche Krankheiten in Bevölkerungsgruppen, die ausreichend Faserstoffe zu sich nehmen, ausgesprochen selten sind.

Die auffälligste Folge unserer ballaststoffarmen Ernährung ist und bleibt die sich epidemisch ausbreitende Fettleibigkeit. Ein Speiseplan, der nur aus Erfrischungsgetränken (Ballaststoffgehalt = null), Croissants (Ballaststoffgehalt = null), Hamburgerbrötchen (Ballaststoffgehalt = fast null), geschältem Getreide (Ballaststoffgehalt = null oder sehr gering), Nudeln aus Weißmehl (Ballaststoffgehalt = nahezu null) und Pizza (Ballaststoffgehalt = nahezu null) besteht, dazu vielleicht noch aus Plätzchen, weiteren Süßigkeiten samt Eiscreme (Ballaststoffgehalt = null), verfügt über so gut wie keine Faserstoffe. Dieser Ballaststoffmangel, zusammen mit einer hohen Konzentration an Fetten, täuscht bei den meisten Menschen den Sättigungsmechanismus; die Folgen sind bekannt, und wir haben sie weiter oben ausführlich beschrieben.

/// SATT WERDEN MIT WENIGER KALORIEN

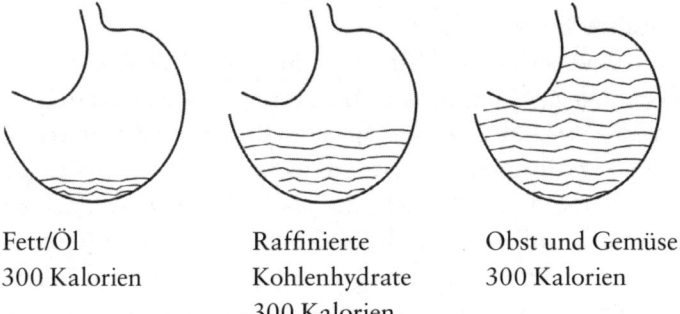

Fett/Öl
300 Kalorien

Raffinierte
Kohlenhydrate
300 Kalorien

Obst und Gemüse
300 Kalorien

Auch wenn das Zusammenspiel von Hunger und Sättigung von zahlreichen Faktoren abhängt und komplex ist, ist der eher unkomplizierte Mechanismus der Ausdehnungsrezeption die wichtigste Komponente. Eine sehr einfache Erklärung für Gewichtsprobleme lautet: In der modernen Nahrung sind zu viele Kalorien auf zu geringem Raum zusammengepackt, wodurch das Sättigungsgefühl nicht rechtzeitig zurückgemeldet wird. Fragen Sie sich einmal selbst, womit Sie Ihren Hunger leichter stillen könnten:

➤ Mit einem Becher Eiscreme oder 25 gekochten Karotten?
➤ Mit einem Becher Eiscreme oder 10 Äpfeln?
➤ Mit einem Becher Eiscreme oder einer Zweiliterschüssel Rohkostsalat, 3 Maiskolben, 2 gebackenen Kartoffeln und 1 Pfund reifer Kirschen? \\\

Fazit

Das Resultat unserer künstlich angereicherten Nahrung ist ein Volk von Übergewichtigen, die vergeblich darum kämpfen, abzunehmen. Überall suchen sie Hilfe, bei ihren Ärzten, bei Diätspezialisten, bei Medienleuten und sogar bei Psychologen. Doch die Lösung für ein dauerhaftes Idealgewicht liegt nicht in Abnehmpillen, in der neuesten Modediät oder in der Analyse einer unglücklichen Kindheit. Die Lösung liegt im Verständnis der Wirkungsweise eines Naturgesetzes, das ebenso unablässig wirkt wie die Schwerkraft.

UNSERE BESTIMMUNG

Unsere Vorfahren plünderten, jagten und begaben sich gelegentlich gar auf Raubzug. Ihre Anlagen wurden durch natürliche Auslese gefestigt, für ein Gleichgewicht zwischen ihren verschiedenen Notwendigkeiten des Lebens war gesorgt. Eine bestand darin, die ideale Nahrungsmenge zu sich zu nehmen. Es zahlte sich nicht aus, wenn man zu wenig aß, denn das schwächte nur den Körper und führte möglicherweise zum Hungertod. Es zahlte sich aber auch nicht aus, zu viel zu essen, denn darunter hätten wiederum andere wichtige Notwendigkeiten wie Liebe, Kinder und Freundschaften gelitten. Das Ziel war, genau die richtige Nahrungsmenge aufzunehmen, um sich eine optimale Gesundheit zu bewahren.

Wir alle sind die Nachkommen von Menschen, die diese Herausforderung erfolgreich bewältigt haben. Es sind nicht unsere Gene, die uns dazu verdammen, übergewichtig zu sein.

Wir verfügen über eine vorzügliche natürliche Ausstattung, die ein Gleichgewicht zwischen der Kalorienmenge, die wir aufnehmen, und der Kalorienmenge, die wir verbrauchen, herstellt. Wir sind dazu aufgerufen, unserem Instinkt zu folgen und uns so oft wie möglich satt zu essen, ohne dabei zu wenig oder zu viel zu konsumieren. Das Resultat ist ein Körper mit natürlichen Reserven, ohne übermäßige Fettdepots, die zu Schädigungen führten. Wir sind dafür ausgerüstet, dieses wiederkehrende mathematische Problem zu lösen, und zwar gut zu lösen.

/// SUBTIL ODER OFFENKUNDIG?

Zahlreiche Fachleute behaupten, Gewichtskontrolle sei eine «psychische Angelegenheit». Oft heißt es, man müsse nur lernen, die Gabel nach jedem Bissen aus der Hand zu legen oder still zu halten, damit man nicht aus «emotionalen» Beweggründen esse. Es gibt jedoch viele Anhaltspunkte dafür, dass subtile psychologische Mechanismen keineswegs der Schlüssel zur Gewichtskontrolle sind. Ratten bewahren sich ihr Idealgewicht unter allen möglichen Stresssituationen, solange sie gesundes Rattenfutter zu sich nehmen. Sind jedoch Brot und Schokolade nach Belieben verfügbar, so nimmt das Körpergewicht (in Fett) einer Durchschnittsratte innerhalb von 60 Tagen um 49 Prozent zu. ((8)) \\\

Unsere Sättigungsmechanismen funktionieren nur dann reibungslos, wenn wir unsere Nahrung gemäß unserer Bestimmung zu uns nehmen. Tun wir das nicht, kommt es zu einer Gewichtszunahme und zu gesundheitlichen Störungen. Die Lösung liegt nicht darin, zu lernen, wie man weniger isst, als man begehrt, sondern darin, das zu essen, was unserer Spezies entspricht, also frisches Obst und Gemüse, Getreide, Hülsenfrüchte, Nüsse und Samen. Dann sinkt das Gewicht ganz von selbst, eine spezielle Diät zum Abnehmen ist nicht mehr nötig. Man braucht auch nicht weniger zu essen, als man begehrt, alles Notwendige erledigt der EEDÜ-Regelkreis.

Über zwanzig Jahre klinische Erfahrung haben uns gezeigt, was für Resultate diese Vorgehensweise bei Tausenden

von Patienten ergeben hat. Wir haben wirklich gute Neuig-
keiten: So gut sich diese Idee in der Theorie auch anhört,
in der Praxis funktioniert sie noch weit besser. Eine durchschnittlich übergewichtige Person, die sich an ganzheitlichen,
naturbelassenen Speisen satt isst, nimmt pro Monat zwei bis
fünf Kilo ab. Und solange sie dieser Ernährungsweise treu
bleibt, wird sie auch nicht wieder zunehmen.

Zwischen hier und dort
So einfach ist es mit der Gewichtskontrolle – leicht zu
bewerkstelligen ist es dennoch nicht. In den folgenden
Kapiteln werden wir uns dem größten Hindernis zuwenden,
das manchmal die besten Absichten vereitelt, und wir
werden lernen, was man dagegen tun kann.

Werfen wir nochmals einen Blick in die Natur: Tiere bleiben ohne Diät gesund und fit. Auch in Zeiten von Überfluss.

Neuronale Schaltkreise im Gehirn lösen Gefühle der
Sättigung aus. Sie gewährleisten, dass die Nahrungsver-
wertung einem universellen Naturgesetz folgt, dem Gesetz
der Sättigung. Dieses Gesetz besagt: Innerhalb ihrer natürlichen Umgebung treibt es Tiere dazu, genau die richtige
Nahrungsmenge zu sich zu nehmen, nicht mehr und nicht
weniger, um optimal gesund und fit zu bleiben.

Der Mensch in Industriegesellschaften scheint sich dem
Gesetz der Sättigung entziehen zu wollen, die meisten von
uns sind übergewichtig. Eine genauere Untersuchung der
Situation verrät, weshalb Gewichtsprobleme in so hohem
Maße auftreten. Der moderne Mensch hält sich nicht mehr
an seinen natürlichen Ernährungsplan. Schuld daran sind
fettreiche und stark verarbeitete Lebensmittel. Hier liegt
die Ursache dafür, dass wir uns überfressen und dick werden.

=== WAS SIE SELBST TUN KÖNNEN ===

So gut wie alle Gewichtsprobleme lassen sich lösen, indem Sie sich von frischem Obst und Gemüse, Körnern, Hülsenfrüchten, Nüssen und Samen ernähren. Falls Sie im Moment an Übergewicht leiden, müssen Sie nicht peinlich genau auf die Größe der Portionen achten, sondern vielmehr auf den Gehalt von dem, was auf Ihrem Teller liegt. Sie müssen auch nicht zu sportlicher Hochform auflaufen, selbst wenn es natürlich hilfreich ist, sich regelmäßig ein wenig sportlich zu betätigen. Wenn Sie sich angemessen ernähren, wird der Körper auf natürliche Weise überschüssiges Fett abbauen und Ihnen zu neuer Gesundheit und Fitness verhelfen.

MAGISCHE NAHRUNG

Wir schaufeln uns das Grab mit den eigenen Zähnen.
Thomas A. Edison

Die Erde ist ein riesger Chemiebaukasten mit etwa 14 Millionen bekannten Chemikalien. Für das Raubwürgermännchen sind nur wenige dieser Baustoffe von magischer Wirkung. Es gibt Substanzen, die in den Lustzentren des Gehirns Hyperaktivität auslösen. Dopamin anregende Substanzen wie Kokain, Koffein, Alkohol, Amphetamine und Schokolade heizen den Schaltkreis der Glücksgefühle für eine kurze Zeitspanne an. Kokain etwa, kann von so starker Wirkung sein, dass schon bald nichts anderes mehr eine Rolle spielt. Essen, Sex oder die Sorge um den Nachwuchs treten in den Hintergrund. Eine magische Substanz beschert uns ein regelrechtes Feuerwerk an Dopamin und verschafft uns die Illusion, gesteigerte Glücksgefühle seien wichtiger als das Leben selbst.

In Amerika sind mehr als zehn Millionen Menschen dieser wirksamsten aller «magischen» Substanzen verfallen. Sind sie erst einmal abhängig, kommt nur ein bescheidener Prozentsatz je wieder von ihr frei. Der Zauber dieser Droge wirkt mit einer unglaublich destruktiven Kraft und verursacht unsägliches Leid.

Kein Tier im Versuchslabor entkommt jemals dieser Spielart der Lustfalle, und unter den Menschen finden nur die mit dem zähesten Willen je einen Ausweg. Es ist ein Kampf, den auszufechten für die Vertreter unserer Spezies niemals vorgesehen war. Wir sind für eine schlichtere Welt ohne die Reize einer magischen oder synthetischen Chemie bestimmt. Wir sind geschaffen für eine Welt, in der das Verzehren guter und frischer Speisen, die Paarung sowie ein Leben in Sicherheit und Wärme die vergnüglichsten Aktivitäten sind.

Was die Gefahren und verheerenden Auswirkungen von Drogenmissbrauch sind, können die meisten Menschen nachvollziehen. Es gibt da aber ein anderes Problem mit recht ähnlichen Merkmalen, das die Gesundheit und Vitalität seiner Opfer nicht so offensichtlich untergräbt. Zu diesen Opfern zählt die große Mehrheit von uns.

Lebensmittel können, ebenso wie Drogen für dieses Feuerwerk an Dopamin in den Lustzentren unseres Gehirns sorgen. Es gilt zu unterscheiden zwischen Essen (der naturgegebenen Fülle, die uns als Nahrung dienen soll) und magischem Essen (das sind die Sachen, die industriell hergestellt werden). Beides unterscheidet sich in seinen Auswirkungen auf unsere Gesundheit und unser Glück auf grundlegende Weise.

Der Konsum magischer Speisen ist verantwortlich für die Mehrzahl aller vorzeitigen Todesfälle in der Industriegesellschaft. Selbst wenn wir über die Gefahren des magischen Essens Bescheid wissen, fällt es uns schwer, dem Zeug zu widerstehen. Die Anziehungskraft moderner Lebensmittel ähnelt der von Drogen auf erstaunliche Weise. Dieses Kapitel erklärt, warum dies so ist und wie man der recht unauffälligen, aber umso destruktiveren Lustfalle unserer Tage entgeht.

Sich daran gewöhnen

Wenn man in eine Badewanne mit heißem Wasser steigt, empfiehlt es sich, langsam vorzugehen. Die hohe Temperatur des Wassers kann sich auf der Haut sehr unangenehm anfühlen, bis man sich daran gewöhnt hat. Im Schwimmbad hingegen empfinden wir das Wasser zunächst als zu kalt. Nach ein paar Minuten hat man sich meist auch daran gewöhnt.

Neue sensorische Erfahrungen von Genuss werden beim ersten Mal als sehr angenehm empfunden, doch schnell tritt Gewöhnung ein. In der Weihnachtszeit kann der wunderbare Duft eines Adventskranzes oder Blumenstraußes schon nach wenigen Minuten verfliegen, immer dann nämlich, wenn wir uns daran gewöhnt haben.

Wie geht das, dass man sich «an etwas gewöhnt»? Wissenschaftler haben dieses Phänomen lange Zeit studiert, und sie haben ihm einen Namen gegeben: Neuroadaptation.

NEUROADAPTATION

Die Bezeichnung Neuroadaptation beschreibt einerseits die Tätigkeit unserer Nerven (Nerv = grch. neuro), andererseits eine Anpassungsleistung (anpassen = lat. adaptare). Unsere sensorischen Prozesse werden von Nerven aktiviert. Auf diese Weise sehen, riechen, hören, schmecken und fühlen wir. Die Aktivität der Nerven signalisiert unserem Gehirn, was vor sich geht und wie intensiv das geschieht. Wenn wir in einem spärlich beleuchteten Zimmer mehr Licht machen, steigt die Aktivität unserer Sehnerven. Sie melden dem Gehirn die größere Helligkeit, und das Gehirn sorgt für verkleinerte Pupillen. Unsere Sinnesorgane arbeiten alle nach dem gleichen Prinzip.

Sie werden denken, unsere Nerven übermitteln uns eine präzise Abbildung der Intensität oder des Nachlassens der Nervenerregungen. Das stimmt aber nicht. Gehen wir zurück in unser spärlich beleuchtetes Zimmer, und plötzlich gehen mehrere Lichter zugleich an. Das kommt uns zunächst sehr hell vor. Treten wir draußen an die Sonne, wird es sogar noch heller. Kehren wir danach wieder ins Haus zurück, erscheint es uns dort recht schummrig, obwohl immer noch alle Lichter brennen. Daran erkennen wir, dass uns unsere Nerven keineswegs eine «präzise» Abbildung der Wirklichkeit übermitteln. Was sie uns übermitteln, ist eine relative Abbildung. Die sensorischen Nerven, also unser Tast-, Gesichts-, Geruchs-, Gehör- und Geschmackssinn, reagieren auf Veränderung. Sie teilen uns mit, dass ein neuer Reiz entweder heller oder dunkler, lauter oder leiser, heißer oder kälter ist, sie verraten uns aber nicht, wie hell, laut oder heiß genau das ist.

Unsere Wahrnehmung ist also eine Reaktion auf relative Veränderung, aber nicht auf absolute Stimulationsgrade. Wenn es zu einem plötzlichen Anstieg kommt, feuern die Nerven sofort intensiver, die Geschwindigkeit, in der Information weitervermittelt wird, ist erhöht. Jegliche Veränderung der Intensität beeinflusst die Feuerungsrate unserer sensorischen Nerven.

Wir interessieren uns jedoch für ein drittes Phänomen: Wenn wir das Licht heller machen, erhöhen die Sehnerven ihre Feuerungsrate zwar, aber nur vorübergehend! Im Laufe der Zeit wird die Intensität wieder sinken, beziehungsweise wird sie sich dem neuen, höheren Stimulationsgrad anpassen. Vergessen Sie nie, dass Empfindungen und Wahrnehmungen größtenteils nur Reaktionen auf relative Veränderungen sind. Irgendwann wird selbst ein hell erleuchteter Raum uns ganz «normal» erscheinen.

So reagieren unsere Nerven auf allen sensorischen Ebenen. Raucher zum Beispiel sind den Geruch von Rauch gewöhnt. Ihre Kleider riechen danach, ihre Haare, ihre Autos, ihre Wohnungen. Einem Raucher fällt das nicht weiter auf, es sei denn, er entscheidet sich, mit dem Rauchen aufzuhören. Dann wird sich sein Geruchssinn neu justieren; er wird für den Geruch von Rauch wieder empfindlich werden. Dann kann er ihn, wie alle anderen Menschen, respektive wie alle Nichtraucher, wieder wahrnehmen.

Und der Geschmackssinn?

Ahnen Sie schon, welch enormen Auswirkungen die Neuroadaptation auf unseren Geschmackssinn hat? ((1)) Der

Geschmackssinn einer großen Mehrheit aller Menschen in den industrialisierten Ländern orientiert sich an stark fett-, zucker- und salzreicher Kost. Doch so wie Raucher den Geruch ihrer Sucht nicht mehr wahrnehmen, läuft es auch beim Essen ab. Wir Menschen können die Einseitigkeit unserer Geschmacksvorlieben nur selten oder gar nicht bewusst wahrnehmen.

Der Versuch, die Geschmacksnerven neu zu sensibilisieren und Speisen ohne künstliche Geschmacksverstärker zu genießen, gestaltet sich ausgesprochen schwierig. Wir vergleichen ihn mit einem anderen komplizierten, aber überaus lohnenswerten Ziel.

DROGENABHÄNGIGKEIT UND CLEAN-WERDEN

Drogen wie Kokain, Alkohol, Koffein und Nikotin regen die Feuerungsrate der Lustzentren im Gehirn künstlich an. Das macht diese Genussmittel derart attraktiv. Die aktivierten Lustzentren belohnen uns eigentlich für Dinge, die dem Überleben oder der Fortpflanzung dienen. Dem dienen Drogen aber gerade nicht. Drogen haben die Fähigkeit, uns beziehungsweise unser Gehirn auszutricksen, indem sie die betreffenden Nerven zur Aktivität anregen und damit zu einem künstlichen Wohlbehagen führen.

Auf lange Sicht führt der Konsum zu einem Prozess der Neuroadaptation, zu einer Gewöhnung: Die gleiche Menge einer Substanz wird von Mal zu Mal eine schwächere Reaktion hervorrufen. Das Nervensystem des Konsumenten «toleriert» immer größere Mengen der Droge. Das kann ausgesprochen gefährlich sein. Selbst wenn es dem Nervensystem gelingt, ein Mehr an Stimulation zu tolerieren, so gilt das nicht zugleich auch für andere Systeme des Körpers. Die Neuroadaptation kann zwar zu einer Abmilderung der psychischen Wirkung einer Droge führen, aber nicht zu einer Milderung der Auswirkungen auf den Organismus.

Die Abbildung aus Seite 128 fasst die Erfahrungswerte

mit Drogenabhängigkeit zusammen. Vor dem Kontakt mit Drogen bewegt sich die Ausschüttung von Glückshormonen im regulären Bereich. Nach dem Konsum einer Droge wie etwa Kokain kommt es zu einer Über-Stimulation der Lustzentren im Gehirn. Der Betreffende erfährt die für den Zustand «High» typische Euphorie. Im Laufe der Zeit wird dieses «High-Sein» immer reizloser. Der Konsument gewöhnt sich daran. Und was noch schlimmer ist: Sobald er keine Drogen zu sich nimmt, wird selbst die reguläre Ausschüttung von Glückshormonen im Körper deutlich unterschritten.

DROGENABHÄNGIGKEIT UND CLEAN-WERDEN

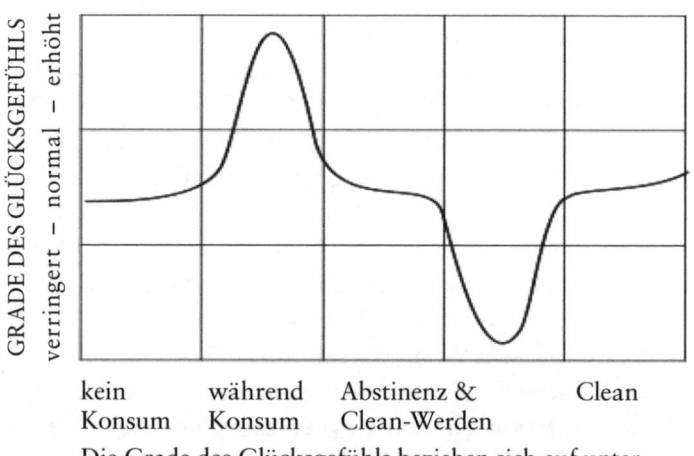

Die Grade des Glücksgefühls beziehen sich auf unterschiedlichen Lustgewinn, abhängig von der Aktivierungsintensität in den gehirneigenen Lustzentren.

Bei langfristigem Alkohol- und Drogenmissbrauch wird die Aktivität der Lustzentren grenzenlos geschädigt. Auch wenn Abhängige durch Abstinenz einen gewissen Prozentsatz ihrer Empfindsamkeit für Glücksgefühle wiedererlangen können, geht ein Teil unwiederbringlich verloren. Das erklärt auch, warum Abhängige so oft rückfällig werden. Drogensucht ist eine äußerst hartnäckige Form der Lustfalle.

Zwei weitere Kernpunkte seien noch erwähnt. Der Zeitpunkt, zu dem wir uns einer Glücksdroge hingeben, ist leicht erkennbar. Unser Nervensystem reagiert sensibel auf jede Erfahrung oder Substanz, die ein Potenzial für Glücksgefühle in sich birgt. Wir wissen, dass dies aus gutem Grund geschieht, sind derartige Handlungen oder Substanzen normalerweise doch wichtig für unser Überleben und unsere Fortpflanzung. Man denke an gutes Essen oder die Erregung beim Sex. Dieses, in der Regel verlässliche System, wird von Drogen ad absurdum geführt. Der Konsum von Drogen bewirkt eine deutlich wahrnehmbare Aktivierung von Glücksgefühlen, während der Prozess der Neuroadaptation kaum wahrnehmbar ist. Die wenigsten Abhängigen sind sich dieses tückischen Abgrunds bewusst, der sie der gesunden Reaktionsfähigkeit auf natürliche Glückbringer beraubt.

Was ihnen jedoch nicht entgeht, ist der Schmerz, den sie verspüren, sobald sie nüchtern sind. Das verwirrte Nervensystem versucht nach und nach, seine Orientierung zurückzuerlangen, der Prozess der Neukalibrierung fällt äußerst unangenehm aus. Alles, was nicht mit der Steigerung von Glücksgefühlen zu tun hat, erscheint unwichtig. Die Droge ist das Einzige, was das Leben noch lebenswert macht.

MAGISCHE NAHRUNG

Wenn man einen Frosch in einen Kochtopf steckt, und das Wasser im Topf nur ganz langsam und allmählich erhitzt, wird der Frosch den Temperaturanstieg nicht bemerken. Es kommt zu einer Neuroadaptation an das nach und nach heißer werdende Wasser, so dass sich der Frosch keiner Gefahr bewusst wird. Obwohl er jederzeit flüchten könnte, wird er den Topf höchstwahrscheinlich nicht verlassen. Die Wassertemperatur steigt, bis der Frosch bei lebendigem Leibe gekocht wird und verendet. Seine Sinne haben es versäumt, ihm rechtzeitig mitzuteilen, dass er, um überleben zu können, hätte aktiv werden müssen.

In den vergangenen Jahrzehnten ist in der amerikanischen Durchschnittskost der Anteil an tierischem Eiweiß, an tierischen und pflanzlichen Fetten, an raffinierten Kohlehydraten, Salz und Zucker stetig gestiegen. Allein in den letzten zwanzig Jahren ist die tägliche Energiezufuhr pro Person, hauptsächlich auf Grund eines Mehr an raffinierten Kohlehydraten und Zucker, um drastische 650 Kalorien angestiegen. ((1)) Noch vor wenigen Jahrzehnten war Fleisch ein teures Handelsgut, das in den meisten Familien nur selten auf den Tisch kam. Heute kann praktisch jeder alles bekommen, was er will, und verschafft sich das bedauerlicherweise auch täglich.

In wenigen Jahrzehnten haben die Industriegesellschaften aus einer kargen Umgebung höchst fruchtbare Landschaften gemacht. Eine Überfülle an Nahrungsmitteln ist entstanden; und das ist für sich betrachtet noch kein Problem. Doch Wissenschaft und Technik haben nicht nur dafür gesorgt, dass Nahrungsmittel jetzt viel leichter verfügbar sind als früher. Sie haben diese auch «verbessert».

Moderne Speisen sind schmackhafter als je zuvor, da die Chemikalien, die unsere Lustzentren anregen, isoliert und künstlich konzentriert werden. Wenn wir früher Fleisch verzehrten, handelte es sich normalerweise um Wildbret, mit einem Anteil von etwa 15 Prozent Fett. Heute wird die Zusammensetzung des Fleisches manipuliert und mit Wachstumshormonen «aufgewertet»; der Fettgehalt beträgt in der Regel 50 Prozent oder mehr. Eiscreme, eine ausgeklügelte Erfindung zur Steigerung unserer Lust und zur Reizung unserer Geschmacksrezeptoren, ist schon lang keine teure Delikatesse mehr. Pommes Frites und Kartoffelchips, die vor Fett nur so triefen, sind inzwischen die meistkonsumierten «Pflanzenprodukte» unserer Tage.

Zerstörerische Produkte von unserem Speiseplan zu streichen, mag als kaum praktikabel erscheinen, ja als absurd.

Die meisten Menschen halten, vollwertige, naturbelassene Kost für so gut wie ungenießbar; und ein Leben, falls man sich ganzheitlich ernähren müsste, ebenso. Tatsächlich sind die meisten überzeugt, sie müssten leiden, wenn sie nur noch gesundheitsfördernde Speisen zu sich nehmen würden. Ebenso wie Drogenabhängige können sie sich ein besseres Leben, frei von den drogenähnlichen Wirkungen der «magischen Kost», nicht vorstellen. Und Millionen von ihnen gehen – wie Frösche in kochendem Wasser – allmählich zugrunde.

Sich daran gewöhnen

Wie diese verheerende Lustfalle funktioniert, zeigt die Abbildung auf Seite 132. Bei jedem, der sich von vollwertigen, natürlichen Lebensmitteln ernährt, werden körpereigene Glückshormone in einem ganz normalen Maß aktiviert, wie es bei fettarmer, ballaststoffreicher und unverarbeiteter Nahrung eben der Fall ist (1. Stadium). Enthält der Speiseplan jedoch auch immer wieder magische Speisen, kommt es zur Neuroadaptation. Zunächst werden die neuen Produkte als angenehmer empfunden als naturbelassene Nahrungsmittel (2. Stadium). Im Laufe der Zeit jedoch gewöhnen sich unsere Geschmacksnerven kaum wahrnehmbar an den höheren Stimulationsgrad. Später glauben wir, diese reichhaltigen Speisen würden uns mehr Genuss verschaffen als eine einfache, gesunde Ernährung. Selbstverständlich ist das eine grobe Täuschung. Die Gesamtheit an glückserzeugenden Reaktionen im Nervensystem ist nicht höher als zu Beginn (3. Stadium).

Wissenschaftliche Untersuchungen bestätigen Erstaunliches: Die Neuroadaptation des Menschen in Bezug auf neuzeitliche, weiterverarbeitete Nahrung läuft größtenteils genauso ab, wie sie bei Drogenabhängigkeit abläuft. Der Genuss führt ebenfalls zu einer Toleranz gegenüber diesen Lebensmitteln, als wären es Drogen, die Glücksgefühle hervorrufen. ((2))

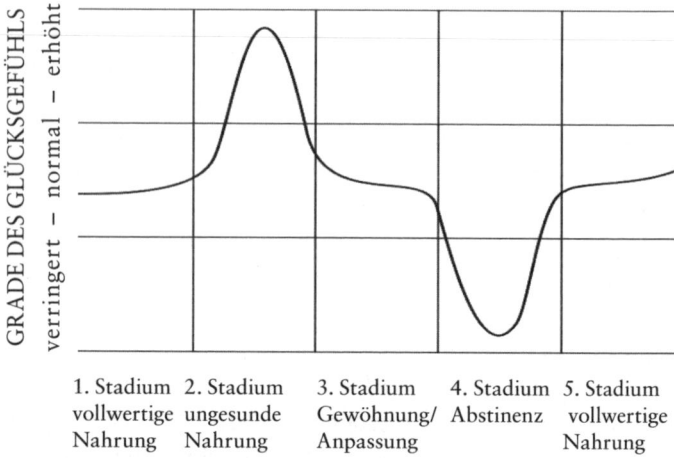

1. Stadium	2. Stadium	3. Stadium	4. Stadium	5. Stadium
vollwertige	ungesunde	Gewöhnung/	Abstinenz	vollwertige
Nahrung	Nahrung	Anpassung		Nahrung

Die Stadien 4 und 5 zeigen, wie schwierig eine Neukalibrierung ist. Im Gegensatz zu Drogen stehen moderne Nahrungsmittel nicht in dem Ruf, den Regelkreis unserer Lusterzeugung zu zerstören. Um sich jedoch aufs Neue für natürliche Nahrung zu sensibilisieren, bedarf es einer Zeitspanne von 30 bis 90 Tagen, in der wir auf magische Speisen verzichten müssen. Das erfordert mehr Selbstdisziplin, als die meisten Menschen aufzubringen bereit sind. Umgekehrt ist den meisten Menschen aber auch nicht bewusst, dass es nur ein paar Wochen in Anspruch nimmt, den inneren Kompass neu zu justieren, um seine natürlichen Vorlieben wieder in eine gesündere Richtung zu lenken. Sie irren ziellos von einer Modediät zur nächsten, stolpern von gesundheitlichen Gefahren in gesundheitliche Tragödien. Und sollte ihnen je der Verdacht kommen, naturbelassene Kost könnte hilfreich sein, werden sie diese vermutlich als «ungenießbar» abtun und bezweifeln, dass sich damit je etwas ändern wird. Hilflos und verloren treiben sie in der schädlichsten, aber auch raffiniertesten Lustfalle der modernen Welt vor sich hin.

Während mehr als 99 Prozent der Geschichte lebten Menschen in einer Welt der Lebensmittelknappheit. In Entwicklungsländern ist das für die meisten noch immer die Realität: Mehr als 10 000 Kinder sterben tagtäglich an Hunger. ((3)) Mangel an Kalorien war und ist noch immer eines der drängendsten Probleme der Menschheit.

Auf uns jedoch trifft das nicht mehr zu. Für Menschen in zivilisierten Ländern ist der Begriff Hungertod ein Fremdwort. Stattdessen hat bei uns der Überfluss in Form von magischen Speisen mit künstlicher, chemischer Zusammensetzung und unnatürlich hoher Kaloriendichte gefährliche Ausmaße angenommen.

Der Mensch verzehrt von Natur aus gern Kartoffeln, die mit 500 Kalorien pro Pfund zwar reichhaltig sind, im heutigen Angebot aber noch relativ bescheiden daherkommen. Aber die Menschen mögen auch Kartoffelchips, die mit Pflanzenöl getränkt sind und pro Pfund 2500 Kalorien enthalten. Unsere natürlichen Motivationsmechanismen, die uns nach dem höchsten Überlebenswert bei geringstem Einsatz streben lassen, ziehen uns hin zu Produkten mit extremer Kaloriendichte. Und diese «dichten» Nahrungsmittel sind wie Drogen von verlockender und tödlicher Wirkung.

Die Neuroadaptation kann die Menschen zu einer Ernährung verleiten, die vorwiegend aus tierischen sowie ungesunden, industriell verarbeiteten Speisen besteht. Der Preis, den Mensch, Wirtschaft und Umwelt dafür bezahlen, ist horrend. Unsere Zivilisation steckt fest in der Ernährungs-Lustfalle.

Wir alle sind gefordert
Es bleibt abzuwarten, ob unsere Gesellschaft sich jemals einer gesünderen Lebensweise zuwenden wird. Die Indizien sind ermutigend, doch die Hindernisse gewaltig. Industrielle Nahrung ist ein Gift, das die Lustzentren im Gehirn

stimuliert und gleichzeitig die Gesundheit zerstört. Die Täuschung ist so frappierend, aber auch so unterschwellig, dass viele Menschen sie kaum je erkennen werden.

Wir hoffen, dass wir Ihnen eins klarmachen konnten: Sie brauchen sich nicht zum Opfer zu machen. Wenn Sie Ihre Ernährungsgewohnheiten überdenken, bekommen Sie Ihr Leben leicht in den Griff. Dann werden Sie auch Ihre Vorteile aus dem glücklichen Umstand ziehen, dass wir in einer Welt leben, in der wir keinen Hunger leiden, und Sie werden die Segnungen der modernen Zivilisation gefahrlos auskosten können.

In den folgenden Kapiteln erläutern wir, wie Sie eine gesundheitsfördernde Handlungsweise annehmen und beibehalten. Für unsere Gesundheit und unsere Zukunft können wir eine Menge tun. Das zu begreifen, kann uns als inspirierende Einsicht und als Ansporn dienen. Auch das Verantwortungsgefühl uns selbst gegenüber wird dadurch wachsen. Unsere Gesundheit und unsere Zukunft liegen in unseren Händen, nirgendwo sonst.

=== ZUSAMMENFASSUNG ===

Eine Lustfalle liegt vor, wenn eine von drei Komponenten der Motivationstriade einer Täuschung unterliegt. Dies ist der Fall bei Drogenmissbrauch, bei dem die Lustzentren im Gehirn mit Dopamin überschwemmt werden, was zu einem kurzlebigen, übersteigerten Gefühl des Wohlbehagens führt. Solche Erfahrungen werden als höchst bereichernd empfunden, und es kann zu gewohnheitsmäßigem Konsum sowie zum Phänomen der «Toleranz» führen. Dieser Zustand, auch bekannt als Neuroadaptation, spornt zu weiterem Drogenmissbrauch an und führt in die physische und psychische Selbstzerstörung.

In eine vergleichbare Lustfalle kann auch der Konsum moderner Lebensmittel führen. Diese Speisen, meist tierischer Herkunft, fettreich und industriell verarbeitet, wirken auf die Geschmacksnerven stimulierender als ganzheitliche, naturbelassene Nahrung. Die übermäßige Stimulation hat zur Folge, dass die Geschmacksnerven unempfindlich werden für den Lustgewinn, den ganzheitliche, natürliche Lebensmittel uns verschaffen. Der dauerhafte Genuss moderner Nahrung hat einen Großteil der Menschen tatsächlich von künstlichen Speisen abhängig gemacht.

=== WAS SIE SELBST TUN KÖNNEN ===

1. Die wirksamste Waffe gegen das Problem der Geschmacksabhängigkeit besteht in dem Wissen, dass unsere Geschmackspapillen sich innerhalb weniger Wochen wieder auf natürliche Nahrung umstellen können. Das heißt, die meisten Menschen sind nur ein paar Wochen lang nicht in der Lage, gesunde Speisen zu genießen. Sie müssen zwecks Erhaltung ihrer Gesundheit nur eine minimale Zeit der Geschmackseinbuße in Kauf nehmen.

2. Ein weiteres Mittel besteht in einer kurzfristigen Monodiät mit einem bevorzugten natürlichen Nahrungsmittel wie etwa der Wassermelone oder deren Saft. Dieser Kniff sorgt dafür, dass man zwei oder drei Tage lang praktisch kein Salz oder Fett zu sich nimmt und damit die Sensibilität der eigenen Geschmacksnerven wiederherstellt. So wird der Übergang zu einer vollwertigen, gesunden Ernährung sehr erleichtert.

DER GROSSE TEST:
STECKE ICH IN EINER LUSTFALLE?

Um festzustellen, ob Sie auf Grund Ihrer früheren oder derzeitigen Ernährungsweise und Lebensführung in eine Lustfalle geraten sind, beantworten Sie einfach folgende 10 Fragen.
Entscheiden Sie sich jeweils für die Antwort, die Ihrer Realität am ehesten entspricht, und addieren Sie die Anzahl der Punkte. Das Ergebnis gibt Ihnen Aufschluss über Ihre Gefährdung. Bei der Auswertung hilft Ihnen die Tabelle am Ende des Tests.
Je höher die Punktzahl, umso größer stehen die Chancen, dass Sie Ihr gesundheitliches Ziel erreichen werden. Jeder, der ernsthaft darum bemüht ist, seinen Gesundheitszustand wiederherzustellen oder auf optimale Weise gesund zu bleiben, sollte ein Endergebnis von mehr als 80 Punkten anstreben.

Drogen (Marihuana, Kokain, Heroin, Methamphetamine, Designerdrogen und so weiter)

10 Habe nie Drogen genommen

8 Habe seit mindestens 10 Jahren keine Drogen mehr genommen, und auch zuvor nur gelegentlich

6 Habe seit mindestens 10 Jahren keine Drogen mehr genommen, und auch zuvor nur in Maßen (weniger als 1-mal pro Monat)

4 Habe seit mindestens 10 Jahren keine Drogen mehr genommen, zuvor aber regelmäßig

2 Habe seit mindestens 5 Jahren keine Drogen mehr genommen

0 Habe seit mindestens 1 Jahr keine Drogen mehr genommen

-10 Nehme gelegentlich Drogen (seltener als 12-mal pro Jahr)

-20 Nehme regelmäßig Drogen (12-mal oder öfter pro Jahr)

Tabakkonsum

10 Nie

8 Seit mindestens 10 Jahren nicht mehr

6 Seit mindestens 5 Jahren nicht mehr

    4 Seit mindestens 1 Jahr nicht mehr

    2 Seit weniger als 1 Jahr nicht mehr

   -2 Rauche gelegentlich 1 Zigarette

   -4 Rauche 1 bis 4 Zigaretten pro Tag

   -6 Rauche 5 bis 10 Zigaretten pro Tag

  -10 Rauche 11 bis 19 Zigaretten pro Tag

  -20 Rauche 20 bis 39 Zigaretten pro Tag

  -30 Rauche mehr als 40 Zigaretten pro Tag

Alkoholkonsum

  10 Nie

   9 Seit mindestens 10 Jahren nicht mehr

   8 Seit mindestens 5 Jahren nicht mehr

   7 Seit mindestens 1 Jahr nicht mehr

   6 Seit weniger als 1 Jahr nicht mehr

   5 Weniger als 1 Glas pro Woche

   3 1 bis 2 Gläser pro Woche

   2 3 bis 6 Gläser pro Woche

   1 1 Glas pro Tag

   0 2 Gläser pro Tag

  -5 3 bis 5 Gläser pro Tag

 -10 Mehr als 5 Gläser pro Tag

Fleischkonsum (inklusive Fisch und Geflügel, 1 Portion
entspricht etwa 100 bis 120 Gramm)

  10 Nie

   9 Seit mindestens 10 Jahren Vegetarier

   8 Seit mindestens 5 Jahren Vegetarier

   7 Seit mindestens 1 Jahr Vegetarier

   6 Seit mindestens 6 Monaten Vegetarier

   5 Seit weniger als 6 Monaten Vegetarier

   4 Weniger als 2 Portionen pro Woche

   3 2 bis 3 Portionen pro Woche

   1 4 bis 14 Portionen pro Woche

   0 Mehr als 14 Portionen pro Woche

Milchprodukte und Eier (1 Portion = 1 Ei oder 250 Gramm Milch, 125 Gramm Joghurt oder Eiskrem, oder 60 bis 65 Gramm Käse)

10 Nie
9 Seit mindestens 10 Jahren nicht mehr
8 Seit mindestens 5 Jahren nicht mehr
7 Seit mindestens einem Jahr nicht mehr
6 Seit mindestens 6 Monaten nicht mehr
5 Seit weniger als 6 Monaten nicht mehr
4 1 bis 2 Portionen (à 100 Gramm) pro Woche
2 3 bis 4 Portionen pro Woche
1 5 bis 14 Portionen pro Woche
0 Mehr als 14 Portionen pro Woche

Gebratene und frittierte Speisen

10 Esse nie gebratene und frittierte Speisen
9 Selten (nicht öfter als 1-mal pro Monat)
6 Gelegentlich (1- bis 4-mal pro Monat)
3 Regelmäßig (2- bis 4-mal pro Monat)
0 Häufig (5- bis 6-mal pro Woche)
-5 Täglich (7 oder mehr Portionen pro Woche)

Genuss von Salz

10 Weniger als 2 mg Salz pro Tag (wenn man nicht salzt und alle industriell verarbeiteten Speisen meidet)
6 Weniger als 3 mg Salz pro Tag (wenn man nicht salzt und die meisten industriell verarbeiteten Speisen meidet)
3 Mehr als 3 mg Salz pro Tag (wenn man nicht salzt, aber regelmäßig Industrienahrung mit mehr als 1 mg Natrium/Kalorie pro Tag zu sich nimmt)
0 3 bis 4 mg Salz pro Tag (wenn man seine Speisen salzt und regelmäßig Industrienahrung mit mehr als 1 mg Natrium/Kalorie zu sich nimmt)
-5 Mehr als 4 mg Salz pro Tag (wenn man seine Speisen salzt und Industrienahrung oder Fast Food mit einem hohen Natriumgehalt konsumiert)

Raffinierte Kohlenhydrate (weißes Mehl/Zucker)

10 Nie

9 Selten (weniger als 2-mal pro Monat)

8 Gelegentlich (1-mal pro Woche)

5 Regelmäßig (2- bis 4-mal pro Woche)

2 Häufig (5- bis 6-mal pro Woche)

0 Täglich (7 oder mehr Portionen pro Woche)

Schlaf

10 Mehr als 8 Stunden Schlaf, beim Erwachen fühle ich mich ausgeruht

9 7 bis 8 Stunden Schlaf, beim Erwachen fühle ich mich ausgeruht

5 6 bis 7 Stunden Schlaf (bzw. mehr oder weniger), beim Erwachen fühle ich mich müde

2 4 bis 6 Stunden Schlaf

-10 Weniger als 4 Stunden Schlaf

Sport

10 Mehr als 5-mal pro Woche Aerobic-Übungen für mehr als 40 Minuten

9 5-mal pro Woche Aerobic-Übungen für mehr als 40 Minuten

8 4-mal pro Woche Aerobic-Übungen für 20 bis 40 Minuten

7 3-mal pro Woche Aerobic-Übungen für 20 bis 40 Minuten

5 2-mal pro Woche Aerobic-Übungen für 20 bis 40 Minuten

3 1-mal pro Woche Aerobic-Übungen für 20 bis 40 Minuten

0 Keine sportlichen Übungen

Ihr Endergebnis

80–100	Glückwunsch, Sie leben und ernähren sich sehr gesundheitsbewusst. Weiter so!
60–79	Überdurchschnittliches Ergebnis, allerdings noch verbesserungsfähig.
40–59	Wenden Sie die Strategien aus diesem Buch an, um künftigen Problemen vorzubeugen.
20–39	Sie schöpfen Ihr Potential nicht aus. Ihre Gesundheit ist in Gefahr.
1–19	Suchen Sie professionelle Hilfe, um Ihre Lebensweise und Ernährung umgehend zu verändern.
0 oder -	Sorgen Sie dafür, dass Ihre Versicherungsprämien bezahlt und Ihre Angelegenheiten geregelt sind.

KLARKOMMEN, OHNE MIT DEM
STROM ZU SCHWIMMEN

Das Milgram-Experiment: Sich auf die Ganzheitlichkeit vorbereiten

*Mit gutem Beispiel voranzugehen, ist nicht nur
der beste Weg, andere zu beeinflussen, es ist der einzige.*
Albert Schweitzer

*Folge nicht der Menge, sondern sorge dafür,
dass die Menge dir folgt.*
Margaret Thatcher

Der Wunsch, Konflikte zu vermeiden, ist eine instinktive
Überlebensstrategie, die unseren Vorfahren dabei geholfen
hat, die soziale Stabilität aufrechtzuerhalten. Unsere Urahnen reagierten von Natur aus sehr sensibel auf Anschauungen der Menschen in ihrem Umfeld und verhielten sich
so, dass sie nicht beschämt oder abgelehnt wurden. Es war
ihnen wichtig, nicht allzu «andersartig» zu erscheinen, weil
gesellschaftliche Ablehnung in einer unwirtlichen Lebenswelt echte Einbußen mit sich brachte. Also wurde diese
nützliche Eigenschaft als Bestandteil des genetischen Codes
lange Zeit von einer Generation an die nächste weitergerei-
cht. Soziale Sensibilität ist heute ein allgemeiner Bestandteil
der menschlichen Natur und sie macht einen wichtigen Teil
des Menschseins aus.

In einer Welt, in der die meisten Menschen auf einem
mit Lustfallen gepflasterten Pfad ihrer Zerstörung entge-
gengehen, gewinnt die Fähigkeit zum «Anderssein» eine

neue Bedeutung. Wenn Ihre Tochter im Teenageralter zu einer Party geht, wo irgendwann Kokain geschnupft wird, dann hoffen Sie ja auch, dass sie sich traut, «anders» zu sein, ungeachtet der sozialen Konsequenzen. Dieselbe Logik gilt für unsere Ernährung und Lebensführung. Wenn man sich für eine gesunde Lebensweise entscheidet, sind damit Augenblicke der psychischen Qual verbunden, Momente des Unbehagens, auf die wir uns vorbereiten sollten. Mit den richtigen Hilfsmitteln können Sie Ihre Fähigkeit, sozialem Druck zu widerstehen, steigern. Diese Fähigkeit ist unerlässlich, um nicht weiter in Lustfallen zu tappen.

Auf trügerische Weise mächtig
Auf den folgenden Seiten werden wir Sie über das Wesen gesellschaftlicher Zwänge aufklären und Ihnen zeigen, was Sie dagegen tun können. Sie werden lernen, sich dem manchmal ungesunden Einfluss von Freunden, Bekannten und Familie zu widersetzen. Ein Teil dieses Drucks geht von unaufgeklärten Menschen aus. Diese sind felsenfest davon überzeugt, Ihnen eine Hilfe zu sein, um auf dem rechten Weg zu bleiben. Wir haben eine Strategie entworfen, mit solchen irregeleiteten Personen auf einfache und elegante Weise umzugehen.

Es wird anspruchsvoll sein, in der Sache einen guten Umgang mit Ihren Freunden und Familienmitgliedern zu finden, mit Menschen, die Ihre Bemühungen und deren Beweggründe genauer kennen wollen. Um mit diesen Menschen ins Lot zu kommen, benötigen Sie eine ausgeklügelte Strategie, da Sie hier des Öfteren einem Unmut über Ihre gesunde Lebensweise begegnen werden. Ironischerweise sind Ihre Nächsten auch diejenigen, deren Einfluss am gefährlichsten ist. Sie sind es, die Sie vermutlich am ehesten dazu nötigen könnten, Ihre eigene Gesundheit aufs Spiel zu setzen, nur um Zustimmung zu ernten.

Wir müssen lernen, effektiv «Nein» zu sagen. Und dazu müssen wir erst einmal verstehen, dass gesellschaftliche

Zwänge nicht nur aus Worten und Gesten bestehen. Es handelt sich um eine subtil wirksame Kraft in jeder menschlichen Gemeinschaft. Beginnen wir mit einem Rückblick auf die Zeiten, als die vermeintlich einfache Aufgabe, «Nein» zu sagen, einer wissenschaftlichen Analyse unterzogen wurde. Die Resultate waren für die akademische Welt ein ziemlicher Schock.

EIN JUNGER PSYCHOLOGE HAT EINE EINGEBUNG

Anfang der sechziger Jahre hatte ein junger Psychologieprofessor namens Stanley Milgram eine Eingebung. Nach dem Studium eines beachtenswerten Werkes von Solomon Asch, seines Mentors, zum Thema Anpassungsdruck stellte Milgram die Hypothese auf, sozialer Druck sei ein gravierend unterbewerteter Aspekt des menschlichen Zusammenlebens. Vor allem interessierte er sich für Situationen, in denen jemand sich «gegen seinen Willen» einem sozialen Zwang beugt und in einer Weise reagiert, die seinem Gewissen zuwiderläuft.

Milgram, der jüdischen Glaubens war, hatte guten Grund, sich mit diesem fundamentalen menschlichen Dilemma zu beschäftigen. Er hatte seine Eingebung nicht einmal zwanzig Jahre nach dem Holocaust. Die meisten Gesellschaftskritiker verurteilten die Nazis aufs Schärfste und meinten, diese hätten das Höchstmaß an gesellschaftlich vertretbarer Bestrafung verdient.

Stanley Milgram jedoch vermutete, dass es in dieser Sache nicht allein um böse Menschen ging. Er brachte genügend Courage und Einsicht auf, um nur einen kleinen Teil der Täter für wirklich böse zu halten. Vielleicht seien die meisten von ihnen lediglich Schachfiguren in einem bösartigen Geschehen gewesen, mitgerissen von einer mächtigen, aber nur wenig verstandenen Dynamik des gesellschaftlichen Zwanges. Wir werden gleich sehen, dass er völlig Recht hatte.

Zur Prüfung seiner Hypothese dachte Milgram sich ein pfiffiges Experiment aus, mit dem er beweisen wollte, dass jeder Einzelne sich in einem Dilemma befindet: entweder das zu tun, was die Obrigkeit von ihm verlangt, oder ungehorsam zu sein und dem eigenen Gewissen zu folgen.

In Milgrams Experiment wurden verschiedene Personen, die auf eine entsprechende Anzeige in der Lokalzeitung geantwortet hatten, in ein Versuchslabor gebracht. In der Annonce suchte ein Forscher der Universität freiwillige Probanden für eine Studie zum Thema Lernen und Gedächtnis. Die Leute, die sich im Labor meldeten, stießen auf zwei Protagonisten: den «Versuchsleiter» (den Wissenschaftler) und den «Lernenden», angeblich eine weitere unabhängige Person.

Der Versuchsleiter war ein Mann mit strengem Auftreten, er trug einen weißen Laborkittel und hielt sichtlich alle Fäden in der Hand. Der Lernende gab sich als ein weiterer freiwilliger Teilnehmer an der Studie aus, war in Wirklichkeit aber eine eingeweihte Person. Das wurde jedoch geheim gehalten. Der Job bestand darin, dem Lernenden zu helfen, sich Wortpaare einzuprägen.

Der Lernende, ein freundlicher Mann um die fünfzig, traf, um jeglichen Verdacht zu zerstreuen, stets ein paar Minuten später als die jeweilige Versuchsperson im Laboratorium ein. Er führte in einem Warteraum ein kurzes Gespräch mit dem tatsächlichen Versuchsteilnehmer, bis schließlich der Versuchsleiter kam, um sich vorzustellen. Der Lernende – sein wirklicher Name war James McDonough – war wegen seines schauspielerischen Talents bewusst von Milgram ausgesucht worden. Es sollte ja so aussehen, als würde er zum unfreiwilligen Opfer einer Tragödie.

Der Versuchsleiter erklärte den Teilnehmern, er wolle herausfinden, ob Bestrafungen in Form von Elektroschocks sich dazu eigneten, die Gedächtnisleistung zu erhöhen. Man behauptet, Bestrafungen würden oftmals zur Steigerung des Lernvermögens eingesetzt, etwa von Eltern, die ihren Kindern für Fehlverhalten den Hintern versohlten. Bislang fehlten Untersuchungen, die sich mit der Auswirkung von Bestrafungen auf das Gedächtnis beschäftigten, was nun eben Sinn und Zweck dieser Studie sei. Die vorgetäuschte Erklärung leuchtete allen Teilnehmern vollkommen ein.

Ab ins Laboratorium!
Der Versuchsleiter führte McDonough (den «Lernenden») und den tatsächlichen Teilnehmer in einen Raum, wo er McDonough an einen furchteinflößend wirkenden Schock-Generator anschloss. McDonough wurden die Hände gefesselt, damit er sich, so behauptete man, im Falle einer Überreaktion auf die Elektroschocks nicht selbst verletzen könne. Der tatsächliche Proband wurde daraufhin in einen anderen Raum gebracht und vor ein Armaturenbrett mit elektrischen Reglern gesetzt. Dort gab es einen Regler für «leichte Stromschläge» für niedrigere Stufen der Bestrafung (15 bis 60 Volt), einen für «starke Stromschläge» für höhere Levels (120 bis 150 Volt), einen für «sehr starke Stromschläge» (210 bis 240 Volt) und schließlich einen mit der Warnaufschrift «Vorsicht: Heftigste Stromschläge» (375 bis 450 Volt). Eine abschreckende Warnung vor extremen Gefahren – «XXX» – stand unterhalb des letzten Reglers zu lesen und deutete für die Stärke von 450 Volt auf eine tödliche Wirkung hin.

Das Drama nimmt seinen Lauf
Beim Plaudern mit der Versuchsperson im Warteraum vergaß McDonough nie, beiläufig zu erwähnen, dass er an Herzproblemen leide. Wenn er daraufhin an den Schock-Generator angeschlossen wurde, versetzte man auch der Versuchsperson einen leichten Stromschlag von «45 Volt», um ihr angeblich einen Eindruck von der Prozedur zu vermitteln. Das war ein Kunstkniff, um den jeweiligen Teil-

nehmer davon zu überzeugen, dass die Stromschläge, die McDonough zugefügt wurden, real waren. In Wirklichkeit erhielt McDonough natürlich überhaupt keine Stromschläge.

Der Versuchsteilnehmer hatte nun folgende Aufgabe: Er musste Wortfolgen aus einer Liste vorlesen, und der Job des Lernenden war es, diese Wortreihe in korrekter Reihenfolge zu wiederholen. Beging er (McDonough) einen Fehler, sollte der Teilnehmer ihm einen elektrischen Schlag verpassen. Je mehr Fehler McDonough machte, umso stärker sollten die Stromschläge ausfallen. Man hielt McDonough dazu an, sich erst beim 75-Volt-Schlag mit einem ächzenden Geräusch zu beschweren. Der Laut sollte durch die geöffnete Tür leicht zu vernehmen sein.

Als die Stromschläge stärker wurden, erhob McDonough eine Reihe von abgesprochenen Einwänden. Bei 120 Volt rief er dem Versuchsleiter zu, die Schocks würden allmählich schmerzhaft werden. Bei 135 Volt schrie er: «Schafft mich hier raus! Ich will nicht mehr an dem Experiment teilnehmen!» Diese Schreie setzte er bis zur 180-Volt-Grenze fort, bis er dann brüllte: «Ich halte die Schmerzen nicht mehr aus!» Bei 270 Volt vermischten sich seine vehementen Proteste mit gequälten Schreien.

Jenseits der 330-Volt-Grenze schrie McDonough lauthals vor Qual bei jedem «Stromschlag». Das ging so weiter, bis schließlich der «tödliche» Level von 450 Volt erreicht war. Milgram hatte vorausgesagt, dass manche Teilnehmer sich darüber beschweren würden, einer Person so viel Schmerz zufügen zu müssen, während andere sich dem sozialen Druck beugen würden. Dieser Druck entstand mit den Forderungen des Versuchsleiters und den verbalen Anfeuerungen, mit denen dieser die Teilnehmer dazu drängte, McDonough trotz aller Proteste weiterhin Stromschläge zuzufügen. Der Versuchsleiter hielt sich dabei an ein Drehbuch, an eine Reihe im Voraus geplanter Reaktionen auf die Einwände des Teilnehmers. Zum Zweck wissenschaftlicher Einheitlichkeit waren diese Reaktionen gegenüber sämtlichen Versuchspersonen immer die gleichen.

Beim ersten Einwand sagte der Versuchsleiter: «Bitte fortfahren» oder «Machen Sie bitte weiter». Beim zweiten Einwand sagte er: «Das Experiment verlangt von Ihnen, dass Sie weitermachen.» Weitere Einwände beantwortete der Versuchsleiter mit der Aussage «Es ist unbedingt notwendig, dass Sie fortfahren» oder zuletzt: «Sie haben keine andere Wahl; Sie müssen weitermachen.» Erst wenn einer der Kandidaten sich auch nach der vierten Aufforderung weigerte, das Experiment fortzusetzen, galt es als beendet.

Was erwartet wurde

Nach der Auswertung seines Experiments befragte Stanley Milgram verschiedene Personengruppen, was sie wohl meinten, wie die Experimente ausgegangen seien. Sämtliche Gruppen, denen diese Frage gestellt wurde, hatten in etwa die gleiche Einschätzung; keine lag damit auch nur annähernd richtig. Eine Gruppe von 39 Psychiatern traf die Voraussage, dass die meisten Teilnehmer die 150-Volt-Grenze nicht überschreiten würden, also jene Grenze, bei der McDonough darum bittet, befreit zu werden. Sie prophezeiten, dass weniger als vier Prozent der Versuchspersonen bis zu «300 Volt» gehen würden und dass nur eine von tausend den höchsten Level («450 Volt-XXX») zulassen würde. Keine der befragten Gruppen sagte voraus, dass irgendjemand so viel Druck auf sich ausüben lassen würde, um bis zum letzten Regler auf dem Armaturenbrett zu gehen.

Die frappierende Wahrheit

Was Milgram herausfand: Mehr als sechzig Prozent der Versuchspersonen, ließen sich ungeachtet ihres Alters, ihrer Herkunft oder ihrer Bildung vom Versuchsleiter so sehr einschüchtern, dass sie McDonough auch Stromschläge verpassten, die dem Maximum (450-Volt-«XXX») entsprachen. Diese Entdeckung, vor einer mit den Taten des Holocaust vergleichbaren Kulisse, veranlasste Kritiker dazu, einen neuen und umfassenderen Blick auf die Geschichte und das Wesen des Menschen zu werfen. ((1))

Die offensichtlichste Erkenntnis des Milgram-Experiments hat mit dem Ausmaß zu tun, wie weit Menschen sich einschüchtern lassen. Wir glauben aber, dass man aus der Studie noch viel mehr lernen kann. Sie enthüllt auch wichtige Informationen über einen weiteren Charakterzug des Menschen, den zu kennen sich für alle lohnt, die der Lustfalle entgehen wollen. Mehr als vielleicht jede andere Untersuchung auf dem Gebiet der Sozialwissenschaften lehrt uns die Milgram-Studie viel über die Dynamiken der Integrität.

DAS WESEN DER INTEGRITÄT

Integrität bezieht sich beim Menschen auf ein einziges Thema, nämlich auf die Integration von Werten und Verhalten. Im Allgemeinen verhalten sich Menschen integer; ihr Verhalten geht mit ihren Wertvorstellungen von alleine konform. In nahezu allen Fällen ist dieses Verhalten völlig unspektakulär. Sich zum Beispiel nach beiden Seiten umzusehen, bevor man die Straße überquert, ist integer. Auch wenn man sich die Mühe, erst nach beiden Seiten zu schauen, gerne ersparen würde (als Folge des Luststrebens nach Energieeinsparung), so sind doch die Bedenken, von einem Auto erfasst zu werden, größer (als Folge des Schmerzvermeidungs-Programms). Der Geist wägt die relativen Werte rasch gegeneinander ab, und in nahezu allen Fällen drängt er zu jenem Verhalten, das angemessen ist. In dieser und in anderen Alltagssituationen handeln wir mit vollkommener Integrität, und dies geschieht relativ mühelos.

Besondere Umstände

Es gibt jedoch auch Umstände, unter denen die Chancen steigen, dass man der Integrität nicht länger Beachtung schenkt. Manchmal geraten Menschen unter einen Druck, der sie dazu bewegt, sich so zu verhalten, dass sie mit ihren wichtigsten Wertvorstellungen nicht mehr konform gehen. Manchmal können Zeitdruck und gesellschaftlicher Druck gemeinsam die Integrität untergraben. Die Milgram-Studie ist ein Beispiel für eine solche Situation.

Das Milgram-Experiment war dazu gedacht, zwei wichtige Werte des Menschen gegeneinander aufzuwiegen: (1) Die Unversehrtheit und möglicherweise sogar das Leben einer fremden Person und (2) das Wahren des eigenen guten Rufs gegenüber einer Autorität. Aus der Ferne betrachtet, scheint es sich hier um einen belanglosen Wertekonflikt zu handeln. Wir glauben, dass jeder vernunftbegabte Mensch natürlich das Leben und die Sicherheit des netten Fremden an die erste Stelle setzen würde, und betrachten den guten Ruf gegenüber einer Autorität als höchst zweitrangig. Diese Wahlmöglichkeit erscheint vordergründig so sehr als die richtige, dass Experten geradezu geschockt waren angesichts der Entscheidungen, welche die meisten Versuchsteilnehmer trafen.

Den Experten entging die wichtige Rolle, die Zeitdruck bei Integritätsproblemen spielt. Bei der Milgram-Studie wurden Testpersonen mit einem Prozess konfrontiert, der mit Einsicht beginnt, sich dann aber schrittweise auf eine Integritätskrise zubewegt. Die Beschwerden der Teilnehmer und die Bitte, den Lernenden zu erlösen, stießen beim Versuchsleiter unerwartet auf Zurückweisung. Man teilte ihnen höflich mit, sie mögen «bitte weitermachen». Wenn sie sich kurze Zeit später diesem Druck zu widersetzen begannen, forderte man sie auf sehr bestimmte Weise auf, mit dem Experiment fortzufahren.

Innerhalb weniger Minuten standen die Teilnehmer vor einem schwierigen Konflikt, der sie mental überforderte. Sie hatten keine Zeit, die Situation zu überdenken oder mit Menschen, die sie respektierten, darüber zu sprechen. Sie standen unter Druck, rasch eine Entscheidung zu treffen. Wir wissen ja, was geschieht, wenn wir gezwungen sind, rasch eine Lösung für ein komplexes Problem zu finden: Das Risiko, eine Fehlentscheidung zu treffen, steigt mit dem Druck.

Mehr als der Hälfte von Milgrams Versuchspersonen gelang es nicht, dieses Problem so zu lösen, wie es ihren höchsten Wertvorstellungen entsprochen hätte. Wir wissen, dass sämtliche Teilnehmer während der Prozedur unter hoher Anspannung standen und sich fast alle heftig mit dem Versuchsleiter stritten. Ihre Schuldgefühle, der natürliche Mechanismus bei einer Integritätskrise, standen ihnen ins Gesicht geschrieben. Sie wussten weder aus noch ein.

WIE WERTVOLL ES IST, VORBEREITET ZU SEIN

Lee Ross und Richard Nisbett, zwei angesehene Experten auf dem Gebiet der Sozialpsychologie, stellten folgende Theorie auf, nachdem sie Milgrams bahnbrechende Studie über Jahrzehnte hinweg gelehrt, diskutiert und analysiert hatten: Das außergewöhnliche Verhalten der Teilnehmer an Milgrams Experiment ist darauf zurückzuführen, dass die Testpersonen keine Alternative erkennen konnten. Die beiden Forscher gelangten zu dem Schluss, dass die Probanden sich anders verhalten hätten, wenn eine Wahlmöglichkeit bestanden hätte.

Ross und Nisbett strichen vor allem die Tatsache heraus, dass die Testpersonen nicht die Möglichkeit bekamen, das Experiment durch einen speziellen Knopf auf dem Armaturenbrett jederzeit abzubrechen; hätte dieser Ausweg bestanden, so die Wissenschaftler, hätte die große Mehrheit der Teilnehmer anders reagiert. Aber warum taten sie es nicht auch so? Im Wesentlichen überforderte das Milgram-Experiment das Vermögen, kurzfristig eine Entscheidung zu treffen; die Teilnehmer hätten die Prozedur gerne beendet, fanden aber auf die Schnelle nicht heraus, wie.

Somit lehrt das Milgram-Experiment uns die Notwendigkeit, auf Integritätskrisen vorbereitet zu sein. Und was ebenso wichtig ist: Das Experiment zeigt, was geschieht, wenn wir unvorbereitet sind. Wenn wir uns gewissenhaft rüsten, gelingt es uns viel besser, die Gegenmaßnahmen zu treffen, die letztlich dem Erhalt unserer Gesundheit oder anderer wichtiger Werte in unserem Leben dienen.

VORBEREITUNGEN AUF DIE INTEGRITÄT

Wenn Sie beginnen, ein gesundes Leben zu führen, werden zwei Menschentypen darüber sehr konsterniert sein. Diese Leute werden ihrem eigenen psychischen Unbehagen Luft verschaffen, indem sie Druck auf Sie ausüben, Ihr Leben anders auszurichten. Am besten, wir nehmen uns diese beiden Menschentypen nacheinander vor. Die einen nennen wir die Desinformierten, die anderen die Aufgebrachten, und auf beide gilt es, gut vorbereitet zu sein.

SOZIALES PROBLEM NR. 1: DIE DESINFORMIERTEN

Der erste Typus, die Desinformierten, besteht aus Personen, die von Gesundheit nur sehr wenig Ahnung haben. Sie sind unschuldige Opfer der Lustfalle. Von Kindheit an einer massiven und hinterhältigen Desinformationskampagne der Fleisch-, Molkerei- und Junk-Food-Industrie ausgesetzt, glauben sie ernsthaft, Fleisch, Fisch, Geflügel, Eier, Milchprodukte, Kaffee, Alkohol und industriell verarbeitete Lebensmittel seien Bestandteile einer vernünftigen Ernährung. Diese Leute sind in der Regel übergewichtig , und ihre Ernährung weist Mängel auf. So verwundert es kaum, dass die Tatsache, dass wir ihr Lieblings-Nahrungsmittel verschmähen, sie mit Unbehagen erfüllt. Unser Verhalten erscheint ihnen zu «andersartig», und sie verspüren den Drang, uns ins Korsett der Normalität zu zwingen. Gut auf diesen Druck vorbereitet zu sein, ist eine wichtige Hilfe, um «in der richtigen Spur» zu bleiben.

Im Umgang mit Desinformierten erweist sich folgende Methode als besonders wirksam: Geben Sie sich in Ihrer Sache nicht allzu sicher! Die Fragen, die man Ihnen stellen wird, sind vorhersagbar: «Woher beziehst du das Eiweiß für deinen Körper?» und «Wie kommst du zu einer ausreichenden Menge Kalzium?» Die richtigen Antworten darauf muss man kennen. Wir schlagen Ihnen vor, so zu tun, als wären Sie zwar an einer ungewöhnlichen und zugleich gesunden Lebensweise interessiert (und würden gerade damit experimentieren), aber auch freimütig zuzugeben, dass Sie auch nicht über alle Antworten verfügen. Dieses Eingeständnis ist zumindest ehrlich. Mit einer einfühlsamen Basisstrategie pflegen wir Umgang mit Menschen, die über Gesundheit nur wenig Bescheid wissen, sich aber erdreisten, uns zu einer konventionellen Lebensweise nötigen zu wollen. Auch wenn Sie von Ihrer Position weitaus überzeugter sind, als dieser Ansatz es erkennen lässt, ist diese diplomatische Methode ein probater Weg, die Gegenseite zu besänftigen und von ihr künftig in Ruhe gelassen zu werden. Bezeichnen wir sie als die «Schein-Strategie».

Die «Scheinstrategie»

Die «Scheinstrategie» besteht darin, den richtigen Bezug zu dem Wort «Schein» herzustellen. Hier einige Beispiele:

Ihr Gegenüber: «Warum ernährst du dich auf diese Weise? Das kann doch nicht gesund sein!»

Sie: «Das habe ich auch immer gedacht, aber bei mir scheint es im Moment ganz gut zu funktionieren. Ich habe ein paar Bücher gelesen, in denen steht, genau das könnte für mich der richtige Weg sein und würde auf jeden Fall Sinn ergeben.»

Ihr Gegenüber: «Brauchst du denn keine Milch und kein Fleisch? Da sind doch wichtige Nährstoffe drin!»

Sie: «Darüber war ich auch ein wenig besorgt, aber das hat sich gelegt. Mein Arzt sagt, dass ich vermutlich alles bekomme, was mein Körper braucht. Er sagt, für ihn ergebe das Ganze schon Sinn, und ich solle ruhig dabei bleiben, solange es für mich zu funktionieren scheint.»

Ihr Gegenüber: «Also, ich bin mir sicher, dass ich Fleisch brauche. Ohne ab und zu ein Steak zu essen, könnte ich nicht leben!»

Sie: «Na ja, vielleicht ist meine Methode ja auch nicht für jeden das Richtige, aber bei mir funktioniert es halt. Deshalb will ich jetzt mal so lange dabei bleiben, wie es mir damit gut geht.»

Dieser diplomatische Ansatz erlaubt Ihnen, unabhängig von Ihrem tatsächlichen Handeln, eine weitaus größere Bandbreite beim Diskutieren. Signalisieren Sie dem anderen, dass Sie nicht irgendein gehirngewaschener Sonderling sind, und schon wird er beruhigt sein. Seine Besorgnis, es könne bei Ihnen zu ernsthaften Mangelerscheinungen kommen, lässt sich zerstreuen, indem Sie behaupten, Ihr Arzt wisse über Ihre Situation Bescheid und überwache Ihre Gesundheit. Noch besser: Zeigen Sie sich bereit, Ihre Lebensführung, falls das nötig werden sollte, jederzeit zu verändern. Somit wird der andere keine Veranlassung sehen, Sie aus Angst oder Verantwortungsgefühl bezüglich der Wichtigkeit der vier Nahrungsmittelgruppen wieder «umzuerziehen».

Überdies kann Ihre Bemerkung, diese Lebensweise müsse «nicht für jeden das Richtige» sein, dem anderen aus dem sprichwörtlichen «Schneider» helfen. Ihm wird deutlich: Sie wollen ihm keineswegs Vorschriften machen oder ein Urteil über seine Ernährung fällen. Obwohl ihm Ihr Verhalten vermutlich noch immer nicht geheuer ist, bewirkt diese Strategie, dass der Drang, Druck auf Sie auszuüben und Sie in konventionelle Bahnen zu geleiten, sich legen wird. Mit Bescheidenheit vorgetragen, macht diese simple Reaktion die Beilegung eines jeden lästigen Kreuzverhörs zu einem Kinderspiel. Und das ist gut so. Denn der Umgang mit dem Druck seitens Desinformierter ist fast vernachlässigbar im Vergleich zum Umgang mit unserer zweiten Problemgruppe, den «Aufgebrachten».

Psychologen wissen, dass hinter Zorn meistens Gefühle der
Verletzung stehen, und gerade das ist der Fall bei denen, die
wir als «die Aufgebrachten» bezeichnen. Es sind Menschen,
die uns nahestehen, also Freunde, Familienmitglieder, Le-
bensgefährten, Personen, die durchaus begreifen, worum es
uns geht. Sie verstehen, welches Verhalten gesundheitsför-
dernd ist und welches nicht. Trotzdem widerstrebt es ihnen,
dass wir den Pfad zu einer gesunden Lebensweise einschlagen, und sie würden uns gerne wieder von diesem Weg abbringen. Da wir diese Menschen gern haben, wirken sich
Konflikte mit ihnen auf unser Verhalten aus. Um diesen destruktiven Einfluss zu überwinden, müssen wir beide Seiten
verstehen: Ihre Beweggründe und unsere eigenen. Ein guter
Anfang wäre, die Quelle ihres Ärgers ausfindig zu machen,
also zu verstehen, weshalb sie sich so beschämt fühlen.

Beschämtsein

Beschämtsein ist eine unangenehme Empfindung, die entsteht, wenn jemand an Ansehen oder Beachtung verliert.
Wenn man zum Beispiel zu einer Party ein völlig unpas-
sendes Geschenk mitbringt, fühlt man sich in der Regel
beschämt. Dieses Gefühl ist von der Natur dazu gedacht,
dass Sie spüren können, welche Handlungen zu einem
Statusverlust führen. Ein nützliches Signal, das hilft, sein
Verhalten künftig zu korrigieren, um derlei Einbußen zu
vermeiden.

Der Status kann auf sehr unterschiedliche Weise ge-
schmälert oder erhöht werden; wesentlich für unser gesell-
schaftliches Ansehen sind Selbstdisziplin und Integrität. In
einem sozialen Umfeld, in dem ungesunde Speisen und Ge-
tränke zur Verfügung stehen (und jeder sich der langfristigen
Folgen der Lustfalle bewusst ist), ist die Wahrscheinlichkeit eines Statusverlustes eklatant. Wenn Sie beschließen,
weiterhin auf dem Pfad der Gesundheit zu wandeln, wäh-

rend andere sich gehen lassen, weiß man genau, dass Sie erkennen, wie die anderen, weil sie auf das Ungesunde nicht verzichten mögen, mit ihrer Integrität brechen. Ferner ist ihnen bewusst, dass sie, sofern Sie selber standhaft bleiben, in Ihrer Achtung sinken! So ein Statusverlust wirkt beschämend. Die anderen fühlen sich verletzt, und das führt zur Verärgerung.

Schmerz und Zorn über die Beschämung können sich auf viele verschiedene Arten manifestieren. Kann sein, dass sie versuchen, an Ihrer Integrität zu kratzen, um so den eigenen Status zu relativieren. Das Ganze kann sich aber auch in beißender Kritik und Sarkasmus äußern. Da kommen dann Aussagen wie: «Na, komm schon, nimm dir auch 'nen Bissen, wirst ja nicht gleich dran sterben.» Oder Kommentare wie: «Du solltest mal wieder lernen, das Leben zu genießen. Nimm dir was, ich hab's extra für dich gemacht!»

Solche Herausforderungen zu bewältigen, kann ziemlich schwierig sein, da es zu einem Widerstreit wichtiger Wertvorstellungen kommt. Einerseits fühlen wir uns unseren Freunden und unserer Familie verbunden. Andererseits ist uns bewusst, dass wir, sofern wir uns ihrem Druck beugen, nicht nur an diesem einen Tag gegen unsere Integrität verstoßen, sondern auch an künftigen Tagen Probleme mit unserer Glaubwürdigkeit haben werden. Solche Situationen bergen viel Spannung in sich, und meist stehen wir dabei auch noch unter erhöhtem Zeitdruck. Wie Milgrams Experiment beweist, ist für eine unvorbereitete Person die Gefahr, unter diesen Umständen einen Fehltritt zu begehen, recht groß.

Zum Glück gibt es wirksame Methoden, solche Situationen in den Griff zu bekommen. Eine elegante Lösung besteht darin, das Problem so nahe wie möglich an seinen Wurzeln zu packen, nämlich beim Statusverlust der uns nahestehenden Personen, einschließlich des damit einhergehenden Gefühls von Beschämung und Verletztsein. Wir werden Möglichkeiten finden, dem anderen zu signalisieren, dass er aus unserer Sicht keinen Statusverlust erleidet und dass unsere eigene Fähigkeit zu gesundheitsfördernder Integrität nichts Besonderes oder Ausgefallenes ist. Diese Doppelstrategie, soll sie Wirkung zeitigen, setzt natürlich einiges an Planung voraus. Je besser wir auf solche Situationen gefasst und dafür gewappnet sind, desto höher die Erfolgsquote.

Das Gesicht wahren

Kernstrategie im Umgang mit den Aufgebrachten ist es, für die Wahrung des Gesichts zu sorgen. Wir bedienen uns zweier Taktiken: Wir stärken ihren Status, indem wir all das würdigen, wofür wir sie gern haben und was mit ihrer Einstellung zu einer gesunden Lebensweise nichts zu tun hat. Wir geben ihnen zu verstehen, dass wir uns nicht für etwas «Besseres» halten als sie. Beide Strategien erfordern ein wenig Feingefühl und sind am erfolgreichsten, wenn sie vorab eingeübt werden.

Taktik 1: Den Kontext erweitern

Indem wir den Zusammenhang erweitern, in dem wir andere sehen, helfen wir ihnen, das Gesicht zu wahren. Wenn diese Leute vor unseren Augen ein zügelloses Verhalten an den Tag legen, erweisen wir ihnen einfach die Achtung, die sie auf anderen Gebieten als dem der gesunden Lebensführung verdienen. Das tun wir zum Beispiel mit einer Bitte um einen Rat, in Angelegenheiten, in denen sie mehr Ahnung haben als wir selbst.

Sie können Ihre Wertschätzung für Talente, Charakterzüge, den Kleidungsstil und vieles andere zum Ausdruck bringen. Diese Strategie wird sich bewähren und erfolgreich sein, solange Sie dabei ehrlich sind. Auch diese Taktik bedarf einer gewissen Vorbereitung. Überlegen Sie sich gut, welche Charakterzüge ihrer einzelnen Freundinnen und Freunde als bewundernswert gelten können, seien Sie für die Herausforderungen gerüstet. Seien Sie außerdem bereit, diese Ego-Verstärker zu präsentieren, sobald andere beginnen, sich vor Ihren Augen zügellos zu verhalten. Mit etwas Taktgefühl und einer Prise Glück vermeiden Sie dadurch beißende Kommentare, die Entgleisungen auf dem Fuß zu folgen pflegen.

Taktik 2: Integrität plus Bescheidenheit
Denken Sie daran, dass verärgerte Freunde und uns nahestehende Menschen sich verletzt fühlen, wenn wir ihrer Maßlosigkeit gewahr werden und dass sie sich fürchten, wir würden ein entsprechendes Urteil über sie fällen. Wenn wir ihren Bemühungen, uns auf ihre Seite zu locken, erfolgreich widerstehen, kränkt sie das nur zusätzlich. Wir müssen uns also nach einer Methode umsehen, «Nein» zu den manipulativen Lockungen zu sagen, ohne dabei päpstlicher als der Papst zu wirken. An unserem integren Handeln einfach festzuhalten, dabei jedoch anzudeuten, dass unsere Integrität unvollkommen ist und dass wir noch «daran arbeiten», hilft in der Regel enorm. Dazu ein kleines Beispiel:

Ihr Gegenüber: «Na, komm schon! Ich hab das extra für dich zubereitet.»

Sie: «Super! Schön dass du an mich gedacht hast, und es sieht auch wirklich lecker aus. Aber ich bin momentan auf einem echten Gesundheits-Trip, und daran möchte ich einfach mal eine Zeit lang festhalten.»

Ihr Gegenüber: «Probier doch wenigstens einen Happen davon, das wird dir bestimmt nicht schaden.»

Sie: «Da hast du Recht. Aber ich hab erst vor kurzem mal wieder eine fünf gerade sein lassen und will jetzt, dass es nicht schon wieder passiert. Ich bin nun mal kein Meister in Selbstkontrolle, und immer wenn ich vom Weg abkomme, finde ich schwer wieder zurück. Im Augenblick gelingt es mir ganz gut, deshalb muss ich jetzt leider passen. Lass es dir schmecken, wie gesagt, es sieht wirklich lecker aus, aber ich nehme mir lieber was anderes.»

Wir bezeichnen diese Taktik als «Integrität plus Bescheidenheit». Die Aufgabe besteht darin, dem Druck zu widerstehen, ohne dabei so rüberzukommen, als wäre man dem anderen moralisch überlegen. Wir machen deutlich, dass uns Selbstkontrolle wie jedem anderen nicht leichtfällt. Aber «im Augenblick gelingt es uns ganz gut», und wir wollen «einfach mal eine Zeit lang daran festhalten». Diese Reaktionen zeigen, dass wir über den anderen, der sich zügellos verhält, nicht die Nase rümpfen. Schließlich haben wir uns ja auch so verhalten, und vielleicht passiert es uns in absehbarer Zeit wieder. Jetzt im Moment aber wollen wir darauf verzichten, dem anderen aber wollen wir keineswegs ein Gefühl der Unterlegenheit vermitteln. Wir bewahren unsere Integrität, indem wir uns bescheiden zeigen.

Ein ganz persönlicher Sieg

Wenn wir gut vorbereitet sind, können wir jede Situation meistern, in der es darauf ankommt, dass unsere Familienangehörigen und Freunde ihr Gesicht wahren, indem wir ihrem Ego gegebenenfalls etwas Auftrieb verleihen. Wir müssen bereit sein, den Blickwinkel so zu erweitern, dass wir sie befragen oder unsere Anerkennung zum Ausdruck bringen, damit sie spüren, dass sie von uns als Menschen respektiert werden. Dabei schmälern wir die Bedeutung unserer eigenen momentanen Integrität etwas, indem wir uns bescheiden geben.

Die Anwendung dieser beiden Strategien ermöglicht einen bemerkenswerten gesellschaftlichen Triumph, dessen Wert man nur selbst richtig schätzen kann. Es kann gelingen, dass wir das Gefühl der Beschämung bei anderen so weit reduzieren, dass sie sich kaum verletzt und nur leicht frustriert fühlen. Es gibt für sie keinen Grund mehr, verärgert zu sein. Ist das erst einmal gelungen, wird es beim zweiten Mal bereits leichterfallen. Denn schon bald können wir in unseren engeren Beziehungen auf ein seltenes Phänomen hinwirken: Menschen akzeptieren sich gegenseitig friedlich, trotz aller Unterschiede.

Eine Lektion fürs Leben

Unsere Eltern haben uns beigebracht, uns von Gruppen fernzuhalten, die einen falschen Weg einschlagen. Sollte uns das gelungen sein, so haben wir unsere Jugendjahre ohne die Narben ernsthafter Integritätsverletzungen überstanden, auch zu Zeiten, da uns verantwortungslose Altersgenossen vielleicht zu Dingen nötigen wollten, die absurd, gefährlich oder unmoralisch waren. Hoffentlich haben wir als Erwachsene eine der wichtigsten Lektionen fürs Leben gelernt; nämlich selber zu denken, da wir schließlich allein die Konsequenzen für unsere Entscheidungen zu tragen haben.

Wir alle sind nur Menschen. Manchmal antworten wir auf den Ruf lange vergessener Vorfahren; wir machen uns zu sehr abhängig von der Wertschätzung anderer. Heute verfügen wir jedoch über Erkenntnisse, die uns helfen, diesen Irrtum zu korrigieren. Dank der Wissbegier und der Entschlossenheit Stanley Milgrams wissen wir heute mehr als jede vorherige Generation über die Wirkung von gesellschaftlichem Druck. Wenn wir lernen, darauf gefasst zu sein und ihm zu widerstehen, gelingt es, unsere Integrität zu stärken. Gesundheit und ein größeres Glückspotenzial sind der reiche Lohn für unsere Anstrengungen.

=== ZUSAMMENFASSUNG ===

Die Natur hat uns dazu bestimmt, nicht nur körperlichen, sondern auch psychischen Schmerz zu vermeiden. Eine der stärksten Kräfte des menschlichen Verhaltens ist die Bedrängnis durch gesellschaftlichen Druck; oft als Resultat von Ausgrenzung anderer auf Grund von nicht alltäglichen Gewohnheiten, Anschauungen oder ihres Aussehens. Solche Stresssituationen sind allen bekannt, die sich für eine gesunde Ernährung und Lebensweise entschieden haben; mit etwas Taktgefühl und gezieltem Handeln lassen sie sich leicht bewältigen. Der Schlüssel zur Wahrung von Integrität heißt «gut vorbereitet sein», auf dass sie in gesellschaftlichen Stresssituationen nicht allzu leicht unter Beschuss gerät.

=== WAS SIE SELBST TUN KÖNNEN ===

Der erste Schritt zur Vorbereitung auf gesellschaftlichen Druck besteht darin, genau festzustellen, von wem dieser Druck ausgeht. Die meisten Menschen wissen sehr wenig über gesundes Leben und empfinden eine starke Abneigung gegen die von uns hier vertretenen Ansichten. Im Umgang mit solchen Personen bewährt sich die «Scheinstrategie» oft am besten: Wir hüten uns vor dem Versuch, sie aufklären zu wollen, und stellen unsere eigene Strategie taktvollerweise als Versuch dar.

Bei allen, die den Wert einer ganzheitlichen, natürlichen Ernährungsweise kennen, aber dennoch den Verlockungen der Lustfalle nicht widerstehen können, ist die gesellschaftliche Situation eine andere. Die Aufgebrachtheit dieser Menschen über uns geht mit einem Gefühl von Statusverlust einher. Indem wir ihnen unsere Wertschätzung, unabhängig von ihrem Gesundheitsverhalten, ausdrücken, bekräftigen wir, dass wir an ihre Integrität glauben, und wir zeigen, wie sehr uns bewusst ist, dass auch wir wieder schwach werden können. Damit haben wir uns gewappnet für die Herausforderungen, die unvermeidlich auf den zukommen, welcher sich der Integrität verschrieben hat.

DER WEG DES GERINGSTEN
WIDERSTANDS

KLEINE SCHRITTE ZU EINEM GESUNDEN LEBEN

Erfolg ist nichts Endgültiges, Misserfolg nichts Zerstörerisches:
Was zählt, ist der Mut, weiterzumachen.
Sir Winston Churchill

Nichts ist zu schwer, wenn man es in kleine Schritte aufteilt.
Henry Ford

Man schrieb das Jahr 1954, als Dwight D. Eisenhower Präsident der Vereinigten Staaten war. Die meisten Familien hatten nur ein Auto, die wenigsten einen Fernseher; doch schon bald sollte sich das ändern. Während einer warmen, sonnigen Mittagspause betrieb ein hart arbeitender Geschäftsmann auf althergebrachte Weise ein wenig Marktforschung in San Bernardino, Kalifornien. Als ehrlicher, fleißiger Mann wusste er Güter oder Dienstleistungen besonders zu schätzen, die ihr Geld auch wirklich wert waren. Mit einem Mal hatte er die Eingebung, dass es genau diese Relation von Preis und Wert ist, die zu geschäftlichen Erfolgen führt.

Er erkundete ein Restaurant, von dem er gehört hatte, es sei etwas ganz Spezielles. Als Vertreter für Gaststättenzubehör kannte er sich im Gastgewerbe aus und war durchaus kritisch eingestellt. Er war schon öfter in Gaststätten gewesen, wo man zu vernünftigen Preisen sehr gut speisen konnte, doch mit diesem einen Restaurant in San Bernardino schien es etwas ganz Besonderes auf sich zu haben. Er nahm das kleine Unternehmen unter die Lupe; es wimmelte von Besuchern, und er befragte einzelne Kunden, warum es ihnen ausgerechnet hier so gut gefiel. Die Antwort war fast immer die gleiche: Weil das Essen so gut schmeckte, weil die Preise in Ordnung waren und weil das Essen schnell vor einem stand. Unser Geschäftsmann merkte, dass er etwas Besonderes vor sich hatte, er spürte die Aufregung einer Entdeckung.

Er war 52 Jahre alt, hatte einen Highschool-Abschluss, und sein Erfolg hielt sich in Grenzen. Das hatte aber nichts damit zu tun, dass er sich zu wenig ins Zeug gelegt hätte. Er hatte immer hohe Ansprüche an sich gestellt und versucht, so produktiv wie möglich zu sein. Während er dem regen Treiben im Restaurant zusah, machte er sich Gedanken darüber, was dieser Ort Besonderes an sich hatte. Schon bald wurde ihm bewusst, dass der Erfolg des Lokals in einer Kombination verschiedener Faktoren lag. In diesem bescheidenen Etablissement servierte man nicht nur leckere Gerichte zu günstigen Preisen, sondern das geschah mit geradezu eleganter Effizienz. Es ging sehr lebhaft zu, doch die Bestellungen wurden so rasch ausgeführt, dass die Gäste kaum warten mussten. Im Rückblick fällt es uns natürlich leicht, die Gründe für diesen Erfolg zu benennen.

Hinterher ist man ja immer klüger, und wir wissen heute: Dieses Restaurant befriedigte die Motivationstriade der Kundschaft auf geradezu perfekte Weise. Während jener sonnigen Mittagspause im Jahr 1954 konnte man sich dieser Begründung allenfalls grob annähern. Es bedurfte eines Mannes mit ungewöhnlichem Weitblick und Ehrgeiz, um die Geschäftsidee zu erkennen, die sich ihm da bot, und Ray Kroc war ein solcher Mann.

Die Geschichte von McDonald's ist legendär. Nur wenige kommerzielle Unternehmen trugen jemals so deutlich den Stempel einer einzigen Person. Kroc war dazu ausersehen, McDonald's weltweit zu einem Musterbeispiel für das zu machen, was er so sehr schätzte: guten Wert für gutes Geld. Krocs Ziel war ein Unternehmen, das durch harte

Arbeit Wert produziert, das unter kosteneffektiver Produktion sorgfältig den Geschmack eines breiten Publikums bedient. Vor allem aber war klar, dass die angebotenen Speisen schnell auf den Tisch kommen sollten. ((1))

Essen und die Motivationstriade
Das Streben nach Lustgewinn ist eine wichtige Triebfeder unseres Verhaltens. Dasselbe gilt für die Schmerzvermeidung, wenn wir zum Beispiel unangenehme Hungergefühle haben (körperlicher Schmerz) oder beschämt sind auf Grund unseres «Andersseins» (psychischer Schmerz). Wie wir bereits gesehen haben, kann uns diese Neigung zu falschen Entscheidungen verführen. Doch außer den modernen Lustgewinn- und Schmerzvermeidungs-Fallen, die uns beim Streben nach Gesundheit große Hindernisse in den Weg legen, ist es doch eher die dritte Komponente der Motivationstriade, die uns am stärksten beeinflusst. Für viele ist der Kampf gegen die verborgene Kraft dieser dritten und letzten Komponente, des Strebens nach Energieeinsparung die einzige schwere Herausforderung, der sie sich zu stellen haben, um der Lustfalle zu entgehen.

Energieeinsparung
Ein Gepard, der die afrikanische Savanne durchstreift, ist eine imposante Erscheinung. Das Tier reckt die Nase in die Luft, um freischwebende Geruchs-Moleküle zu erhaschen, die ihm verraten, ob sich ein gefährlicher Feind oder ein Beutetier in der Nähe befindet. Die Großkatze dreht den Kopf von einer Seite zur anderen, erforscht die Umgebung mit scharfen Augen, ihr Gehirn analysiert die Bewegungen innerhalb einer Herde von Thomson-Gazellen.

Die Raubkatze setzt sich in Bewegung, und die Mechanismen ihrer Motivationstriade begleiten das Drama, wenn dieses anmutige Tier sich daran macht, möglichst effizient der Lust des Fressens zu frönen, sowie den Schmerz des Hungers zu vermeiden. Die Natur hat den Geparden mit einem Gehirn ausgestattet, welches ihm erlaubt, seine Beute mit einer energiesparenden Strategie zu reißen: Er sucht sich schwache, kranke, langsame und junge Tiere aus.

Wenn der Gepard sich an eine Herde heranpirscht, regt sich auch bei den Gazellen die Motivationstriade. Dieses tödliche Spiel lässt sich kaum stärker auf die Spitze treiben. Falls der Gepard auf effiziente Weise vorgeht, kann er überleben und sich fortpflanzen. Falls nicht, sinken die Chancen, dass er seine Gene an die nächste Generation weitergeben wird. Wenn er eine Gazelle erwischt, so lässt diese ihr Leben im Dienste der genetischen Zwecke des Geparden. Sie war dann in Sachen Schmerzvermeidung nicht effizient genug.

Einen Vorgang abzukürzen, wird von der Natur reichlich belohnt; so überrascht es kaum, dass alles animalische Leben dazu neigt, Abkürzungen zu nehmen. Kein Wunder also, dass mit der Ausbreitung von McDonald's und anderen «Fastfood»-Ketten unsere Ernährungsvorlieben vom Energieerhaltungsmechanismus und den anderen Komponenten der Motivationstriade beeinflusst wurden.

Der Weg des geringsten Widerstands

Sowohl Psychologen wie auch Wirtschaftswissenschaftler anerkennen die Bedeutung des Prinzips der Energieeinsparung, wenn es darum geht, menschliches Verhalten in einer bestimmten Situation vorherzusagen. ((2)) Der Mensch neigt von Natur aus dazu, den Weg des geringsten Widerstands zu gehen. Darum erreicht uns Werbepost oft mit einem vorfrankierten Rückumschlag. Die Ära der Postwurfsendungen hat uns eine wichtige Erkenntnis beschert: Wenn ein potenzieller Kunde erst seine Schublade nach einer Briefmarke durchwühlen muss, sinken die Chancen, dass er etwas bestellt, ganz deutlich.

Das ist auch der Grund dafür, warum Supermärkte ihre Angebote so platzieren, dass sich die preiswerteren Artikel ganz hinten im Verkaufsraum befinden, während die weniger preiswerte Ware (wegen der wir ja nicht gekommen sind) gewöhnlich dort steht, wo man sie mühelos findet, gleich bei der Kasse nämlich. Man bezeichnet diese Angebote auch als «Impulsartikel»: Um sie zu kaufen, bedarf es einer minimalen Anstrengung. Geschäftlicher Erfolg hängt stark davon ab, dass man dem Kunden den Weg des geringsten Widerstands anbietet. Deshalb ist es auch so schwer, Kinder, die in der Halloween-Nacht von Haus zu Haus unterwegs sind, davon zu überzeugen, schön ordentlich auf den Gehwegen und auf dem Gehsteig zu laufen. Bei ihrer fieberhaften Jagd nach süßen Belohnungen werden die Kids vom Mechanismus der Energieerhaltung gesteuert, und so nehmen sie lieber die Abkürzung über die Rasenflächen anderer Leute, wobei sie Blumenbeete niedertrampeln, nur um effizient zu ihren die Dopaminausschüttung anregenden Leckerbissen zu gelangen.

Tierische Schlauheit

Da die Verhaltensforschung nunmehr anerkennt, welche Faktoren unser Verhalten beeinflussen, wurden einige faszinierende und bislang unbekannte Beispiele für das Gesetz der Energieeinsparung ans Licht gebracht. Schwärme von Zugvögeln formieren sich am Himmel in einem «V»-Muster: Sie bilden in dieser Formation einen Windschutz, um den Energiebedarf zu verringern. ((3)) Entgegen der gängigen Meinung ist keiner der Vögel wild darauf, das Leittier zu sein. Wer ganz vorne fliegt, wird also nach dem Rotationsprinzip entschieden, denn in dieser unvorteilhaften Position hält einem keiner den Gegenwind vom Leib. Nicht nur Vögel bedienen sich eines solchen Energie-Huckepacks. Auch Fische, die in einem Schwarm schwimmen, tun dies, um Energie zu sparen. Sie bewahren jene Energie, die sie verbrauchten, wenn sie alleine schwimmen würden.

Doch nicht nur die Koordination von Bewegungen spart Energie. Viele Tiere (einschließlich des Menschen) schlafen in der sogenannten Embryostellung, weil man in dieser

Haltung am effizientesten Körperwärme einspart. Darüber hinaus kuscheln sich viele Tiere zwecks Wärme-(also Energie-)Einsparung aneinander, was sie außerdem gegen den Zugriff möglicher Feinde schützt (Schmerzvermeidung). Diese und viele weitere Beispiele zeugen von der Bedeutung des Energiesparens beim Überlebenskampf.

Ein geniales Geschöpf

Eine Spezies jedoch stellt mit ihrer Genialität in Sachen Energieeinsparung alle anderen in den Schatten, nämlich wir. Neben dem üblichen Repertoire an Energieeinsparungsmechanismen, der Überlistung natürlicher Feinde, dem gegenseitigen Schutz, dem Gebrauch natürlicher Schutzvorrichtungen und so weiter, hat der Mensch eine erstaunliche Reihe neuer Methoden entwickelt, die ihm helfen, maßvoll mit seiner Energie umzugehen. Vom Feuer über die Sprache bis hin zum Ackerbau haben die Menschen der Urzeit Methoden der Energieeinsparung entwickelt, die alles bisher Dagewesene in den Schatten stellen.

Unsere technische Entwicklung basiert auf dem Prinzip der Energieeinsparung. Der größte Nutzen der Zivilisation gründet auf der Effizienz, die aus der Spezialisierung von Arbeit hervorgeht. Jahr für Jahr steigern wir unsere Kenntnisse der Effizienz, und das zeitigt geradezu magische Wirkungen. Schätzungen zufolge ist die Effizienz unserer Tätigkeiten in den letzten 150 Jahren um mindestens 1200 Prozent gestiegen. Mit anderen Worten: Eine Durchschnittsperson ist, was den Erwerb von Gütern und Dienstleistungen anbelangt, zwölfmal so effizient wie noch vor wenigen Generationen. Und selbst dabei kann es sich in vielerlei Hinsicht nur um eine Untertreibung handeln. Zahlreiche Produkte und Dienstleistungen, die für uns inzwischen eine Selbstverständlichkeit sind, waren früher schlichtweg nicht verfügbar, es gab sie um keinen Preis der Welt. ((4))

Eines dieser Produkte, ein wahres Wunderwerk des menschlichen Erfindungsreichtums, ist das Automobil.

Was viele Menschen jedoch noch mehr beeindruckte als das Auto selbst, war Henry Fords Fließbandsystem, mit dem er die Fahrzeuge herstellen ließ. Durch Massenproduktion wurde es Millionen von Menschen auf einmal möglich, sich so ein Energiespargerät zuzulegen. Wege, die man früher zu Fuß zurücklegen musste, konnte man nun fahren, bei einem Plus an Tempo und Bequemlichkeit.

Nur wenige Jahrzehnte später griffen in einer mittelgroßen Stadt in Südkalifornien zwei Brüder auf dieses Energiesparmodell in einer ganz anderen Spielart zurück. Anfang der fünfziger Jahre setzten Maurice und Dick McDonald das Fließbandsystem zur Herstellung von Hamburgern ein und steigerten damit die Effizienz der herkömmlichen Produktion erheblich. Vom ersten Tag an war Ray Kroc fest entschlossen, dieses Konzept zu kaufen und damit sein Glück zu probieren. Innerhalb weniger Jahre erzielte er legendäre Erfolge. Das System wurde von allen möglichen Seiten kopiert, was historisch unvorstellbare Folgen hatte. Ende des 20. Jahrhunderts war es jedem Durchschnittsbürger möglich, zu einem Fast-Food-Restaurant zu fahren und dort innerhalb von kürzester Zeit ein extrem fett- und kalorienreiches Gericht zu bekommen, ohne dazu sein in Massenproduktion hergestelltes Fahrzeug verlassen zu müssen. Dieses Essen kostete nur ein paar Dollar, einen Bruchteil vom Stundenlohn eines Durchschnittsarbeiters.

So etwas hatte es bis dato nicht einmal ansatzweise gegeben, weder für Mensch noch Tier. Nicht einmal während «Goldener Zeitalter», sei es im alten Griechenland, in Rom oder in irgendeinem anderen blühenden Reich, hatte ein solcher Überfluss je zur Verfügung gestanden. Ganz zu schweigen vom Reich der Natur, in dem sich alles Leben fortwährend in einem unerbittlichen Überlebenskampf befindet.

Der einfache Weg

Diese Ernährungs-Lustfalle ist in Amerika in den letzten Jahrzehnten zur Hochform aufgelaufen, und der Verzehr von zwar schmackhaften, aber ungesunden Speisen ist inzwischen die Norm. Weigert man sich, Freunde, Familienmitglieder und Arbeitskollegen auf deren kulinarischen Streifzügen durch die bunten Angebote des Fast Food zu begleiten, sind soziale Konflikte praktisch vorprogrammiert. Wenn man sich für eine ganzheitliche und gesunde Ernährung entscheidet, läuft man Gefahr, als unsozial zu gelten. Zu Recht empfinden viele Gesundheitsbewusste das als Spießrutenlauf. Gegen die Mühelosigkeit und Effizienz des Fast-Food-Drive-Through, des Tiefkühlsnacks, des telefonisch rund um die Uhr abrufbaren Pizzadienstes ist tatsächlich schwer anzukommen. Unsere angestammten Energiesparmechanismen sind auch heute noch tief in den Köpfen verankert und beeinflussen viele unserer Alltagsentscheidungen.

Der einfache Weg besteht darin, diese Situation zu akzeptieren und auf das Beste zu hoffen. Unglücklicherweise ist der einfache Weg nicht mehr der beste Weg. Den Weg des geringsten Widerstands zu gehen ist keine kluge Entscheidung mehr, da die Welt, für die er gedacht war, nicht mehr existiert. Wenn wir an unserer Gesundheit und einem guten Leben interessiert sind, müssen wir unseren Instinkten oftmals zuwiderhandeln. Das ist keine leichte Aufgabe, doch mit etwas Vorbereitung steigen die Chancen, die eigene körperliche und psychische Integrität zu bewahren.

FÜNF SCHRITTE ZU EINEM GESUNDEN LEBEN

Bei unserer Arbeit mit Tausenden von Patienten, die an einer gesunden Lebensweise interessiert waren, haben wir eine Reihe einfacher Strategien entwickelt, die helfen, die Erfolgschancen zu steigern. Im Zentrum steht die Anerkennung der Macht, die vom Energiesparmechanismus innerhalb der Motivationstriade ausgeht. Indem Sie Ihr Leben so gestalten, dass gesunde Entscheidungen leichter und ungesunde Entscheidungen schwerer fallen, erweisen Sie Ihrer Gesundheit einen großen Dienst. Nachfolgend fünf Schritte, die Ihnen helfen werden, den Weg zu einer gesunden Lebensweise reibungslos zu beschreiten.

STRATEGIE NR. 1: KEIN JUNKFOOD IM HAUS!

Als Erstes empfehlen wir Ihnen eine ganz einfache Regel: Kein Junkfood im Haus! Bei Ihnen zu Hause sollten keine ungesunden Speisen greifbar sein. Diese Regel berücksichtigt die Macht des Luststrebens und trägt dem Streben nach Energieeinsparung Rechnung zwei Faktoren, denen wir alle ausgeliefert sind. Wenn wir verlockende Speisen mit hohem Fett- oder Zuckergehalt und einer drogenähnlichen Wirkung in unserer Speisekammer haben, werden sich diese Mechanismen unweigerlich bemerkbar machen.

Streben Sie nicht nach Perfektion, sondern organisieren Sie sich so, dass Sie der Versuchung widerstehen können. Sorgen Sie dafür, dass Sie für Junkfood aus dem Haus gehen müssen. Wir konnten beobachten, dass selbst Patienten, die sich so weit gut unter Kontrolle haben, die Verfügbarkeit von Junkfood als seelisch aufreibend empfinden. Ständig mit der Frage kämpfen zu müssen: Soll ich oder soll ich nicht?, kostet viel Energie. Im Laufe der zwanzig Jahre, in denen wir Menschen dabei geholfen haben, ein gesundes Leben zu führen, hat Strategie Nr. 1 sich als wichtigstes Hilfsmittel erwiesen. Also: «Kein Junkfood im Haus!»

STRATEGIE NR. 2: DER WÖCHENTLICHE MENÜPLAN

Der Zeitmanagement-Autor Stephen Covey hat den ausschlaggebenden Unterschied zwischen wichtigen und dringlichen Projekten herausgearbeitet. Er meint, dass wir oft zu viel Zeit und Energie zur Bewältigung akuter

Krisen aufwenden, während wir wichtige langfristige Probleme vernachlässigen. Wir stimmen dem Autor von ganzem Herzen zu und sind der Meinung, dass diese Tendenz sich nirgendwo deutlicher zeigt als im Umgang mit unserem Speiseplan. Unsere Patienten sind angehalten, sich ausreichend Zeit für die Erstellung eines Menüplans zu nehmen. So ein Plan erhöht die Effizienz und somit auch die Bereitschaft, sich an Regeln zu halten.

Das wollen wir ein wenig näher beleuchten. Stellen wir uns einmal vor, Sie hätten noch dreißig Jahre zu leben, hätten also noch etwa 10 000 Tage vor sich, das heißt ungefähr 30 000 Mahlzeiten. Unsere Jäger-und-Sammler-Psyche widmet sich der täglichen Nahrungsaufnahme, ohne diesem Gedanken Beachtung zu schenken. Unsere Vorfahren sorgten sich einst darum, ausreichend Nahrung für den heutigen und für den nächsten Tag zu bekommen, und sie hatten keine Vorstellung von einem Leben, das jahrzehntelang dauert.

Doch alles, was man in seinem Leben vermutlich noch 30 000-mal tun wird, schreit förmlich nach Effizienz und Organisation. Wir raten Ihnen dringend, Ihren Speisezettel und Ihre Ernährungsvorlieben nach Kriterien der Effizienz zu gestalten.

Wir denken, die Ausarbeitung eines guten Plans nimmt etwa ein Wochenende in Anspruch. Beginnen Sie damit, Rezepte für gesunde Gerichte zu ermitteln, die Sie gern regelmäßig essen. (Lesen Sie dazu eventuell auch *The Health Promoting Cookbook* von Alan Goldhamer, das Anregungen für eine Woche mit ganzheitlicher Ernährung bietet. Als Nächstes können Sie selbst einen Sieben-Tage-Speiseplan aufstellen, der alle Ihre Gerichte enthält, wobei Sie ein paar Leerstellen einplanen, für den Fall, dass Sie einmal nicht zu Hause essen.

Es kann hilfreich sein, jede Woche am gleichen Tag auch die gleiche Art von Speise vorzusehen; dann brauchen Sie nicht allzu viel Energie in die Entscheidung zu investieren, was Sie an einem bestimmten Abend kochen sollen. Zum Beispiel könnte es dienstags immer vegetarischen Toast geben, mittwochs immer gebratenes Gemüse, und donnerstags immer die Reste als Mittagessen. Und falls Ihnen das Konzept, Ihre Lieblingsgerichte im wöchentlichen Turnus zu sich zu nehmen, zu starr vorkommt, können Sie ja immer noch einen Plan für die zweite oder dritte Woche kreieren.Essentiell bei dieser Planung ist die Einkaufsliste, auf der alles steht, was in der gesamten Woche gebraucht wird. Von dieser Liste können Sie dann Fotokopien machen. Das mindert Ihren Aufwand: Sie brauchen nur eine der Kopien aus der Küchenschublade zu holen und anzukreuzen, was Sie benötigen. Letztlich kann es auch hilfreich sein, unverderbliche Waren (Bohnen, Reis, Hafer usw.) in größeren Mengen einzukaufen. Sie brauchen diese Artikel dann nur alle paar Monate einmal zu kaufen; Ihre Wochenliste wird so noch rationeller.

Die Mühe eines detaillierten Wochenplanes machen sich nur wenige Haushalte. Den meisten Menschen genügt es, den Weg des geringsten Widerstands zu gehen, sie kaufen moderne Industrienahrung. Für diejenigen unter uns, die ihre Gesundheit würdigen, ist dieser Weg keine Option. Wir dürfen uns der wichtigen Aufgabe, uns einen neuen, möglichst angenehmen Pfad zu kreieren, nicht entziehen; ansonsten müssen wir kämpfen. Hunger erzeugt Druck, und Druck verlangt nach einer raschen Lösung, diese wiederum untergräbt langfristige Werte. Wir empfehlen Ihnen, diese Art von Druck hinter sich zu lassen. Planen Sie Ihren Erfolg, und Sie werden umso bessere Resultate erzielen.

STRATEGIE NR. 3: KOCHEN SIE GRÖSSERE MENGEN
Großproduktion ist eine schlaue Vorgehensweise, das gilt für Familien ebenso wie für Hersteller. Wir ermuntern Ratsuchende dazu, sich dieser Energiespar-Strategie zu bedienen. Wenn Sie zum Beispiel gern Suppe essen, können Sie

große Portionen Ihrer Lieblingssuppe oder einer Sauce in der Tiefkühltruhe lagern und so die wöchentliche Vorbereitungszeit und den Energieaufwand deutlich verringern.

STRATEGIE NR. 4: «AUTO-PAKETE» ZUSAMMENSTELLEN

Wenn Sie viel Zeit in Ihrem Auto verbringen, empfehlen wir Ihnen «Auto-Pakete» – das heißt, Brotzeitbehälter mit allerlei gesunden Snacks darin. So schlagen Sie, wenn Sie unterwegs sind, dem Drang nach der schnellen ergo nach Energieeinsparung, ein Schnippchen. Die kommerzielle Nahrungsindustrie ist besorgt darum, drogenähnliche Speisen für unterwegs so preiswert und leicht zugänglich wie nur möglich zu halten. Wenn Sie also gesunde und ebenso leicht zugängliche Alternativen parat haben wie etwa Nüsse, Samen, Früchte oder Trockenfrüchte, rettet Ihnen das den Tag. Das Einzige, was noch leichter ist, als zum nächsten McDonald's-Restaurant zu fahren, ist, einfach im Auto nach hinten zu greifen.

STRATEGIE NR. 5: HILFE IN ANSPRUCH NEHMEN

Zum Glück müssen wir heute, um uns gesund zu ernähren, nicht mehr auf Beerensuche in die Wälder gehen oder Wildtiere mit Pfeil und Bogen zur Strecke bringen. Unglücklicherweise erfordert eine gesunde Ernährung aber immer noch mehr Aufwand, als sich am Telefon eine Pizza zu bestellen. Für manche Familien ist es sinnvoll, Hilfe in Anspruch zu nehmen. Eine Möglichkeit wäre, einen Koch anzustellen, der eine Wochenration an gesunden Speisen vorab zubereitet. Das könnte sich als eine der besten Investitionen für Ihre Familie erweisen.

Manchem Leser mögen diese Vorschläge ein wenig extrem vorkommen. Woche für Woche einen Speiseplan und eine Einkaufsliste zu erstellen, mag Ihnen zu starr erscheinen, und einen Koch auf Teilzeitbasis anzustellen, als zu kostenaufwändig. Diese Strategien fordern uns dazu auf, entgegen unseren Instinkten zu handeln. Unser natürlicher psychischer Mechanismus hält uns dazu an, den einfachsten Weg einzuschlagen und nicht im Voraus zu planen. Da verwundert es nicht, dass die amerikanische Durchschnittsfamilie nur gerade 0,8 Prozent ihres Einkommens als Ersparnis beiseitelegen kann, obwohl Sparen und Investieren für eine bessere Zukunft und als Pufferzone gegen Schicksalsschläge so notwendig wären. ((5))

EINEN NEUEN WEG BEREITEN

Nur wenige Menschen unserer Zeit werden je begreifen, wie sehr verborgene Kräfte dabei sind, ihr Glück und ihre Gesundheit zu untergraben. Wir halten die Informationen in Händen, die wir brauchen, diesen aggressiven Kräften die Stirn zu bieten. Auch wenn es nicht gelingt, mit Hilfe dieser Informationen die Welt zu retten, können wir immerhin unsere Gesundheit und ein Stück unseres Glücks in die eigenen Hände nehmen. Mit etwas Fleiß und Mühe finden wir auf den richtigen Pfad zurück, hin zu einer Ernährungs- und Lebensweise, die unserer Entwicklungsgeschichte entspricht. Damit legen wir den Grundstein für ein Leben, das uns mehr körperliches und psychisches Wohlbehagen verschafft.

=== ZUSAMMENFASSUNG ===

Alle Tiere in der Natur sind darauf aus, Energie zu sparen, und Menschen bilden da keine Ausnahme. Das heißt: Mit unserem Verhalten streben wir stets nach dem Weg des geringsten Widerstands, der uns Belohnungen bei geringstmöglichem Aufwand in Aussicht stellt. In einer sich rasch verändernden Umwelt wird es zunehmend schwierig, vernünftige Entscheidungen zu treffen. Fast Food, an das wir, ohne zweimal darüber nachzudenken, unter geringen Kosten und ohne viel Aufwand gelangen, ist aus dem Blickwinkel unseres Energiesparprogramms für uns eindeutig attraktiver als die Aufgabe, gesunde Speisen selbst zuzubereiten.

=== WAS SIE SELBST TUN KÖNNEN ===

Eine der wichtigsten Strategien, um auf der richtigen Spur zu bleiben, besteht darin, eine gesunde Lebensweise so unkompliziert wie möglich zu machen. Es ist hilfreich, die eigene Wohnung zur «junkfoodfreien Zone» zu erklären und sich beim Kochen und Einkaufen an einen im Voraus erstellten Plan zu halten.

EINE UMWÄLZUNG DER UMWELT

FORTSCHRITT GNADENLOS: ZUNEHMEND KREBS DURCH FALSCHE ERNÄHRUNG

Uns ist erschreckend bewusst geworden,
dass die Technik die Menschlichkeit überholt hat.
Albert Einstein

Herr, was für Narren sind doch diese Sterblichen!
William Shakespeare

Seit mehr als drei Milliarden Jahren kämpfen die Geschöpfe dieser Erde um Überleben und Fortbestand; alle sind sie eifrig darum bemüht, ihre naturgegebene ökologische Nische auszuschöpfen. Eulen zum Beispiel können nachts gut sehen und somit auch gut jagen. Geparden bedienen sich ihrer frappanten Geschwindigkeit, um Beute zu jagen. Immer wieder fallen Schwärme von Heuschrecken über Landstriche her und verwüsten ganze Ernten wie lebende Feuersbrünste.

Man bezeichnet diese Entfaltung des Lebens als das «Überleben des Angepasstesten», und dieses Prinzip wirkt seit über drei Milliarden Jahren. Seit neuestem jedoch, seit rund 100 000 Jahren, ist ein weiteres Prinzip hinzugetreten. Damals begannen unsere Ahnen, eine andere Beziehung zu ihrer Umwelt zu entwickeln, eine neue Variante im Spiel des Lebens hervorzubringen. Anstatt sich auf die dauerhafte Ausbeutung einer schmalen ökologischen Nische zu beschränken, nahmen unsere Vorfahren Veränderungen an ihrem Lebensraum vor, eine vollkommen neue Strategie, wie es sie auf Erden noch nicht gegeben hatte.

EIN NEUES HILFSMITTEL, UM ZU ÜBERLEBEN

Der menschliche Geist in seiner heutigen Form ist vermutlich mehr als 100 000 Jahre alt, eine Schätzung, die sich mit anthropologischen Indizien untermauern lässt. Vor 50 000 bis 100 000 Jahren kam es zu einer ganz besonderen Wende. ((1–2)) Wenn wir fossile Überbleibsel aus jener Ära untersuchen, fällt auf, dass damals eine explosionsartige Erneuerung stattgefunden haben muss. Völlig neue Werkzeuge, wie etwa Angelhaken, Netze, sowie erste Töpferwaren, aber auch das Auftreten von Höhlenmalerei, von Schmuck und Bildhauerei fallen in diese Zeit.

Diese Relikte und Werkzeuge verraten, dass deren Erfinder im Stande waren, sich sowohl über die Vergangenheit als auch über die Zukunft Gedanken zu machen. Etwa um diese Zeit kam es bei unseren Vorfahren zu anatomischen Veränderungen, die einhergingen mit einer stetigen Verfeinerung ihrer sprachlichen Fähigkeiten. Daraus ging eine Gruppe von Geschöpfen hervor, die den Eindruck erwecken, dass sie ähnlich dachten, sprachen und handelten «wie wir». Kein Wunder, denn das waren «wir». Diese Wesen verfügten über ein neues Werkzeug zur Sicherung des Überlebens: den menschlichen Geist.

Das Verhalten der Tiere ist stark begrenzt durch deren Erbgut, das bestimmt, was eine Kreatur vermag und stets versucht zu tun. Während jener ganz besonderen Ära vollzog unsere Spezies einen «großen Sprung nach vorne», die Überlebensprobleme vermochten die Menschen jener Zeit mit einem neuen Instrument und einer neuen Strategie anzugehen. Unsere Ahnen waren die Ersten, die darauf zurückgriffen, was der Anthropologe John Tooby und die Entwicklungspsychologin Leda Cosmides als «kognitive Nische» bezeichnen. ((3)) Anstatt sich den Gegebenheiten ihres Lebensraums anzugleichen, begannen unsere Vorfahren, kraft ihres Geistes die Natur umzuformen.

Der Mensch legte eine umfassende Befähigung zur Kultur an den Tag und schaffte es, erlernte Informationen weiterzugeben. Unser Vermögen, sowohl zu lernen als auch zu lehren, gestattete es unseren Ahnen, die Ressourcen ihres Lebensraums ganz neu auszuschöpfen. Manche Urmenschen verbrachten ihr gesamtes Leben damit, unter «Versuch und Irrtum» neue Überlebensstrategien zu erkunden und zu perfektionieren. War eine bestimmte Vorgehensweise überholt, konnte jeder, der eine neue Entdeckung machte, diese an andere weitergeben, sofern sie bereit waren, ihm zuzuhören. Auf diese Weise konnten Menschengruppen von Generation zu Generation ständig Verbesserungen an ihren bisherigen Werkzeugen und Techniken vornehmen, und damit standen ihnen einzigartige Entwicklungsmöglichkeiten zur Verfügung.

Zu guter Letzt begannen unsere Vorfahren, ihre Umgebung lieber zu manipulieren, anstatt sich weiterhin ihren Instinkten zu überlassen. Sie gaben sich nicht mehr länger mit den Umständen zufrieden, sondern nahmen Veränderungen an der Natur selbst vor. Anstatt beispielsweise ihre Hände zum Fischfang zu benutzen, erfanden sie Angelhaken und Harpunen. Anstatt immer dann, wenn sie durstig waren, eine gewisse Wegstrecke zu Fuß in Kauf zu nehmen, fassten sie das Wasser einer Quelle in einem Brunnen und formten Krüge aus Lehm, in denen sich größere Wassermengen transportieren und aufbewahren ließen.

So entwickelte sich die kognitive Nische des Menschen, in der die mentalen Prozesse wie Denken, Lernen und Erschaffen zu ungemein wichtigen Instrumenten wurden. Es handelte sich um eine neue und revolutionäre Strategie im Buch des Lebens, die erste von drei Revolutionen in der Menschheitsgeschichte, in deren Verlauf wir uns zu Herrschern über das irdische Leben aufschwangen.

Als unsere Ahnen auch noch entdeckten, wie man eine scharf geschliffene Klinge an einem stabilen Griff befestigt, waren Speer und Harpune erfunden. Diese und weitere Werkzeuge steigerten den Ertrag der Jagd und führten zu einem kontinuierlichen Anstieg der Bevölkerungszahl. Mit Hilfe immer raffinierterer Kleidung, mobiler Unterkünfte sowie von Booten gelang es unseren Vorfahren, in neue Territorien vorzudringen, wodurch die Population zwischen 65 000 und 8500 v. Chr. von rund 10 000 auf sechs Millionen Menschen anstieg. ((4)) Die menschlichen Fähigkeiten, zu entdecken, zu lernen und nachzuahmen, hatten sich in Riesenschritten entwickelt und waren im Begriff, sich auf die Umwelt gewaltig auszuwirken. Die Clovis-Indianer zum Beispiel bedienten sich ihrer raffinierten Jagdtechniken, um innerhalb weniger Jahrhunderte nach ihrer Ankunft auf dem Kontinent ((5)) zahlreiche Säugetierarten Nordamerikas einschließlich des Mammuts, des Elefanten, des Kamels und des Riesenfaultiers auszurotten.

Etwa um 8500 v. Chr. machte eine Gruppe von Sammlern und Jägern im Nahen Osten eine bedeutsame Entdeckung. Sie erfassten den Zusammenhang zwischen den Samen wilder Feldpflanzen und deren Vermehrung und begriffen somit, wie man Nutzpflanzen anbauen kann. Diese Erkenntnis und deren praktische Umsetzung leiteten eine erfolgreiche, neue Lebensweise ein. Man war nicht mehr abhängig vom nomadisierenden Wildbeutertum, und die Menschen griffen nun mit ihrem neuen Verständnis noch aggressiver in die Umwelt ein.

Die daraus hervorgehende landwirtschaftliche Revolution führte zu einer mehr als hundertfachen Steigerung der Ausbeute an Kalorien, die sich dem Boden abgewinnen ließen, ein weiterer Auslöser für Bevölkerungswachstum. Die Landwirtschaft erwies sich als sehr effiziente Methode; es war nicht länger nötig, dass jedes einzelne Mitglied einer Gemeinschaft sich selbst um seine Versorgung kümmern musste. Man gewann Zeit für eine größere Vielfalt an Tätigkeiten; die Arbeitsteilung war erfunden. Schon nach kurzer Zeit gab es Weber, Künstler, Köche, Schäfer, Schlachter, Schneider, Schmiede, Krieger, Priester und Politiker. Kurz gesagt, die landwirtschaftliche Revolution legte den Grundstein für die menschliche Gesellschaft von heute.

In der Zeit zwischen diesen ersten Erfahrungen mit Ackerbau und Landwirtschaft und der christlichen Ära explodierte die Weltbevölkerung förmlich, sie stieg innerhalb von 8000 Jahren von rund 6 auf zirka 150 Millionen Menschen an. Ohne Landwirtschaft wäre eine solche Expansion nie möglich gewesen, da dieser Planet im unkultivierten Zustand nicht mehr als zehn Millionen Jägern und Sammlern Nahrung bot.

Seit Hunderttausenden von Jahren bauen Biber ihre Dämme und Vögel ihre Nester. Auch sie verändern die Gestalt der Natur. Doch vor Entstehung des modernen menschlichen Verstandes hat keine Spezies es geschafft, die Landschaft so dramatisch umzugestalten. Die Erfindung des Ackerbaus (und damit verbunden der Viehzucht) bildet die zweite große Revolution in unserem Verhältnis zur Natur; dieser Schritt legt ein beredtes Zeugnis ab für die kognitive Nische, in der wir Menschen leben. Hier ist die Kraft des Verstandes bestimmend, hier kommt es darauf an, Entdeckungen bewusst zu nutzen und die Erkenntnisse von einer Generation an die nächste weiterzugeben.

Bereits im ersten Jahrhundert n. Chr. hatte der Mensch das Potenzial seiner Nische so weit ausgeschöpft, dass er selber als beispielloser biologischer Erfolg dastand mit einer Weltbevölkerung von mehr als 150 Millionen Erdenbürgern, mit steigender Tendenz. Allerdings wurde nun auch deutlich, dass der Mensch für Planet Erde als Seuche Nr. 1 dasteht.

Heute scheint es uns selbstverständlich, «anders» zu sein als die Lebewesen neben uns. Wir betrachten uns als Herren dieser Welt. Das war jedoch nicht immer so. Zu einer Zeit, die gar nicht so weit zurückliegt, war unsere Spezies nur eine von vielen Konkurrentinnen im Wettbewerb des Lebens. Hungers zu sterben oder von einem Feind zur Strecke gebracht zu werden, das war an der Tagesordnung. In dieser alten Welt, in der es noch keine Waffen gab und die Erfindung der Landwirtschaft in ferner Zukunft lag, lebte auf einem Quadratkilometer nur eine Handvoll Menschen. Sie rodeten keine Wälder, verseuchten keine Gewässer und schlachteten auch keine Tiere in Massen. Kurz gesagt, die ersten Menschen lebten innerhalb ihrer naturgegebenen ökologischen Nische.

Mit unserem Fortschreiten in die kognitive Nische veränderte sich das. Indem wir unsere Jagdtechnik effizienter gestalteten und den Anbau von Pflanzen manipulierten, kam unsere Spezies auf einen Weg außerhalb dieser natürlichen ökologischen Nische. Auf diesem Weg gelangten wir zu einer hohen Bevölkerungsdichte, und das Überleben der Menschen hing davon ab, möglichst erfolgreich die Natur zu manipulieren.

Viele Auswirkungen dieses Wandels wurden von denen, die ihr Leben darauf gründeten, zu spät erkannt. Ein Bewusstsein hierfür entwickelte sich erst über einen sehr langen Zeitraum. Aus heutigem Blickwinkel betrachtet waren diese Veränderungen jedoch nicht nur von großer Bedeutung, sondern sie gingen auch rasch und auf außergewöhnliche Weise vonstatten. Wir sprechen von der großflächigen Abholzung von Wäldern, der Verschmutzung von Flüssen, von Massensterben und von der massenhaften Ausbreitung von Krankheiten. So war es beispielsweise die flächendeckende Überweidung durch Nutztiere, die einen einst üppigen Teil Nordafrikas zu dem machte, was wir heute nur noch als Wüste Sahara kennen. ((6))

Unser Erfolg ermöglichte uns, in festen Gemeinschaften zu leben und uns stark zu vermehren. Unvorhergesehenes wie Malaria- oder Choleraepidemien gehört zu den katastrophalen Folgen dieser neuen, unnatürlichen Lebensweise. Als der Mensch auch noch damit begann, die Welt mit Schiffen zu erobern, wurden Krankheiten in unberührte Kontinente und Länder verschleppt, und die Auswirkungen waren verheerend. Wie Jared Diamond in seinem Buch *Arm und Reich – Die Schicksale menschlicher Gesellschaften* darlegt, starben an den Konsequenzen solcher Ausbreitung mehr Menschen als im Laufe sämtlicher Kriege. ((7))

UNBARMHERZIGER «FORTSCHRITT»

Trotz aller Rückschläge machten unsere Vorfahren unbeirrt weiter. Die Vorteile von Arbeitsteilung, engerem Zusammenleben und aggressiver Ausbeutung der Natur waren zu verführerisch. Die menschliche Spezies folgte damit blind den Geboten der Motivationstriade: Strebe nach einer Steigerung des Lustgewinns, bei stets abnehmendem Schmerz und ständig wachsender Effizienz.

Von den Zeiten Christi bis zu Beginn des 18. Jahrhunderts gab es nur allmählichen Fortschritt, auch die Erträge der Wirtschaft hielten sich in Grenzen. Während jener 1700 Jahre wuchs die Weltbevölkerung nur knapp um das Dreifache, sie zählte zu Isaac Newtons Zeiten etwa 500 Millionen Menschen. Trotz ständig wachsendem Wissen war es innerhalb von mehr als 10 000 Jahren zu keiner bahnbrechenden Innovation wie der Erfindung des Ackerbaus mehr gekommen.

Zu Beginn des 18. Jahrhunderts lebten die Menschen in Gesellschaften, deren Struktur uns einigermaßen vertraut vorkommt. Häufig war es eine landwirtschaftlich bestimmte Volkswirtschaft, und darin gab es den Schlachter, den Bäcker, den Schmied wie den Lampenmacher und die Soldaten. Die ursprüngliche Landschaft hatte sich im Laufe der Jahrhunderte allmählich, aber sichtbar verändert: Wälder waren gerodet worden, Felder bewässert, und es waren Städte entstanden, überquellend vor Menschen, Tieren und Abfällen.

Diese Veränderungen gingen bald noch schneller vonstatten. Innerhalb weniger Jahrzehnte sollte die Welt Zeuge einer dritten Revolution in Bezug auf unsere Umwelt werden. Diese Revolution bildete den krönenden Abschluss der vorhergegangenen beiden Revolutionen. Sie sollte uns zu Herren dieses Planeten machen, einschließlich sämtlicher Ressourcen. Zugleich würden wir, verbunden mit der Gesamtheit allen irdischen Lebens, aber auch unglaublich anfällig werden, und die Revolution würde uns auf gefährliche Weise in eine Abhängigkeit von unserer kollektiven Urteilskraft führen.

DAS WEIZENKORN AUF DEM SCHACHBRETT

Im Märchen vom persischen Schachbrett erfindet der Großwesir für den König ein Spiel, das heute bekannt ist als Schach. Das Spiel wurde auf einem Brett ausgetragen mit acht senkrechten und acht waagerechten Reihen, die insgesamt 64 Felder umfassten. Auf diesem Spielbrett führten zwei gegnerische Königreiche gegeneinander Krieg. Der Legende nach war der König über diese Erfindung so erfreut, dass er dem Großwesir zur Belohnung einen Wunsch nach freier Wahl gewährte: tanzende Mädchen, Lustbarkeiten, ja sogar ein Palast hätte es sein dürfen. Der Großwesir lehnte ab und äußerte eine Bitte, die auf den ersten Blick bescheiden schien. Er wollte, dass auf das erste Feld des Schachbretts ein Weizenkorn gelegt wurde, dann jeweils die doppelte Menge auf jedes nächste Feld und so weiter. Auf das zweite Feld wären demnach zwei Weizenkörner, auf das dritte Feld vier Weizenkörner, auf das vierte acht gelegt worden, und so weiter, bis alle Felder des Spielbretts bedeckt gewesen wären.

Der König protestierte, denn eine solch bescheidene Entlohnung erschien ihm geradezu absurd. Der Großwesir bestand jedoch auf seinem Wunsch, und so willigte der König ein. Schon bald sollte dem Monarchen klar werden, dass er einen entscheidenden Fehler begangen hatte.

Als er auf dem achten und letzten Feld der ersten Reihe angelangt war, musste er 128 Weizenkörner niederlegen, was etwa einem gefüllten Schnapsgläschen entspricht. Doch am Ende der zweiten Reihe, auf Feld 16, waren es bereits 32 768 Körner, umgerechnet etwa 20 Pfund Weizen, und die Sache sah nicht mehr so einfach aus. Am Ende der dritten Reihe, auf Feld 25, ging es um ganze 8 388 608 Körner, das entspricht mehr als zweieinhalb Tonnen Weizen, eine Menge, von der ein Mensch sich 10 Jahre lang ernähren kann. Nach etwa der Hälfte der vierten Reihe war man bereits bei 50 Tonnen Weizen angelangt – mehr, als im ganzen Königreich jährlich geerntet wurde. Und hätte man bis zum 64. und letzten Feld weitergemacht, so wäre man auf eine Menge gekommen, welche selbst die weltweite Weizenernte im 20. Jahrhundert weit übersteigt. ((8)) Auch wenn der König aus unserer Geschichte nicht in der Lage war, seine Schuld zu begleichen, so hatte er bei der Gelegenheit doch eine wichtige Lektion gelernt.

Das Märchen vom persischen Schachbrett wird oft erzählt, um das Phänomen von Zins und Zinseszins zu illustrieren und die Bedeutung langfristiger Investitionen zu betonen. Ein 25 Jahre alter Arbeiter etwa, der monatlich 400 Euro auf ein Sparkonto überweist, wird mit 65 Millionär sein, wobei nur 192 000 Euro aus seiner eigenen Kasse stammen, die restlichen 800 000 Euro sind der Ertrag durch Zins und Zinseszins. Stetiges Investieren ist in der Tat eine hervorragende Langzeitstrategie, um sagenhaften Reichtum, eine angemessene Altersversorgung und genügend Mittel für die Ausbildung der eigenen Kinder anzustreben.

Aber nicht jede Investition, die sich vervielfacht und reiche Früchte trägt, muss aus Geld bestehen. Auch Wissen kann man langfristig anlegen, und im 19. Jahrhundert führte das investierte Wissen von Jahrhunderten zur dritten großen Revolution in der Menschheitsgeschichte: zur industriellen Revolution.

DIE INDUSTRIELLE REVOLUTION

Die Fähigkeit, Neues zu erlernen und Wissen weiterzugeben, bildet die Basis für unsere Herrschaft über die Welt. Diese Herrschaft wurde gespeist von den reichen Erträgen der Landwirtschaft, die über viele Jahrhunderte immer größer wurden und uns eine Spezialisierung der Arbeit ermöglichten. Mit jeder neuen Generation wuchs das kollektive Kapital an menschlichem Wissen, Mitte des vergangenen Jahrtausends führte das zur Entstehung hochspezialisierter Kulturen. Der stetige, aber unspektakuläre Wissenszuwachs erhielt durch die Erfindung des Buchdrucks zusätzlichen Schub. Ein großer gedanklicher Sprung fehlte aber noch.

Gegen Ende der europäischen Renaissance entwickelten einige brillante Geister die Grundlagen zu dem, was man heute als «Wissenschaft» bezeichnet; eine neue Antriebskraft des menschlichen Fortschritts. Anstatt sich auf die umständliche Versuch-und-Irrtum-Methode zu stützen, lernten die ersten Wissenschaftler, wie man Ursachenkräfte systematisch identifiziert und Vorgänge methodisch untersucht. Dieses neue Verfahren war effizienter als jede frühere Forschungsmethode.

Ähnlich schnell wie die Körner auf dem persischen Schachbrett wuchsen die wissenschaftlichen Erkenntnisse an. Mit dieser Fülle neuer Erkenntnisse sollte die Menschheit schon bald fähig werden, die Natur ganz nach ihrem Willen umzugestalten. Dieses außergewöhnliche historische Phänomen, die Vermählung von Wissenschaft und technisch bewältigten Überlebensfragen, wurde bekannt als die industrielle Revolution. Ab Mitte des 19. Jahrhunderts verbesserte sich die Lebensqualität derer, die mit den Nutzanwendungen westlicher Wissenschaft lebten, auf drastische Weise. Um manch eine Bequemlichkeit wurden sie vom Rest der Welt beneidet. Noch vor wenigen Jahrtausenden forderte die Suche nach ausreichend Nahrung dem Menschen schonungslose und zähe Bemühungen ab. Ende des 20. Jahrhunderts jedoch konnte sich der Durchschnittsamerikaner vom Buchteil eines Stundenlohns ein schmackhaftes Gericht mit hohem Zucker-, Fett- und Salzgehalt leisten, für das er nicht einmal mehr aus seinem Auto zu steigen hatte.

DER NATÜRLICHE AUSGLEICH

Jedes Leben auf der Erde steht in einer Wechselbeziehung mit dem, was wir als «Ökologie» bezeichnen. Das sind komplexe Beziehungen, die sich nie in einem statischen Gleichgewicht befinden; sie sind dynamisch und einer ständigen Veränderung unterworfen. Der Begriff «Gleichgewicht der Natur» ist irreführend, da die Natur sich niemals in einem vollkommenen Gleichgewicht befindet.

Ökologie ist nicht das Resultat eines wohlgeordneten und ausgeglichenen Plans. Sie ist vielmehr das Resultat eines brutalen, dynamischen Wettbewerbs, bei dem diejenigen, die am längeren Hebel sitzen, instinktiv dazu getrieben werden, alle Vorteile für sich zu nutzen. Doch alle, die am längeren Hebel sitzen, sind auch natürlichen Grenzen unterworfen. Wenn eine bestimmte Spezies innerhalb ihrer ökologischen Nische besonders erfolgreich ist, wird sie zahlenmäßig wachsen. Mit ihrer Ausbreitung wächst unweigerlich der Kampf um begrenzte Ressourcen innerhalb der Spezies selbst; außerdem bietet sich Raubtieren ein größeres Beuteangebot.

Die Ausbreitung von Raubtieren setzt der Ausbreitung von Beutetieren natürliche Grenzen. Wenn eine Wildpflanzenart auf Grund klimatischer Veränderungen besser gedeiht, werden Tierarten, die sich von dieser Pflanze ernähren, zahlreicher werden, nur um wiederum durch die stärkere Vermehrung einer heimischen Raubkatzenart in ihre Schranken verwiesen zu werden. So sieht, grob gefasst, ein dynamisches Gleichgewicht aus.

Seit sich der Mensch jedoch die kognitive Nische erschlossen hat, hat die Fähigkeit zur künstlich intensivierten Nahrungsproduktion zu einer unvergleichlichen Ausbreitung der menschlichen Population geführt. Das ist ein biologischer Erfolg, dem ein begrenztes Nahrungsangebot und natürliche Feinde nichts mehr anhaben können. Mit Hilfe von Wissenschaft und Technik gelang es der Spezies Mensch, sich in einem unglaublichen Tempo zu vermehren. Während die Menschheit zu Newtons Zeiten noch vielleicht 500 Millionen umfasste, so war es um 1800 schon eine Milliarde, also das Doppelte in weniger als einem Jahrhundert. Bis 1927 stieg die Weltbevölkerung erneut um mehr als das Doppelte, sie zählte nun zwei Milliarden, was die räumliche Kapazität des Planeten um das 200-fache überstiege, würden wir Menschen noch in der natürlichen Jäger-und-Sammler-Nische leben. Weniger als 50 Jahre später, im Jahre 1974, hatte die Weltbevölkerung sich auf vier Milliarden verdoppelt. ((9)) Mit diesem Zuwachs sind alarmierende ökologische Folgen verbunden.

Im Jahr 2000 betrug die Weltbevölkerung sechs Milliarden, das ist eintausendmal mehr als zur Zeit der Erfindung der Landwirtschaft. Wichtiger noch: Die Hälfte dieser Vertausendfachung ereignete sich innerhalb von 35 Jahren! Ein persisches Schachbrett des biologischen Erfolgs.

Dieses Wachstum ist das Resultat menschlicher Innovation, unseres zunehmenden Verständnisses von Ackerbau, Medizin, sanitären Einrichtungen und industrieller Produktion. Kein anderes Lebewesen auf dieser Erde war je so erfolgreich. Wir haben unsere ökologische Nische hinter uns gelassen und leben nun in einer künstlichen Welt nach eigener Fasson.

Wir müssen nicht mehr selbst nach pflanzlicher Nahrung suchen, sondern bauen Pflanzen an, die wir mit Pestiziden behandeln und nach Belieben aberntern. Wir gehen nicht mehr auf die Jagd nach Wild, sondern verspeisen Tiere, die außerhalb ihres natürlichen Lebensraums in Mastboxen heranwachsen und denen Hormone gespritzt werden zur Steigerung des menschlichen Essvergnügens bei sinkendem Aufwand. Diese Tiere leben auf engstem Raum, sie erhalten künstlich hergestelltes Futter und werden nie einem Raubtier über den Weg laufen. Doch ihre künstliche Populationsdichte prädestiniert sie zu Opfern eines anderen natürlichen Feindes: des Befalls durch Mikroorganismen.

Aber auch dafür glaubt man eine Lösung zu kennen. Man gibt den Tieren Antibiotika, so dass die herangezüchteten Herden keine Gefahr laufen, von Infektionskrankheiten dahingerafft zu werden, wie es sonst sicher der Fall wäre. Mehr als 90 Prozent aller heute von der pharmazeutischen Industrie hergestellten Antibiotika werden Tieren verabreicht.

Wir trinken nicht mehr aus klaren Gebirgsbächen, wir trinken kein natürliches, aus Regentropfen gesammeltes Wasser mehr. Wir trinken aufbereitetes Fluss- und Meerwasser, aus den Verklappungsstätten für unsere Abwässer und unseren Industriemüll. Und die Luft, die wir atmen, ist nicht nur gelegentlich auf Grund eines zufälligen Feuers oder Vulkanausbruchs verunreinigt, nein, es handelt sich um Luft, deren Qualität systematisch von Flächenbränden, Energieerzeugungsanlagen, industriellen Maßnahmen und dem Ausstoß von Verbrennungsmotoren verpestet wird.

Alles in allem bezahlt unsere Spezies einen hohen Preis für ihren außergewöhnlichen Erfolg. Im Gegensatz zu den subtilen Veränderungen vergangener Jahrhunderte sind die jüngsten Veränderungen vielen Menschen jedoch nicht verborgen. Kein gebildeter Mensch kann heute noch in Abrede stellen, welch unerwünschte Konsequenzen mit unseren Erfolgen einhergehen. Es ist uns tatsächlich gelungen, die Natur nach unseren Wünschen umzugestalten; doch dieser Umbau droht, unseren Lebensraum insgesamt zu zerstören.

ZWEI SCHLÜSSELFRAGEN

Mitte des 20. Jahrhunderts ging der Raubbau, den der Mensch zwecks Umgestaltung der Natur betreibt, bereits in fieberhaftem Tempo vonstatten. Anders als im Zug der subtilen Veränderungen früherer Jahrhunderte beobachtete der Mensch nun das erstaunliche Ausmaß seines Erfolgs samt den wünschenswerten und weniger wünschenswerten Auswirkungen aus erster Hand. Zu Beginn des 20. Jahrhunderts gab es nur einige wenige Automobile. Jedem aufgeschlossenen Beobachter der Entwicklung konnten seitdem die massiven Veränderungen des Lebens und des Lebensraums nicht entgehen: Im Jahr 2000 kurvten bereits mehr als 500 Millionen Autos durch die Welt, Tendenz stark steigend. ((10))

Wenn wir eine neue Beziehung zur Welt und ihren Ressourcen finden wollen, sollten wir uns zwei große Fragen stellen. Die erste lautet: Führt uns die künstlich erlangte Herrschaft über die Ressourcen dieser Erde, mit der wir die ökologische Balance dieses Planeten manipulieren, in die Katastrophe?

Diese grundlegende Frage ist nur mit einem vorurteilsfreien und gut durchdachten wissenschaftlichen Ansatz zu beantworten. Nur dann besteht Anlass zur Hoffnung, dass wir rechtzeitig handeln, um das Leben auf unserem Planeten zu bewahren. Die Frage zur sich wandelnden Beziehung zwischen uns und unserer Umwelt scheint schwierig zu fassen. Mit unserem Portemonnaie und mit unserer politischen Stimme können wir Einfluss nehmen; und wir erkennen: Es könnte gelingen, vielleicht aber auch nicht.

Die zweite Frage ist folgende: Bedrohen die Umweltkrisen, die wir verursacht haben – die Verunreinigung von Wasser und Luft sowie die Zunahme an künstlicher Strahlung –, unsere Gesundheit in einem Maße, dass wir damit unser Schicksal besiegeln, unabhängig davon, wie wir uns ernähren und für welchen Lebensstil wir uns entscheiden?

Dieser persönlichen und wichtigen Frage wollen wir uns als Nächstes zuwenden.

UNSERE INNERE UMWELT

Die größte Gefahr für die Gesundheit in der industrialisierten Gesellschaft ist die arteriosklerotische Gefäßkrankheit, ihre Entstehung geht weitgehend auf zu üppige Ernährung zurück. Neben dem Rauchen von Zigaretten ist vor allem der übermäßige Konsum von (insbesondere tierischem) Fett und Eiweiß die Ursache für die meisten Fälle von Schlaganfall und Herzversagen. Die Prävention liegt in unseren eigenen Händen.

Es gibt jedoch eine weitere große Bedrohung für unsere Gesundheit, deren Ursachen oft mysteriös anmuten, sie fordert jährlich Millionen von Menschenleben. Die Rede ist von Krebs, einer Krankheit, die sowohl körperlich als auch psychisch zerrüttet. Im Gegensatz zu den Gefäßkrankheiten, die erfahrungsgemäß durch eine gezielte Umstellung der Ernährung und Lebensweise reversibel sind, lässt die Diagnose Krebs beim Betroffenen meist jede Hoffnung sterben.

Krebs ist stets ein Zeichen dafür, dass etwas im Organismus gehörig falsch läuft. Die sagenhafte Maschinerie der Zellerneuerung ist dazu gedacht, uns neunzig Jahre oder länger leben zu lassen. Funktioniert diese nicht mehr, so unterliegen gewisse Komponenten der Zellerneuerung und Bestandteile der DNS in den betroffenen Zellen einer Störung. Die Zellreproduktion geht dann zu schnell oder unpräzise vonstatten; sie hält sich nicht mehr an die ursprünglichen Vorgaben. Innerhalb von Monaten oder Jahren macht sich diese Ungenauigkeit in Form eines Tumors oder einer Läsion bemerkbar, häufig mit tödlichem Ausgang. Nahezu 25 Prozent aller Amerikaner sterben an Brust-, Lungen-, Darm- oder Prostatakrebs. Der genaue Verlauf der Krankheit ist immer noch ein Rätsel.

In den vergangenen Jahrzehnten gelangte man zu einer Menge neuer Erkenntnisse. Manche Arten von Krebs lassen sich behandeln, und die moderne Medizin vollbringt auf diesem Gebiet tagtäglich neue Wunder. Den meisten Krebspatienten erteilt die Medizin aber noch immer keine Antwort auf die entmutigenden Fragen, die sich ihnen stellen. Für die meisten Formen von Krebs gibt es keine wirksame Behandlung. Entgegen anderslautender Propagandameldungen hat sich die Erfolgsrate bei der Therapie von Brustkrebs in den letzten achtzig Jahren nicht verändert, nur die Behandlungsmethoden sind zunehmend unangenehmer geworden. Trotz der überbordenden Aggressivität von Chirurgie und Chemotherapie ist die Überlebensrate nicht höher als in den zwanziger Jahren. Mehr als neunzig Prozent aller Frauen, bei denen ein Brustkrebs diagnostiziert wird, sterben daran.

Rachel Carson ist nur eines von vielen Opfern dieser schrecklichen Epidemie. In ihrem Buch *Der stumme Frühling* äußert sie den Verdacht, Krebs könnte mit einer inneren Umweltzerstörung als Folge der Vergiftung unserer Umwelt zu tun haben. Der Gedanke, dass die Verschmutzung unseres Planeten auf entscheidende Weise zu tun haben könnte mit der pandemischen Ausbreitung von Krebs, beunruhigte sie. Die amerikanische Wissenschaftsjournalistin und Impulsgeberin der Umweltbewegung glaubte, unsere einzige Hoffnung bestehe darin, einen radikal neuen Weg einzuschlagen. ((11)) Ihre Vermutungen wurden von neueren Stimmen, wie John Robbins und Howard Lyman, aufgegriffen.

RISIKOFAKTOREN FÜR KREBS

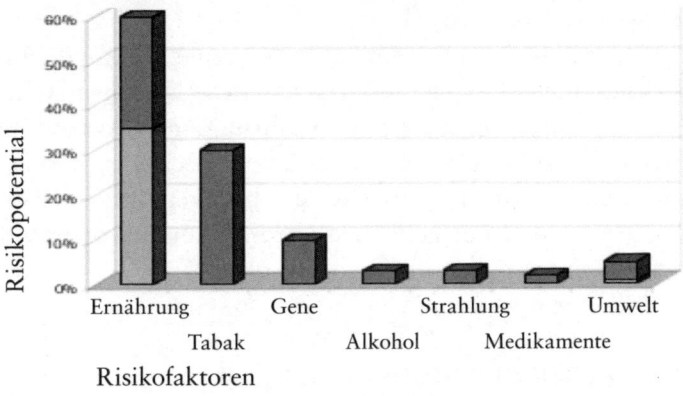

EIN SILBERSTREIF AM HORIZONT

Viele glauben, an Krebs zu erkranken, sei, wie in der Lotterie zu verlieren. Egal, ob die Krankheit nun durch Umweltgifte, genetische Mängel oder beides hervorgerufen wird, viele sind der Überzeugung, das Schicksal würde dabei eine enorme Rolle spielen. Irgendwie alarmiert es uns zwar, dass aus irgendwelchen Gründen immer mehr unserer Mitmenschen ein derartiges Pech haben. Die Vorstellung aber, dass Toxine in der Luft, im Wasser, in der Nahrung und der Umwelt ganz allgemein Krebs hervorrufen, verstärkt ein kollektives Gefühl der Machtlosigkeit. Schließlich müssen wir ja atmen, müssen wir ja etwas essen. Obwohl wir es uns leisten können, für gutes Trinkwasser einen guten Preis zu bezahlen, denken doch viele, so ein Privileg helfe nicht wirklich, und es könnte zu spät sein.

Auch wenn unsere Umwelt tatsächlich immer stärker belastet ist, zeichnet sich am Horizont doch ein Silberstreif ab. Vermutlich haben Carson und andere Umweltforscher mit ihrem Verdacht betreffend der Hauptursachen von Krebs nur bedingt Recht. Nach mehreren Jahrzehnten wissenschaftlicher Forschung gelang es dem National Cancer Institute herauszufinden, welche schädigenden Faktoren bei der Entstehung von Krebs tatsächlich relevant sind (siehe Diagramm vorne). ((12))

Wie es aussieht, hat Krebs gemeinsame Merkmale mit Erkrankungen der Herzkranzgefäße: Die Ursachen lassen sich mit einer angemessenen Ernährung und Lebensweise unter Kontrolle bringen. Sich dafür zu entscheiden, vermag die Chancen, nicht an Krebs zu erkranken, erheblich zu steigern. Die hauptsächlichen Gefahren unterliegen größtenteils unserer persönlichen Kontrolle.

DAS WESEN DER SELBSTKONTROLLE

Das Ausmaß und das Wesen unserer Kontrolle über den Krebs sind weder geläufig noch ist dazu allzu oft veröffentlicht worden. Seit Erscheinen von Rachel Carsons Buch *Der stumme Frühling* warten die Nachrichten regelmäßig mit Sensationsmeldungen auf, in denen es heißt, man habe einen bestimmten Giftstoff mit Krebs in Verbindung bringen können. Zu den üblichen Verdächtigen zählen Chemikalien wie DDT (Chlorphenotan) sowie andere Pestizide, ferner Alar (mit dem Äpfel besprüht werden), ein bestimmter roter Farbstoff, Natriumnitrite und -nitrate, Dioxin, Aflatoxin (das sich an schimmligen Erdnüssen und Getreidekörnern findet), künstliche Süßungsmittel wie Saccharin und Cyclamate, sowie Industrieschadstoffe. All diese Übeltäter sind wissenschaftlichen Studien unterzogen worden, und alle werden mit der Entstehung von Krebs in Zusammenhang gebracht. Als Folge davon fürchtet die Öffentlichkeit den Krebs natürlich als grausames Schicksal, das vor allem davon abhängt, wie sehr man krebserregenden Substanzen (Karzinogenen) ausgesetzt ist; verhindern können wir das aber nicht, da wir über keinerlei Sinnesorgan verfügen, das uns vor solchen Stoffen warnen würde.

Die Überzeugung, Krebs sei das Resultat von Kontakt mit karzinogenen Giftstoffen, ist zum Teil richtig. Doch sie ist auch extrem irreführend. Die Wahrheit über Krebs ist vielschichtiger – und ermutigender. Wie es aussieht, ist der Hauptverdächtige bei der Entstehung von Krebs in den meisten Fällen überwachbar und lenkbar: Die Rede ist vom Verzehr tierischen Eiweißes. Einer der Ersten, die diesen Zusammenhang verstanden haben, ist T. Colin Campbell, Professor für Biochemie an der Cornell University.

DAS PROBLEM MIT PROTEINEN

Als junger Biochemiker war T. Colin Campbell wie viele seiner Kollegen von Eiweiß (Protein) geradezu fasziniert. In seiner Doktorarbeit, gesponsert vom Chemieunternehmen Dupont and Grace, untersuchte er, wie sich immer größere Mengen von immer hochwertigerem Protein herstellen lassen. Dieses und verwandte Themen beschäftigten damals Ernährungsforscher auf der ganzen Welt: Wie konnte man auf effiziente und preisgünstige Weise mehr tierisches Protein herstellen, um eine «unterernährte» Welt damit zu versorgen? Seit seiner Entdeckung zu Beginn des 19. Jahrhunderts galt Protein als so etwas wie der heilige körpereigene Baustoff für Kraft und Gesundheit. Aus verschiedenen historischen Gründen glaubte man, dass Eiweiß tierischen Ursprungs pflanzlichem Eiweiß weit überlegen sei. Das erschien dem jungen Biochemiker, der als Kind auf der Farm seiner Eltern die Kühe gemolken hatte, einleuchtend und richtig. Schließlich glaubte Dr. Campbell, er müsse besser als jeder andere wissen, warum Eiweiß so wichtig sei und warum vor allem tierisches Eiweiß der wichtigste aller Nährstoffe sei.

Als es mit seiner Karriere aufwärts ging, wurde Campbell zu einem der angesehensten Biochemiker der Welt. Und als Wissenschaftler mit vielseitigen Interessen beschäftigte er sich auch mit dem Zusammenhang zwischen toxischen Chemikalien und Krebs. Wie es das Schicksal so wollte, stieß er zufällig auf einen obskuren, in Indien veröffentlichten Fachartikel, der von einer Studie berichtete. Dabei versorgte man Ratten, die einem der Haupt-Karzinogene (Aflatoxin) ausgesetzt wurden, einesteils mit Futter, dessen Proteinanteil bei 5 Prozent lag, andernteils mit Futter, das einen Proteinanteil von 20 Prozent aufwies. Die Ergebnisse verblüfften Campbell, da sie seinen Erwartungen völlig widersprachen: Jede einzelne Ratte, die das Futter mit den 20 Prozent Protein erhielt, erkrankte an Leberkrebs oder an den ihm vorausgehenden Schädigungen, während von den Tieren, deren Nahrung nur 5 Prozent Protein enthielt, nicht ein einziges erkrankte!

Campbell war sich unschlüssig, was er von dieser Studie halten sollte, und konsultierte mehrere seiner Kollegen. Deren Urteil war unmissverständlich: Die indischen Wissenschaftler mussten das Ergebnis der Studie falsch wiedergegeben haben, vermutlich hatten sie die Resultate vertauscht. Für die Gemeinschaft der Biochemiker war es damals undenkbar, ja fast schon ein Sakrileg, den Verzehr von Eiweiß mit der Entstehung von Krebs in Verbindung zu bringen.

Doch nicht selten werden große Entdeckungen von Leuten gemacht, die sich weigern, unbequeme Details schönzureden, von Leuten, die mutig und entschlossen genug sind, das, was «jedermann weiß», in Frage zu stellen. T. Colin Campbell ist eine solche Persönlichkeit, und die darauffolgenden, von ihm und seinen Kollegen betriebenen Studien zählen zu den wichtigsten Arbeiten in der Krebsforschung. Ihre Resultate lassen Schlüsse zu, die sowohl unsere persönlichen Vorlieben als auch viele spezifische Interessen in Frage stellen. Doch diese Erkenntnisse sind unbezahlbar.

In einer Reihe erstaunlicher Experimente konnten Campbell und seine Kollegen nicht nur die ursprünglichen Resultate aus Indien bestätigen, sondern auch eine eigene, ungemein wichtige Entdeckung beisteuern. In einer Untersuchung nach der anderen gelang es Campbell und seinen Kollegen, nachzuweisen, dass nicht Eiweiß als solches ausschlaggebend ist für die Entstehung von Krebs, sondern dass vor allem tierisches Eiweiß als Hauptübeltäter anzusehen ist. ((13))

Campbell & Co entdeckten, dass im Körper eigentlich ständig Krebszellen produziert werden, und zwar auf Grund schädlicher Einflüsse von außen, namentlich der Ernährungsgewohnheiten, aber auch durch giftige Chemikalien wie etwa Nikotin. Dennoch reicht der Einfluss toxischer Substanzen für die Entstehung von Krebs meist nicht aus. Um die natürlichen Abwehrkräfte des Körpers zu überwältigen, muss der Krebs gefördert werden. Campbells Forschungsarbeiten ergaben, dass von sämtlichen Ursachen, die man ausmachen konnte, tierische Eiweiße den Krebs mit Abstand am meisten fördern. Und zu seiner eigenen Überraschung fand Campbell heraus, dass das hauptsächlich in Milchprodukten vorkommende Protein, das Kasein, zur Entstehung von Krebs vermutlich am meisten beiträgt. ((14))

DREI SCHRITTE ZUR KREBSERKRANKUNG

Krebs entsteht in einem dreifachen Prozess, der aus den Stufen Anstoß, Förderung und schließlich Entwicklung besteht. Der Anstoß ist ein Entartungsprozess der DNS, zu dem es innerhalb von Minuten kommen kann, wenn man einem Giftstoff ausgesetzt ist. Der Anstoß an sich ist noch nicht gefährlich, denn wir verfügen über einen Krebsvermeidungs-Mechanismus, der solche Pannen im Zellgeschehen wieder ausgleicht. Der kritischste Teil ist die Förderung. In diesem Stadium wird der heranwachsende Krebs richtiggehend «gefüttert» und vorangetrieben, ein Prozess, der sich über Monate und Jahre erstrecken kann. Es ist das Stadium, in dem tierische Eiweiße ihr zerstörerisches Werk verrichten und zum letzten Krebsstadium überleiten; wir erkennen es mit Hilfe medizinischer Instrumente und sogar mit bloßem Auge: die Fortentwicklung. Zu diesem Zeitpunkt kann so gut wie nichts mehr dagegen getan werden, da der Krebs sich nun nicht mehr kontrollieren lässt.

Studien in Campbells Labor und auch anderswo konnten nachweisen, dass durch Nahrung ohne tierisches Eiweiß der Prozess des Anstoßes zum Ausbruch der Krankheit oft gestoppt werden kann. Dieser Befund legt eine aufsehenerregende Vermutung nahe: Viele Krebsarten sind, unabhängig davon, wie stark der Patient dem ausschlaggebenden Karzinogen ausgesetzt war, nicht in der Lage, sich weiterzuentwickeln und fortzuschreiten, sofern die Ernährung frei von tierischem Eiweiß ist! Diese Erkenntnis, selbst wenn sie der gängigen Meinung widerspricht und als abwegig gelten mag, ist von unschätzbarem Wert. Trotz der Giftstoffe in unserer Nahrung und Umwelt bleibt uns ein hohes Maß an persönlicher Kontrolle über die Gefahr, an Krebs zu erkranken – einfach indem wir sorgfältig darauf achten, was wir uns in den Mund schieben.

Es war stets der Traum der Krebsforschung, die Ursachen für diese Krankheit zu entdecken und herauszufinden, wie man sich davor schützen kann. Da passt es doch nicht schlecht, dass ausgerechnet jener Biochemiker, der seine Kindheit auf dem Milchbauernhof seiner Familie zubrachte und daraufhin im Zuge seiner wissenschaftlichen Karriere nach Möglichkeiten suchte, tierisches Eiweiß in großen Mengen und zu günstigen Preisen zu produzieren, sich unversehens mit Fakten konfrontiert sah, die darauf hindeuteten, dass gerade im Genuss von tierischem Eiweiß die größte aller Bedrohungen steckt. Es waren Entschlossenheit und Mut vonnöten, um die Wahrheit zu erforschen und der Öffentlichkeit mitzuteilen.

Ist die Verschmutzung von Luft und Wasser ein Risikofaktor für Krebs? Ja, das scheint der Fall zu sein. Doch diese Bedrohung ist gering im Vergleich zu den Risiken, die durch minderwertige Ernährung und das Rauchen von Zigaretten entstehen. Kommt das in Milch-Tetrapaks enthaltene Wachs als Quelle krebserregender Stoffe in Frage? Ja, doch vermutlich sind solche Stoffe nicht annähernd so gefährlich wie die im Tetrapak enthaltene Milch selbst.

ES SIND NICHT DIE GENE

Zum Schluss noch eine wichtige und sehr gute Nachricht: Auch wenn immer wieder verbreitet wird, dass die Gefahr, an Krebs zu erkranken, «in unseren Genen liegt», rücken eingehende wissenschaftliche Untersuchungen diese Sichtweise wieder gerade. Epidemiologische Studien, wie sie T. Colin Campbell und andere ausgeführt haben, zeigen, dass die meisten Fälle von Krebs sich auf die Ernährungs- und Lebensweise der Betroffenen zurückführen lassen. Vor allem Studien, die an US-Einwanderern durchgeführt wurden, sind dabei höchst aufschlussreich. Wenn beispielsweise asiatische Frauen in die Vereinigten Staaten auswandern und die dortigen Ernährungsgewohnheiten übernehmen, steigt bei ihnen die Brustkrebsrate um 500 Prozent. ((15)) Diese Ergebnisse stützen die Schlussfolgerung, dass bestimmte Faktoren der Ernährung die Hauptursache für die starke, weltweit beobachtbare Korrelation zwischen den Ernährungsgewohnheiten und der Wahrscheinlichkeit von Krebs darstellt.

Ernährung und Krebsrisiko

Wir betrachten es als Glücksfall, dass genau die gleichen Ernährungsmuster, die vor Erkrankungen der Herzkranzgefäße schützen, auch das Krebsrisiko eindämmen. Nicht nur, dass eine natürliche und ganzheitliche Ernährung kardiovaskuläre Erkrankungen reversibel machen kann; sie gewährt dem Körper auch eine reichhaltige und ständige Versorgung mit sekundären Pflanzenstoffen, mit Mikronährstoffen, die der Entstehung von Krebszellen entgegenwirken. Diese hilfreichen Substanzen finden sich in keinem tierischen Erzeugnis, und auch in der industriell verarbeiteten Nahrung kommen sie so gut wie nicht vor.

Darüber hinaus weist pflanzliche Nahrung, bei gleicher Kalorienmenge eine viel niedrigere Konzentration an Umweltgiften auf als tierische Nahrung. Dies beruht auf «biologischer Konzentration». Nutztiere fressen pflanzliche oder industriell hergestellte Nahrung und dienen als Filter für Umweltgifte. Diese werden in konzentrierter Form in ihrem Gewebe abgelagert. Das bedeutet, ihr Fleisch und ihre Milch enthalten diese Schadstoffe in weitaus höherer Konzentration als die ursprüngliche Quelle aus der Pflanzenwelt. Frauen zum Beispiel, die tierische Produkte konsumieren, weisen einen um 70 Prozent höheren DDT-Spiegel in ihrer Muttermilch auf als vegetarisch lebende Frauen. ((16)) Die Auswirkungen eines vermehrten Giftstoffgehalts der Nahrung auf heranwachsende Kinder sind noch ungeklärt, wir müssen aber davon ausgehen, dass ihnen dieser Kontakt nicht gut bekommt. Es bleibt künftigen Wissenschaftlern überlassen, das Ausmaß und die Art der auf diese Weise entstehenden Schädigung zu erforschen. Unser Resümee lautet auf jeden Fall: Am besten schützen wir uns offenbar, indem wir tierische Produkte nur in geringen Mengen oder gar nicht zu uns nehmen. Und je giftiger die Welt wird, in der wir leben, umso wichtiger wird diese Regel für uns werden, sowohl auf individueller als auch auf kollektiver Ebene.

GEFÄHRLICHER ERFOLG

Seit Bestehen unseres Planeten hat die Natur eine erstaunliche Vielfalt an Lebensformen hervorgebracht, die im Laufe von Äonen ihren Aufstieg, aber auch ihren Fall erlebt haben. Einige Spezies haben dabei ganz besondere Strategien des Überlebens entwickelt, wie etwa das Sehvermögen, das Echolot, Flügel, Flossen oder neurale Schaltkreise, die dazu nötig sind, Spinnennetze zu weben. Oft führte der Wettbewerb ums Überleben zu überraschenden Resultaten. Es sind nicht immer die Größten und Stärksten, die überleben und erfolgreich sind, sondern es sind jene, die sich ihrer Umwelt am besten anpassen. Den Anpassungsfähigen gehört das Leben zu jeder einzelnen Sekunde, sie haben nicht unbedingt die stärksten Muskeln oder die schärfsten Zähne. Viele der furchterregendsten Raubtiere haben nur eine kurze Vorstellung abgegeben auf der unberechenbaren Bühne der Natur, dann machten sie Platz für andere, die besser zurechtkamen.

Vor rund 100 000 Jahren erhob auf dem afrikanischen Kontinent eine Primatenart auf ganz besondere Weise ihr Haupt. Innerhalb weniger Jahrtausende lernte diese Spezies, sich einer neuen Waffe zu bedienen, die den Weg freimachte für eine tiefgreifende Wende in der Naturgeschichte von Planet Erde. Es war die Waffe des menschlichen Verstandes. Nahezu 100 000 Jahre später lernte der Geist des Menschen, seine Fähigkeiten auf bestmögliche Weise einzusetzen, und erfand die Wissenschaft als Methode zur Entschlüsselung der Geheimnisse der Natur. Innerhalb weniger Jahrhunderte gelangte er zu unglaublichen Resultaten, zu einem Erfolg, der für die Ahnen, wenige Generationen zuvor, so gut wie unvorstellbar gewesen wäre.

Doch Wissen kann ein zweischneidiges Schwert sein, und der Erfolg des Menschen forderte seinen Preis. Pestizide wie DDT retten Millionen von Menschenleben, indem sie die Gefahr eindämmen, an Malaria zu erkranken, was in der Tat ein Segen ist. Doch die großflächige Anwendung solcher Substanzen schadet dem ökologischen Gleichgewicht der Erde, und die Folgen sind nur schwer einzuschätzen. Nur weil wir irgendetwas tun können, heißt das noch lange nicht, dass wir es auch tun sollten.

Je weiter der technische Fortschritt voranschreitet, desto stärker wächst das Verlangen nach mehr Lustgewinn bei weniger Schmerz und weniger Anstrengung. Dies führt zu einer immer tiefgreifenderen Schädigung der Umwelt, die vom Abholzen der Regenwälder zwecks Viehzucht bis hin zur Verbrennung stetig steigender Mengen an fossilen

Brennstoffen reicht. Unser Handeln führt zu einem Massensterben von Arten, und das zu einem etwa hundertmal höheren Prozentsatz als in der Zeit vor der industriellen Revolution. Auch hier gilt höchstwahrscheinlich: Tendenz steigend. ((17))

Unser Verlangen nach Steigerung der Fleischmenge führt zu einem verschäfften Zugriff in die letzten Jagdgründe der Erde: die Ozeane. Mittlerweile werden die Gewässer dieses Planeten mittels Radar und Satelliten ausgebeutet. Von einem fairen Wettbewerb kann hier nicht mehr die Rede sein. So überrascht es auch wenig, dass wir allein in den letzten paar Jahrzehnten 90 Prozent des Bestands zahlreicher Meeresbewohner vernichtet haben, während andere sogar völlig auf der Strecke blieben. Unsere kognitiven Fähigkeiten haben uns zum Status von Alleinherrschern verholfen, und inzwischen besudeln wir in verschärftem Tempo das eigene Nest. Unsere kollektive Biomasse ist hundertmal größer als die jeder anderen großen Spezies in der Geschichte dieser Erde.

Schon in den frühen Tagen der industriellen Revolution waren viele Menschen besorgt über unser Einwirken auf die Umwelt. Eine Stimme, die vernommen und respektiert wurde, war die des großen englischen Literaten Charles Dickens. Er ließ seinen Blick über die sich rapide verwandelnde Landschaft seines Heimatlandes schweifen und brachte eine wachsende Besorgnis zum Ausdruck. Sein Roman *Schwere Zeiten* handelt vom fiktiven Städtchen Coketown, wohinter sich die wirklich existierende Stadt Preston in Lancashire verbarg. Er beschrieb Coketown als

«... eine Stadt der Maschinen und der hohen Schornsteine, aus denen sich endlose Rauchschlangen beständig emporwanden, ohne je müde zu werden. Es besaß einen schwarzen Kanal und einen Fluss, der rot war von übelriechender Farbe ... eine Stadt aus roten Ziegeln oder aus Ziegeln, die rot gewesen wären, wenn es Rauch und Ruß erlaubt hätten.» ((18))

Dickens war bestürzt über die Veränderungen, die da deutlich sichtbar und immer rascher vor sich gingen. Das war aber noch nichts im Vergleich zur Geschwindigkeit, mit der sich dieser Wandel heute vollzieht. Sehr alarmierend ist, dass diese Zerstörung sich häufig auf mikroskopisch kleiner Ebene vollzieht, und verglichen mit den Problemen, die wir uns durch unsere biochemischen Manipulationen einhandeln, muten die Großbritanniens im 19. Jahrhundert geradezu trivial an.

HABEN WIR DIE NATUR SCHACHMATT GESETZT?

Beim Schachspiel gelingt es «alten Hasen» oft, einen Neuling in nur drei Zügen an den Rand einer Niederlage zu bringen. Der vierte Zug führt dann meistens zum Schachmatt, und das Königreich des Gegners ist erobert.

Auf ähnliche Weise bedurfte es dreier revolutionärer Umwälzungen, bis wir zu den Herren dieses Planeten wurden. Unser moderner menschlicher Verstand sowie unsere Fortschritte aus den Zeiten der landwirtschaftlichen und industriellen Revolution erschufen eine Welt, in der wir ein Mehr an Lustgewinn bei so geringer Anstrengung genießen können, wie keiner unserer Vorfahren es sich jemals hätte erträumen können.

Doch nun gilt es, Vorsicht walten zu lassen. Anders geht es nicht, denn Geld, Wissen und Bevölkerungsdichte sind nicht das Einzige, was wie auf dem persischen Schachbrett exponentiell ins Unermessliche anwächst. Auch für die Umweltzerstörung gilt das. Wenn eine Spezies ausstirbt, stirbt eine Reihe anderer Spezies mit, die ökologisch von ihr abhängig waren. Wenn wir nicht lernen, bessere Entscheidungen zu treffen als in der Vergangenheit, erwartet unsere Spezies ein düsteres Geschick. Die vierte Revolution in unserer Beziehung zur Erde könnte ein weltweiter ökologischer Kollaps sein, ein Schachmatt der Natur.

Um bessere Entscheidungen zu treffen, benötigt die Menschheit Hilfe, da es uns von allein nicht gelingt, unser Verlangen zu mäßigen. Doch mit etwas Glück und Führung wird sich der richtige Weg finden lassen.

EIN BEMERKENSWERTER ENGLÄNDER

Dickens war ein sehr scharfsinniger Kritiker der industriellen Revolution. Doch es gibt noch einen weiteren Engländer, aus dessen Einsichten wir eine Menge lernen können: Charles Darwin.

Darwin wird zu Recht als der Mann gefeiert, der einer erstaunten und ihm oft feindlich gesonnenen Welt erklärte, wo wir eigentlich herkommen. Er verdeutlichte, dass wir mit allem, was lebt, als Teile eines einzigen großen, in sich verflochtenen Baums des Lebens, verbunden sind. Charles Darwins Evolutionstheorie war die grundlegende Erkenntnis der Biowissenschaften, und für diese Errungenschaft wird er der Nachwelt stets im Gedächtnis bleiben.

Aber nicht nur, dass Darwin eines der größten Rätsel der Menschheitsgeschichte löste; er machte auch noch zwei weitere Entdeckungen, die, was ihre praktische Bedeutung anbelangt, mit der Evolutionstheorie durchaus konkurrieren können. Diese beiden Entdeckungen können vielleicht als Grundstein für eine vierte und letzte Revolution in unserer Beziehung zur Umwelt dienen, eine, die dringend notwendig ist.

Nachdem Darwin sein Werk *Die Abstammung des Menschen* veröffentlicht hatte, wurden seine Thesen von den Sozialwissenschaften mehr als ein Jahrhundert lang praktisch ignoriert. Experten auf dem Gebiet der Psychologie, der Anthropologie und der Soziologie im 20. Jahrhundert kehrten dem größten Genie des 19. Jahrhunderts pauschal den Rücken zu, ein Versäumnis, das ihnen zur kollektiven Schmach geriet. Als sich das 20. Jahrhundert seinem Ende zuneigte, brachten es Darwins Erkenntnisse zur Psychologie des Menschen allmählich zur längst verdienten Anerkennung, und zwar unter der wissenschaftlichen Führung von Richard Dawkins, Edward O. Wilson, Robert Trivers, William Hamilton, Steven Pinker, John Tooby und Leda Cosmides, sowie David Buss und anderen.

Endlich wurde wiederentdeckt, was Darwin bereits ein Jahrhundert zuvor deutlich erkannt hatte: Dass wir Wesen sind, deren Körper samt dem dazu passenden Verstand von der Natur geprägt ist. All unsere Hoffnungen, Träume, Wünsche, und somit letztendlich auch unser Handeln, sind das Ergebnis einer Fortentwicklung mentaler Strukturen. Wir streben nach Lust, meiden den Schmerz und sparen Energie, wie die Evolution uns das vorgibt.

Unsere animalische Natur, im Zusammenspiel mit unseren ständig wachsenden technischen Fertigkeiten, führt uns in die drohende Katastrophe. Wir können nicht in unsere natürliche, ökologische Nische zurück. Wir können lediglich unser Wissen mit mehr Weisheit einsetzen, indem wir die Folgen absehen, wenn wir unserer Vorrangstellung freien Lauf lassen.

Zurückhaltung zu üben fällt uns schwer, da sie unserer Natur zuwiderläuft. Also ist das, was wir jetzt dringend brauchen, ein klareres Verständnis unserer eigenen Natur; wir danken Darwin, der uns den Weg dorthin wies. Er ist der Begründer einer Theorie, die erst in neuerer Zeit als Schlüsselperspektive in den Sozialwissenschaften anerkannt und heute als «evolutionäre Psychologie» bezeichnet wird. Dieser revolutionäre Paradigmenwechsel macht die Sozialwissenschaften heute zu einem weit präziseren und potentiell nützlicherem Fachgebiet denn je.

Wir können nur hoffen, dass uns rechtzeitig genügend Wissen zuteil wird, denn wir haben es mit gefährlichen Dingen zu tun. Wir sind der Meinung, Darwin wäre mit unserer Anschauung einverstanden, dass die Lustfalle eine verborgene Kraft von alarmierender Wirkung ist, nicht nur eine Bedrohung für unser persönliches Wohlbefinden, sondern auch für unser kollektives Schicksal. Wir brauchen eine vierte Revolution, die uns lehrt, uns nicht wie Tiere zu verhalten, sondern umsichtiger zu genießen oder Verzicht zu üben.

Fährt die Gesellschaft mit der Verwüstung unseres Planeten fort, können wir uns zumindest persönliche Folgen vom Leib halten, indem wir unser individuelles Verhalten gut kontrollieren. Das kann immerhin enorm tröstlich sein, ein Segen, ein Aufschub für jeden, der danach strebt. Das Schicksal künftiger Generationen ist derzeit in der Schwebe. Unser Planet wird übermannt von den Folgen unseres materiellen Erfolgs. An diesem Punkt der Geschichte wird eine weitere Erkenntnis Darwins zum großen Muss; dieser Erkenntnis Rechnung zu tragen, wird lebensnotwendig für die Zukunft dieser Erde.

Darwin begriff als Erster, dass alles Lebendige sich in voneinander abhängigen ökologischen Nischen abspielt und zusammen eine große Einheit bildet. Woraus sich folgern lässt, dass das Leben auf dieser Erde einem Gewebe ähnelt, dessen Elastizität wir nicht kennen, und wir daher wirklich besorgt sein sollten, wenn wir es bis an seine Grenzen ausdehnen. Viele mutige Stimmen haben sich zum Schutz unserer so sensibel reagierenden Umwelt erhoben, und es müssen noch weitaus mehr werden. Wir sollten uns stets daran erinnern, dass Charles Darwin als Begründer der modernen Ökologie gelten darf. Wir zollen seinem Gedenken Respekt, wenn wir uns immer mehr bewusst werden, dass keine Spezies dieser Welt auf einer Insel lebt.

=== ZUSAMMENFASSUNG ===

Vor 100 000 Jahren machte der Mensch die ersten Schritte auf einem völlig neuen Weg. Er begann zwecks Befriedigung seiner Bedürfnisse in die Umwelt einzugreifen und seine ökologische Nische für immer zu verlassen. Auf diese Weise wurden wir zu Herren über die Ressourcen dieser Erde. Die von unserer Spezies angerichtete Zerstörung der Umwelt ist erschütternd, deren Folgen lassen nichts Gutes erahnen.

Sowohl Wissenschaftler und Mediziner als auch Umweltforscher wurden von einer großen Sorge getrieben, nämlich der Frage, ob die Verschmutzung unserer Umwelt für die epidemische Ausbreitung von Krankheiten wie zum Beispiel Krebs verantwortlich sein könnte. Auch wenn die Antwort auf diese Frage noch nicht feststeht, verfügen wir inzwischen doch über einige Fakten. Glücklicherweise steht Krebs meist nicht in hauptsächlichem Zusammenhang mit Toxinen aus der Luft, dem Wasser und unserer Umgebung allgemein. Weitaus gefährlicher ist die Tatsache, dass tierische Eiweiße bei der Entstehung von Krebs wie ein Katalysator wirken.

=== WAS SIE SELBST TUN KÖNNEN ===

Ernähren Sie sich ausschließlich von vollwertiger, naturbelassener Kost, unter vollständigem Verzicht auf alle Arten von Fleisch, Fisch, Geflügel, Eiern und Milchprodukten. Darüber hinaus sollten Sie so oft wie möglich auf Produkte aus biologischem Anbau zurückgreifen. Es empfiehlt sich auch, zum Kochen und Trinken nur gereinigtes/aufbereitetes Wasser zu verwenden, um sich nicht Giftstoffen auszusetzen, die im öffentlichen Trinkwasser enthalten sein könnten.

ES WERDE LICHT!

«Früh zu Bett und früh aufgestanden, das macht
den Menschen gesund, reich und klug.»
Benjamin Franklin

Seine Mutter war eine ehemalige Lehrerin, sein Vater versuchte sich mal auf diesem, mal auf jenem Gebiet, als der Junge 1854 eingeschult wurde. Sein Lehrer, der Geistliche G. B. Engle, hielt ihn für ein dummes Kind und einen schlechten Schüler; anscheinend stellte der Junge ihm zu viele Fragen. Drei Monate später gelangte der Reverend zu dem Schluss, der Siebenjährige sei für die Schule nicht geeignet. Und so kam es, dass die offizielle Ausbildung des Knaben sich auf diese wenigen Wochen beschränkte.

Er war geradezu gierig nach immer mehr Wissen, und nach seinem Tod im Jahre 1931 stieß man in seinem Arbeitszimmer auf Bücherstapel von insgesamt mehr als 10 000 Bänden. Zwischen 1854 und 1931 sammelte er Informationen, stellte Hypothesen auf und experimentierte in einem Ausmaß wie möglicherweise kein Mensch vor ihm. Die Rede ist von Thomas Alva Edison, dem größten Erfinder aller Zeiten.

Thomas Edison war die perfekte Mischung aus Wissenschaftler und Problemlöser. Zuletzt sollte er 1093 Patente sein Eigen nennen, mehr als je eine Person in der Geschichte der USA. Bereits mit 31 Jahren war er weltberühmt und wurde von Präsident Rutherford B. Hayes eingeladen, seine neueste Erfindung, das Grammophon, vorzustellen. Edison brachte nicht nur Erfindungen hervor, sondern ganze Industriezweige. Dank ihm wurde das Telefon zu einem praktischen Alltagsgegenstand. Er erfand auch die Filmkamera, und er war der Erste, der Filme drehte und damit Geld verdiente. Außerdem produzierte und verkaufte er Schallplatten, die man auf dem von ihm erfundenen Grammophon abspielen konnte, was zur Entstehung einer weiteren Industrie führte. Die größte Ehre wurde ihm mit der Verwirklichung eines ganz einfachen Traums zuteil: Einer Methode, die Welt gefahrlos und auf wirkungsvolle Weise zu beleuchten.

Auf der Suche nach dem Licht

Menschen sind keine nachtaktive Spezies, und wenn es dunkel ist, stoßen sie an ihre Grenzen. Die meisten von uns verspüren eine quälende Angst, wenn sie allein im Dunkeln sind; wo kein Licht ist, sind wir angreifbar. Unser elementarstes Überlebenswerkzeug, das Sehvermögen, ist dann von geringerem Nutzen, wenn nicht sogar ganz außer Kraft gesetzt. Etwas gegen diese Angreifbarkeit zu tun, ist ein uraltes menschliches Anliegen; so ist ein Lagerfeuer seit mindestens einer Million Jahren für uns ein trostreicher Anblick.

In den vergangenen Jahrhunderten wurden Feuer und Fackeln durch Petroleumlampen ersetzt. Obwohl ein gewaltiger Fortschritt, waren Öllampen und Gaslichter noch lange nicht die ideale Lösung. Die gefährliche, mit hohem Arbeitsaufwand verbundene und teure Beleuchtung zu verbessern, war genau die Art von Herausforderung, wie Edison sie liebte.

Im Jahre 1879 zählte Elektrizität noch zu den ganz jungen Entdeckungen. Ihre Verheißungen kamen bei den Leuten gut an, und Edison war nicht als Einziger auf der Suche nach sauberem, sicherem elektrischen Licht. Das elektrische Licht war zwar schon Jahrzehnte zuvor entdeckt worden, es erforderte jedoch Strom, der durch den Raum hindurch von einer Elektrode zur anderen übersprang; was damals ein gefährlicher und unberechenbarer Vorgang war. So ging es nun darum, einen Glühfaden aus einem Material zu finden, das gefahrlos zum Glühen gebracht werden konnte, während ein schwacher elektrischer Strom hindurchfloss. Mitte der siebziger Jahre des 19. Jahrhunderts stand fest, dass derjenige, der das geeignete Material entdecken würde, berühmt und sagenhaft reich werden würde.

Edison und seine Mitarbeiter prüften mehr als eintausend verschiedene Materialien. Er schickte Leute in den Amazonas-Dschungel und in die Wälder Japans, um dort nach geeigneten Substanzen zu suchen. Edisons Energie und Entschlusskraft waren legendär. Und obwohl viele der hervorragendsten Wissenschaftler der Welt der gleichen Idee nachjagten, gelangte Edison als Erster ans Ziel.

Wie schon Louis Pasteur bemerkte, bevorzugt das Glück denjenigen, der darauf vorbereitet ist. Früher einmal, im Jahr 1873, war Edison beim Reinigen einer Öllampe etwas Ruß an den Fingern haften geblieben. Er experimentierte mit diesem Kohlerückstand und entdeckte, dass er sich bei zahlreichen elektrischen Anwendungen als extrem nützlich erwies. Am Abend des 21. Oktobers 1879 rollte Edison ein wenig von diesem Material zwischen Daumen und Zeigefinger hin und her, als ihm plötzlich auffiel, dass es sich zu einem dünnen, drahtförmigen Gebilde formen ließ. Er formte das feine Drähtchen zu einer Schlaufe, so dass eine Art Haarnadel entstand, und verband die beiden Enden vorsichtig mit den Elektroden. Als nun Strom durch diesen hauchdünnen Draht floss, ging ein warmes, angenehmes Leuchten von ihm aus. Nach mehr als 1200 Experimenten und einer letztlich weltweiten Suche, hielt Edison endlich des Rätsels Lösung vor sich in Händen.

Vor kurzem wurde entdeckt, dass wir mit einem komplexen Hormonsystem zur Welt kommen, welches auf das Vorhandensein oder Nicht-Vorhandensein von Sonnenlicht reagiert. Wenn es dunkel ist, beginnt unser Körper, Melatonin zu produzieren, eine neurochemische Substanz mit einer Schlüsselrolle beim Entstehen von Bettschwere und Müdigkeit. Ist es hell, wird die Melatoninproduktion gestoppt und der Körper stellt auf die Produktion von Hormonen um, die uns wach halten. Helligkeit signalisiert dem Körper, dass es Tag ist und lebensnotwendige Aufgaben anstehen. Der Mensch ist also dafür konstruiert, tagsüber wach zu sein und nachts zu schlafen; unser Schlaf/Wach-Zyklus wird vor allem durch unsere Lichtempfindlichkeit gesteuert.

Mag sein, dass unsere frühen Vorfahren auch nach Eintreten der Dämmerung oft noch ein wenig wach blieben und umso müder wurden, je mehr das Lagerfeuer herunterbrannte. Das Lagerfeuer war eine wichtige Erfindung, die der Motivationstriade gute Dienste leistete, wenn es darum ging zu kochen (Luststreben), sich vor Raubtieren zu schützen (Schmerzvermeidung) und sich zu wärmen (Schmerzvermeidung und Energieeinsparung). Es überrascht daher nicht, dass auch der Mensch von heute vor seinem Kaminfeuer dieses Gefühl der Sicherheit und Behaglichkeit genießt.

Das Leuchten des Feuers diente auch dazu, unseren Vorfahren die instinktive Angst vor der Dunkelheit zu nehmen. Nachdem sie einen Tag lang hart gearbeitet hatten, waren lange Gespräche nach Einbruch der Dunkelheit wohl eher selten. Die ansteckende Wirkung des Gähnens signalisierte ihnen: Der Tag war vorbei. Körper und Geist brauchten jetzt Ruhe, und es lockte die Aussicht auf Schlaf.

Ein natürliches Maß

Wir wissen nicht genau, wie viele Stunden unsere Vorfahren pro Nacht im Durchschnitt schliefen, doch es gibt ein paar Methoden, um sich davon ein relativ stimmiges Bild zu machen: (1) Wir können beobachten, was mit Menschen geschieht, wenn sie in der freien Natur zelten und ihnen kein künstliches Licht zur Verfügung steht. (2) Wir können Menschen in Schlaflabors beobachten, die keine Ahnung haben, ob gerade Tag oder Nacht ist, und (3) wir können Menschen in der nicht-industrialisierten Welt beobachten, wo Edisons Geschenk noch nicht überall angekommen ist. Die Untersuchungen führen alle zum gleichen Ergebnis: Die Natur hat vorgesehen, dass wir schlafen, wenn es dunkel ist, und zwar etwa neun bis zehn Stunden pro Nacht. ((1))

Das entspricht in etwa dem, was wir in den USA über die Menschen des eigenen Landes vor Entdeckung des elektrischen Stroms wissen. Historische Quellen deuten darauf hin, dass rund neun bis zehn Stunden geschlafen wurde, ehe Thomas Edisons genialer Geist die Nacht erhellte.

Ein zweischneidiges Schwert

So wie viele große Erfindungen ist auch Edisons Licht einerseits großartig, andererseits bedenklich. Es ist eine wundervolle Erfindung von unübersehbarem Nutzen. Ob drinnen oder draußen, künstliches Licht bereichert unser Leben in vielerlei Hinsicht; nicht nur weil es unserer Sicherheit und Bequemlichkeit zugutekommt, es ist auch aus ästhetischer Sicht eine Bereicherung, man denke nur an hell erleuchtete Boulevards oder Festtagslichter.

Dennoch gibt es immer mehr Hinweise darauf, dass wir dieses Geschenk gehörig missbrauchen. Worüber die Patienten von Allgemeinärzten in unseren Tagen am häufigsten klagen, ist Müdigkeit, und der häufigste Grund dafür ist der Mangel an Schlaf. Obwohl die Natur für uns eine Schlafdauer von neun oder mehr Stunden pro Nacht vorgesehen hat, schläft der Durchschnittsamerikaner heute weniger als sieben Stunden, was nichts anderes heißt, als dass wir die meiste Zeit unseres Lebens unausgeschlafen sind. ((2)) Der Preis, den man für zu wenig Schlaf bezahlt, ist immens und immer noch zu wenig erkannt.

William Dement von der Stanford University, einer der renommiertesten Schlafforscher der Welt, sagt: «Was die Einwohner unseres Landes sich selbst an Schlaf schuldig bleiben, ist eine weit größere Gefahr für unser Land als die Verschuldung des Staates.»

Schlafen bedeutet ausschlafen

Thomas Edison war das eigene Schlafbedürfnis ein Ärgernis; er betrachtete Schlaf als Zeitverschwendung. Da er über viel Energie und Antriebskraft verfügte, erwartete er auch von seinen Mitarbeitern, dass sie zahlreiche Überstunden leisteten und über ihr Schlafbedürfnis hinweggingen. Wenn ein junger Ingenieur an seinem Schreibtisch einnickte, benutzte Edison einen Elektroschocker, um den Mann zum Weiterarbeiten zu bewegen.

Wir wissen heute, dass Edison, der Erfinder der Marktforschung und Marktentwicklung, trotz seiner negativen Haltung zum Schlaf erfolgreich war, nicht wegen ihr. Es gilt inzwischen als anerkannte Tatsache, dass der Mensch von der Natur dazu bestimmt ist, ausgeschlafen zu sein. Das heißt, wir verspüren deshalb ein Verlangen nach Schlaf, damit wir unseren Schlafbedarf auch tatsächlich decken. Unser Verlangen nach Schlaf gehorcht ebenso wie unser Verlangen nach Nahrung dem Gesetz der Sättigung. Ausschlafen bedeutet, so lange zu schlafen, bis das Schlafbedürfnis «gesättigt» ist. Wer versucht, sich an diesem Gesetz vorbeizumogeln, hat mit geistigen und körperlichen Beeinträchtigungen zu rechnen.

In der Natur schlafen alle Lebewesen, bis ihr Schlafbedürfnis «gestillt» ist, also bis sie ausgeschlafen sind. Handelt es sich um nachtaktive Tiere, so sind diese die ganze Nacht über wach und beschäftigt, bis sie im Morgengrauen schläfrig werden. Sind sie hingegen tagaktiv, werden sie nachts bis zur Sättigung schlafen. Bei Tagesanbruch wachen Nachtschläfer schlagartig auf und fühlen sich rundum erfrischt. Sie beginnen den Tag mit optimistischem Elan, was ihnen auch umgehend anzumerken ist. Diesen Elan sehen und hören wir in den Morgenstunden auch bei Vögeln und anderen Arten; ihnen gelingt es, ohne Koffein oder Nikotin fröhlich an ihr Werk zu gehen. Das können wir überall beobachten, sofern wir uns die Mühe machen, genau hinzusehen.

Nicht genug bekommen

Tieren in der freien Natur gelingt es so gut wie immer, ihren täglichen Schlafbedarf zu decken. Nur in seltenen Ausnahmefällen kommt es vor, dass das normale Schlafmuster eines Lebewesens durchbrochen wird. Der daraus resultierende Schlafmangel wird so schnell wie möglich wieder ausgeglichen, manchmal innerhalb weniger Stunden in Form eines Nickerchens oder indem das Tier in der folgenden Nacht einfach länger schläft. Das Gehirn verzeichnet fehlenden Schlaf als «Schlafschuld» und versucht, diese Schuld in vollem Maße auszugleichen, sobald dies gefahrlos vonstattengehen kann.

So wie unsere Hungermechanismen perfekt zusammenarbeiten, um uns zu einer angemessenen Kalorienzufuhr anzuspornen, so arbeiten auch unsere Schlafmechanismen zusammen, um die notwendige Ruhe zu gewährleisten. Wenn Tiere tagsüber härter arbeiten müssen, wird ihr Verlangen nach Schlaf, wie auch nach Kalorien, nach oben reguliert. Schlafen sie an einem bestimmten Tag weniger, als sie eigentlich wollten, so tragen sie diesen Schlafmangel in Form einer Sehnsucht nach Ruhe mit sich herum.

Bei allen Unannehmlichkeiten, die Schlafmangel mit sich bringt, stießen Forscher vor kurzem auf eine verblüffende Tatsache: Einem Großteil der Bevölkerung in den Industrienationen gelingt es so gut wie nie, richtig auszuschlafen; die Schlafschulden Betroffener sind immens. Es ist nicht so, dass sie nur ab und zu einmal nicht genug Schlaf bekommen und dieses Manko dann rasch wieder ausgleichen, nein, bei der großen Mehrzahl ist dieser Schlafmangel chronisch.

Wie es ihnen gelingt, ihrem vorzüglichen Instinktmechanismus zu trotzen, ist ein verstörendes, aber alltägliches Phänomen.

Wie man Schlafschulden abbezahlt

Wie wir bereits gesehen haben, lassen sich menschliche Befriedigungsmechanismen übertölpeln. Viele Menschen überfressen sich heutzutage chronisch und werden fettleibig. Nun verstehen wir, wie so etwas möglich ist. Trotz der vorzüglichen angeborenen Mechanismen, die uns davon abhalten sollen, zu viel zu essen, eröffnen sich uns heute Möglichkeiten, diese Mechanismen zu übertölpeln. Durch immer weniger Ballaststoffe und immer mehr Fett ist es gelungen, die moderne Nahrung auf künstliche Weise zu konzentrieren. Diese Künstlichkeit ist es, die unsere Sättigungsmechanismen hinters Licht führt.

Seit der Verbreitung von Edisons Glühbirne ist unser Schlafbefriedigungsmechanismus starken Widerständen ausgesetzt. Das beruhigende Leuchten von ungefährlichem und preiswertem Licht animiert uns fast unbemerkt zum Wachbleiben. Da die meisten von uns am nächsten Morgen müde sind, greifen sie zwecks Beseitigung dieses unangenehmen Zustands zu Aufputschmitteln. Mehr als 90 Prozent aller erwachsenen Amerikaner nehmen gewohnheitsmäßig Koffein zu sich, diese höchst anregende Substanz macht den Schlafmangel vorübergehend vergessen. Weitere stimulierende Mittel sind Tabak und Schokolade.

Menschen, die zu wenig Schlaf bekommen, müssen künstlich wach gehalten werden. Wecker sorgen mit ihrem Schrillen dafür, dass der an Schlafmangel Leidende in eine Art Alarmbereitschaft gerät und aufsteht. Dank elektrischem Licht ist es ganz alltäglich geworden, in puncto Schlaf chronisch überschuldet zu sein und ein von Weckern und Aufputschmitteln flankiertes Leben zu führen. Für unsere Spezies ist das alles andere als normal; der Preis, den wir dafür bezahlen, ist beträchtlich, manchmal sogar tödlich.

Wenn es uns nicht gelingt, so viel Sauerstoff einzuatmen, wie wir zum Leben brauchen, dann ersticken wir und sterben. Wenn wir permanent weniger essen, als es unserem Kalorienbedarf entspricht, werden wir irgendwann verhungern. Und wenn unsere Körpertemperatur unter das uns angeborene, erforderliche Niveau fällt, müssen wir über kurz oder lang erfrieren.

Genauso wie unser Bedarf an Sauerstoff, Nahrung und Wärme wird auch unser Schlafbedarf durch unsere Instinkte justiert. Unser Gehirn signalisiert uns den Mangel an Schlaf mittels Schläfrigkeit am Tag und körperlicher Abgeschlagenheit, also über Symptome, die uns dazu bewegen, Ruhe zu suchen. Mit Hilfe preiswerter und weithin zugänglicher Aufputschmittel sowie elektrischer Beleuchtung ist es unbemerkt zu einem epidemischen Anstieg an Fällen von chronischem Schlafmangel gekommen, ein Phänomen, das in seinem Ausmaß noch nicht erkannt ist. Obwohl Erschöpfung und Energiemangel die Beschwerde Nummer eins ist, die Hausärzte sich anhören müssen, erkennen nur wenige von ihnen, dass die häufigste Ursache dafür chronischer Schlafmangel ist. ((3))

Wir bezahlen diesen Mangel mit einer Beeinträchtigung unserer geistigen Leistungsfähigkeit, einer geringeren Arbeitsproduktivität und einer höheren Unfallrate. Auch ein Verlust der Vitalität und des natürlichen Optimismus sowie mögliche Angst- und Depressionszustände können beobachtet werden . Bereits kleine Einbußen an Schlaf schädigen nachweislich das Immunsystem und machen uns anfällig für Infektionskrankheiten. ((4))

Zu den Nebenwirkungen des chronischen Gebrauchs von Aufputschmitteln (Kaffee, Tee, Cola, Schokolade und Zigaretten) zählen Bluthochdruck, Herzkrankheiten und Krebs. Die negativen Wirkungen von Tabakgenuss sind wohl so gut wie jedem bekannt. Weniger bewusst sind sich viele der schädigenden Wirkung von Koffein. Koffein erhöht den Blutdruck und kann sich begünstigend auf die Entstehung von Herzinfarkt und Schlaganfall auswirken. Koffein gehört zu einer Gruppe von chemischen Stoffen, die man als Methylxanthine bezeichnet und die nachweislich Nervosität, Reizbarkeit und eine erhöhte Magensäureproduktion auslösen. Diese Stoffe können bei Frauen zu Brustzellwachstum führen, fibrozystische Mastopathie kann die Folge sein («Knoten» in der Brust). Es besteht Grund zur Befürchtung, dass die chronische Stimulation dieses Gewebes das Brustkrebsrisiko erhöht. ((5))

Koffeinhaltige Substanzen gelten zu Unrecht als harmlos und hilfreich. In Wirklichkeit tragen sie zu einer Vielzahl ernsthafter Krankheiten wie Osteoporose oder Harnblasenkrebs bei. Kaffee- und Colagetränke stehen in Zusammenhang mit dem Verfall von Knochengewebe; die in solchen Getränken enthaltenen Koffein- und Phosphorsäuren schaden der Festigkeit der Knochen. Weibliche Teenager, die Colagetränke konsumieren, sind viermal anfälliger für Knochenbrüche als solche, die auf den Genuss solcher Produkte verzichten. ((6))

Tag für Tag
Sowohl das Denken als auch das Empfinden werden durch Schlafmangel beeinträchtigt. In einer neueren Studie zeigte ein Team von Wissenschaftlern des Henry Ford Hospital, dass Menschen, die sich «wohl fühlten», aber in der Nacht zuvor nur acht Stunden geschlafen hatten, bei Tests, in denen es um die Verarbeitung von Information, um Kreativität sowie um kritisches Denken und allgemeine Aufmerksamkeit ging, deutlich schlechter abschnitten als andere, die zuvor zehn Stunden geschlafen hatten. Die Auswirkungen von Schlafmangel lassen sich außerhalb des Labors nachprüfen. Wenn im Frühjahr die Uhren vorgestellt werden und den Leuten somit eine Stunde Schlaf genommen wird, steigt die Häufigkeit von tödlichen Autounfällen um sieben Prozent. Schlafexperten sind inzwischen der Meinung,

dass in der Tat Schlafmangel und nicht etwa Alkoholkonsum die Ursache Nummer eins für tödliche Autounfälle in den USA ist. ((7))

Es überrascht kaum, dass chronischer Schlafentzug auch mit Angstzuständen, Reizbarkeit und Depressionen in Verbindung gebracht wird. Studien der University of Pennsylvania haben bewiesen, dass Menschen, die wieder ausreichend Schlaf bekommen, sich schon bald dynamischer, gesünder und deutlich optimistischer fühlen.

Schlaf und der geographische Nordpol (True North)

In alten Zeiten half eine Vielzahl innerer Mechanismen unseren Vorfahren dabei, zu entscheiden, was sie tun sollten, und in welchem Ausmaß. Zu diesen Mechanismen zählte eine Reihe von Verstärkungs- und Sättigungssystemen, die Bestandteile der Motivationstriade sind. Es gab Regulierungsmechanismen für Essen, Trinken, Temperatursteuerung, für Wachen und Schlafen sowie für sexuelle Aktivität. Kürzlich fand man heraus, dass diese natürliche Ausstattung auch ein soziales/ethisches Leitsystem einschloss, einen Instinkt für kooperatives Verhalten und fairen Umgang mit anderen. In ihrem Zusammenspiel ermöglichte diese Vielfalt an Mechanismen unseren Vorfahren, auf Kurs zu bleiben und sich auf den «wahren Nordpol» auszurichten. Sie folgten sowohl ihrem Körper als auch ihrem Gewissen, und sie ließen sich von ihrer Natur zu den miteinander verknüpften Werten Glück und Gesundheit leiten.

Die Vielzahl neuzeitlicher Herausforderungen bringt dieses Leitsystem immer offensiver unter Beschuss, wir geraten dabei in die «Lustfalle». Unsere Beziehung zur Umwelt ist ausbeuterisch, sensible innere Leitmechanismen werden seit längerem gewohnheitsmäßig niedergehalten und übertönt. Der Schaltkreis im Gehirn, der den Lauf der Sonne am Himmel sowie das abendliche Verschwinden des Lichts registriert, ist einer davon.

Zum Glück werden wir uns allmählich der Konsequenzen bewusst, die der Missbrauch von Edisons Geschenk uns beschert. Mit neuen Augen sehen viele von uns inzwischen, wie bedenklich es ist, sich den natürlichen Begrenzungen unserer fein eingestellten Schlafmaschinerie zu widersetzen. Erst wenn wir erkennen, dass der Schlaf zu unseren wichtigsten Aktivitäten überhaupt zählt, können wir ihm die hohe Priorität einräumen, die er verdient. Dann gelingt es uns auch, einen weiteren Grundstein für unser Glück und unsere Gesundheit zu legen.

=== ZUSAMMENFASSUNG ===

Die Erfindung der elektrischen Glühbirne war für den Fortschritt der Menschheit von großer Bedeutung. Die Glühbirne wird allgemein als Segnung wahrgenommen, und sie ist ein Symbol für kreatives Denken. Dennoch ist sie, wie viele andere große Erfindungen, Segen und Fluch zugleich. Obwohl sie unser Leben in mancherlei Hinsicht bereichert hat, forderte sie auch einen Preis. Die elektrische Glühbirne ist in erster Linie dafür verantwortlich, dass der Mensch die natürliche Dauer seines Tages auf künstliche Weise verlängert und somit seinen Nachtschlaf reduziert. Das daraus entstehende Schlafdefizit ist vermutlich nicht nur Ursache der meisten tödlichen Unfälle in den USA, sondern auch unverantwortlich für eine weitgehend müde, deprimierte und gestresste Bevölkerung.

=== WAS SIE SELBST TUN KÖNNEN ===

Elektrisches Licht sollte man als das betrachten, was es ist: Ein Segen für die Menschheit mit einem großen «Aber». Auch wenn Elektrizität sehr nützlich ist, sollten wir stets ausschlafen oder besser gesagt zu Ende schlafen. Das heißt: An den meisten Tagen sollten wir spontan erwachen und uns voll ausgeruht fühlen; das ist ein Zeichen dafür, dass unser Schlafbedürfnis «gesättigt» ist. Es ist wichtig, Drogen wie Koffein, Tabak und Alkohol zu meiden, um sowohl Quantität als auch Qualität unseres Schlafes zu gewährleisten. Dem Schlaf förderlich ist, regelmäßig Sport zu treiben und jeden Tag zur gleichen Zeit zu Bett zu gehen. Ein kühles, dunkles und ruhig gelegenes Schlafzimmer ist einer qualitativ hohen Ruheperiode äußerst förderlich.

HEARTBREAK HOTEL

Die Glücksstrategie

Wer wissen will, wie wertvoll Gesundheit ist, wendet sich am
besten an jemanden, der sie verloren hat.
John Robbins

Bis Mitte des 20. Jahrhunderts kam es zu einer bislang nie dagewesenen Verbesserung des Lebensstandards im Leben von Millionen Amerikanern. Schon bald zeigte sich, dass der technische Fortschritt die westliche Welt zu einer gnadenlosen Konsumgesellschaft gemacht hatte. Man glaubte, in der besten aller Zeiten zu leben. Mehr Essen, mehr Kleider, mehr Sicherheit, gesteigerte Mobilität und mehr Vergnügen, und all das für wenig Mühe, diese Faktoren kennzeichneten den Anbruch eines goldenen Zeitalters.

Ein gutes Leben für alle war nun dank Massenprodukten möglich geworden. Es fiel schwer, anders als begeistert auf all die neuen Möglichkeiten samt den damit verbundenen Versprechungen zu reagieren. Mehr Wirtschaftswachstum bedeutete mehr Wahlmöglichkeiten, mehr Sicherheit, mehr Freiheit.

Inmitten dieser Revolution des Überflusses jedoch bildete sich eine verborgene, zerstörende Kraft heraus. Die Motivationstriade eines nahezu jeden Bürgers sah sich vor verlockenden Möglichkeiten, neuen Bedrohungen für die Unversehrtheit von Körper und Geist. Während der vorangegangenen 10 000 Jahre unserer Zivilisation hatte die Lustfalle allenfalls für die Privilegierten eine Herausforderung dargestellt. Nun entwickelte sich diese verborgene Kraft im

Laufe einer einzigen Generation zur bedeutendsten Bedrohung für Glück und Gesundheit.

Die Krankheiten der Könige

Zwischen Mitte und Ende des 20. Jahrhunderts wurden die Auswirkungen der Lustfalle unübersehbar. Krankheiten, die einst nur in Herrscherkreisen verbreitet waren, griffen im Gefolge der industriellen Revolution epidemisch um sich. Erkrankungen der Herzkranzgefäße, Jahrzehnte zuvor noch eine Seltenheit, wurden zu einer der häufigsten Todesursachen. Krebs, Diabetes, Fettleibigkeit und Drogensucht waren plötzlich allgegenwärtig; das gute Leben ertrank in einem Meer gebrochener Herzen.

Sämtliche dieser Epidemien hatte es vor der zweiten Hälfte des 20. Jahrhunderts kaum gegeben. Alle waren sie die unmittelbare Folge von Überfluss. Und fast all diesen Krankheiten kann vorgebeugt werden, wenn die verborgene Triebkraft dahinter erkannt und auf wirksame Weise neutralisiert wird.

Die Könige zu früheren Zeiten waren leichte Beute für den verführerischen Einfluss der Lustfalle. Heinrich VIII. zum Beispiel war der berüchtigtste Schlemmer der Geschichte. Er brachte sich fast ebenso systematisch selbst zur Strecke, wie er seine Ehefrauen aus dem Leben schaffte. Der dickleibige englische König war kaum fähig zu gehen und verbrachte die meiste Zeit im Bett. Dort nahm er Speisen zu sich, mit denen er seine Sättigungsmechanismen überlistete. Auch der römische Kaiser Claudius neigte zu Ausschweifungen und litt an Schüben von Klaudikation (Hinken auf Grund von Durchblutungsstörungen), an einer Krankheit, die heute seinen Namen trägt.

Die allgemeine Begeisterung und Zuversicht der Amerikaner sorgte in der Jahrhundertmitte dafür, dass ein Bewusstsein für die Gefahren des exzessiven Lebens in weiter Ferne lag. Stattdessen richtete sich die kollektive Aufmerksamkeit auf die Freuden des Überflusses: «Gut» essen, trinken aus Spaß an der Freude, rauchen und sich weiteren Vorzügen des Lebens hingeben. Auto fahren, Schallplatten hören, Bühnen- und Filmstars und deren Aufführungen genießen, das war der wichtigste Zeitvertreib des Volkes. In einer im politischen Sinne demokratischen Nation, betraten auf einmal neue Könige das Parkett.

Diese neuen Könige stützten sich nicht auf eine edle Herkunft. Es waren vielmehr die Folgen zweier Vermächtnisse Edisons, des Films und der Schallplatte; die Unterhaltungsindustrie wartete mit einer Vielzahl von Sängern und Schauspielern mit hübschen Gesichtern auf. Mit Hilfe von Massenproduktion und Massenmedien gelang es, die Popularität der Prominenz bis ins Grenzenlose zu steigern. Das Privatleben der Stars faszinierte die Öffentlichkeit, und ihre privaten Liebesgeschichten wurden zum Gegenstand öffentlicher Erregtheit. Da sich Stars mehr Vergnügen als jeder andere Mensch leisten können, führen diese wenigen Privilegierten oft ein Leben, das jeder Vernunft Hohn spottet. Es erschien nur logisch, dass lediglich diese Göttergleichen, wenn überhaupt jemand, in der Lage waren, das gute Leben in all seiner Fülle auszukosten.

Inmitten dieser neuen Schar von Königen stach ein Name ganz besonders hervor. Sein Erfolg war überwältigend, ja geradezu märchenhaft, doch sein Leben verlief tragisch. Er war vielleicht der Prototyp eines Opfers der Lustfalle. In bescheidenen Umständen geboren, getauft auf den Namen Elvis Aaron Presley; für Milliarden von Menschen einfach nur Elvis, der unangefochtene King of Rock'n'Roll.

Ein durch und durch amerikanischer König

Elvis Presleys kurzes und außergewöhnliches Leben steht für die Geschichte der Menschheit schlechthin. Elvis' Eltern waren bettelarme Provinz-Teenager aus Mississippi, die mit den Entbehrungen der Großen Depression zu kämpfen hatten. Elvis kam 1935 zur Welt. Sein Vater Vernon, damals gerade mal 18, tat sein Bestes, um seine junge Frau und seinen Sohn durch die ersten schwierigen Jahre zu bringen. Als Elvis drei Jahre alt war, wurde Vernon wegen Scheckbetrugs mit einer Deliktsumme von vier Dollar festgenommen und zu drei Jahren Haft verurteilt. Nach acht Monaten Haftverbüßung ließ man ihn auf Bewährung frei, und der junge Vater kehrte zur Familie zurück; fest entschlossen, ein besseres Leben zu führen.

Als Elvis zwölf wurde, zog die Familie in die nächstgelegene Großstadt Memphis, Tennessee, in der Hoffnung, dort bessere Möglichkeiten vorzufinden. Man schrieb das Jahr 1948, und im Amerika der Nachkriegszeit begann sich neuer Wohlstand abzuzeichnen. Wie vielen anderen Familien ging es auch den Presleys bald besser. 1951 war Elvis ebenso begierig darauf, an den Vorteilen des Wirtschaftswachstums teilzuhaben wie jeder andere Junge an der Highschool. Im Sommer seines 16. Lebensjahres fand er seinen ersten Job bei einer Waffen- und Munitionsfabrik.

Ein wiederkehrendes Thema in der Geschichte menschlicher Errungenschaften ist die zufällige Entdeckung einer Begabung. In Elvis' Leben war das nicht anders. Obwohl er sich zu seinem elften Geburtstag ein Fahrrad gewünscht hatte, bekam er stattdessen eine Gitarre. Schon bald zeigte sich sein musikalisches Talent, das er während seiner Teenagerjahre so richtig zum Erblühen brachte. Ohne sich selbst allzu ernst zu nehmen, betrat der 18-jährige Elvis am 18. Juli 1953 die Studioräume des Memphis Recording Service und nahm als Geburtstagsgeschenk für seine Mutter zwei Songs auf, was ihn vier Dollar kostete. Während er sich selbst auf der Gitarre begleitete, sang er «My Happiness» und «That's When Your Heartaches Begin».

Nachdem er seine Jugend in einer erschreckend kargen Umgebung verbracht hatte, wurde Elvis zum optimistischen, jungen Mitglied einer Gesellschaft, die soeben den Übergang in eine Zeit großer Fülle erlebte. Er hatte Spaß am Musikmachen, und ein Jahr später stand er wieder in dem gleichen Studio, um zusammen mit dem Gitarristen Scotty Moore und dem Bassisten Bill Black weitere Songs aufzunehmen. Anfangs war der Besitzer des Studios nur wenig beeindruckt; als Elvis dann jedoch eine Melodie mit dem Titel «That's All Right» sang, schien Sam Philips wie vom Donner gerührt. Der Rest ist, wie es so schön heißt, Legende.

Der hohe Preis für den Aufstieg
Der von Natur aus begabte und wegen seines guten Aussehens zum Filmstar geeignete Elvis wurde in einer Gesellschaft zum Mann, die nach neuen Königen geradezu gierte. Das Fernsehen war gerade erfunden, und der attraktive junge Sänger für die Kamera wie geschaffen. Eine ganze Reihe technischer Errungenschaften, der Plattenspieler, das Radio, die Filmkamera und wie gesagt das Fernsehen, schien nur darauf zu warten, einen, der mit den richtigen Gaben gesegnet war, reichlich zu belohnen. Und schon bald zeigte sich, dass Elvis eine dieser gesegneten Personen war.

Bereits vor seinem 21. Geburtstag feierte er beispiellose Erfolge. Seine erste Veröffentlichung bei der Plattenfirma RCA, der Song «Heartbreak Hotel», landete sofort ganz oben in den nationalen Charts. Im Jahr 1992 durfte RCA verkünden, dass Elvis' Schallplatten sich insgesamt mehr als eine Milliarde Mal verkauft hatten. Das ist mehr, als je ein Plattenstar vorzuweisen hatte. Er war in der Tat der König, «the King».

In einer anderen, schlichteren Ära wäre Elvis zweifellos ein beliebter Sänger mit Gitarre am Lagerfeuer gewesen, dessen Talent seiner Zuhörerschaft angenehme Atempausen vom harten Alltag gewährte. Seine Begabung wäre wohl auch in jenen Tagen bald schon gewürdigt worden, und sein Ansehen sowie seine Attraktivität für das andere Geschlecht wären in weit bescheidenerem Maß gestiegen. Doch im Amerika Mitte des 20. Jahrhunderts waren seine Einkünfte natürlich millionenfach höher. Bald schon konnte er sich alle Wünsche erfüllen; kein Genuss dieses Lebens blieb ihm versagt. Und da seine Motivationstriade somit in jeder Sekunde in Versuchung geriet, kann nicht verwundern, wie dieser Mann lebte und wie er starb.

Elvis ernährte sich vorwiegend von fettreichen Brathähnchen, Cheeseburgern und Schweinefleisch. Zu seinen Lieblingsgerichten gehörte ein Sandwich mit frittierter Erdnussbutter und Bananen obendrauf. Sein Lieblingsgetränk war Pepsi-Cola. Ende dreißig hatte sich der einst wohlgeformte junge Mann in einen Ballon von über 125 Kilo verwandelt. Während er sich in jüngeren Jahren für Kampfsport begeistert hatte, musste er seinem unförmigen und ausgelaugten Körper nun eine Vielzahl verschreibungspflichtiger Medikamente zuführen. Die Ärzte verordneten ihm Pillen zum Aufwachen und Pillen zum Einschlafen. Sein Liebesleben bestand, wie zu erwarten, nur mehr aus Versprechungen, die er nicht einzulösen vermochte.

Elvis war 42, als er am Morgen des 16. August 1977 sein Leben aushauchte. Als Todesursache wurden Durchblutungsstörungen der Herzkranzgefäße vermutet, hervorgerufen durch Kokain, die Droge, die Sigmund Freud einst für die Eintrittskarte zum guten Leben hielt.

Wie ein Raubwürger, gefangen in einem goldenen Käfig mit magischen Knöpfen, war Elvis ein unglückliches Wesen. Überfordert von Privilegien und Genüssen, gelang es ihm nicht, der verborgenen Kraft Herr zu werden, die unserer Gesundheit und unserem Glück zuwiderläuft.

DIE GLÜCKSSTRATEGIE

In der Natur tritt die Glücksstrategie stets dann in Kraft, wenn ein Tier auf der Jagd nach Vergnügen seinen Instinkten folgt. Zufriedenheit ist ein Leitsystem der Natur, das einem Lebewesen signalisiert, dass es auf dem richtigen Weg ist, hin zum Vergnügen und weg vom Schmerz. Wie andere Lebewesen folgten auch unsere Vorfahren dieser Strategie ganz instinktiv. Glück und Vergnügen waren ausgeklügelte

Bestandteile ihres Erfahrungshorizonts. Und was noch wichtiger ist, es waren stets Gefühle der Zufriedenheit, die aussichtsreiche Verhaltensweisen kennzeichneten und verstärkten; diese führten somit auf den Pfad, der ein Höchstmaß an Belohnung bereithielt.

Die Belohnungen sind demnach Augenblicke gesteigerten Vergnügens und intensiver Lust. Im Reich der Natur bedeutet das Nahrung, Sex und womöglich die Wärme eines Feuers in einer kalten Winternacht. Solche angenehmen Momente entstehen auf Grund der Ausschüttung eines speziellen chemischen Botenstoffs in ganz bestimmte Gehirnregionen, ausgeschüttet wird der Botenstoff Dopamin.

Dopamin regt die lustspendenden Zentren im Gehirn an. Es ist der Stoff, der Euphorie hervorruft, ein tiefes Gefühl von enthusiastischer Befriedigung, das unser Leben bereichert. Es handelt sich um einen kurzfristigen biologisch sehr aufwändigen Zustand. Nach einer intensiven Dopamin-Ouvertüre, beispielsweise durch ein schmackhaftes Gericht oder einen befriedigenden Sexualakt, kommt es im Gehirn zur Ausschüttung weiterer glückspendender Neurotransmitter, der sogenannten Endorphine. Diese lösen ein Gefühl von Entspannung aus, was wir ebenfalls als sehr angenehm empfinden.

Diese beiden Neurochemikalien, Dopamin und Endorphin, sind die wichtigsten Lusthormone im Gehirn von Mensch und Tier. Oft wirken diese Botenstoffe zusammen und sorgen für eine doppelte Portion an bereichernden Gefühlen, als Belohnung für eine wichtige biologische Aufgabe, die wir erfolgreich bewältigen.

Seltsamerweise steht Dopamin kaum in Zusammenhang mit jenen längeren Phasen des Wohlbefindens, die wir als Zufriedenheit bezeichnen. Im Gegensatz zur Lust entstehen Zufriedenheit und Glück infolge verschiedener neuraler Schaltkreise, die sich anderer neurochemischer Stoffe bedienen. Man ist sich weitgehend einig darüber, dass der wichtigste dieser Stoffe Serotonin ist, ein Neurotransmitter, dessen Wirkung die meisten Antidepressiva unserer Zeit zu imitieren versuchen.

Zielgerichtet erfolgreiches Verhalten, wie etwa bei einer lohnenswerten Aufgabe gut voranzukommen, seine Zeit mit Freunden zu genießen oder bei einem interessanten Spiel eine gute Figur zu machen, sorgt für eine erhöhte Serotoninausschüttung. Dasselbe gilt für gesunde Ernährung und ausreichenden Schlaf. Schon ein geringes Schlafdefizit beeinträchtigt den Nachschub an Serotonin innerhalb bestimmter neuraler Schaltkreise, was zu einer Einschränkung des physischen und psychischen Wohlempfindens führt. Vor allem sorgt auch regelmäßige körperliche Betätigung für einen Anstieg des Serotoninspiegels.

Wenn wir unserem Körper mit ungesunden Speisen, chronischem Bewegungs- und Schlafmangel sowie Drogenkonsum zusetzen, sorgen wir für eine deutliche Beeinträchtigung unserer Fähigkeit, Glücksgefühle in vollem Umfang zu verspüren. Selbst wenn alles in unserem Leben gutläuft, fühlen wir uns dabei nicht annähernd so wohl, wie es möglich wäre oder angesichts unseres Erfolgs eigentlich der Fall sein sollte.

Die Dopaminfalle

Lustverheißende Verlockungen wie reichhaltiges Essen, Kaffee, Cola, Alkohol und Alltagsdrogen sind allesamt verschiedene Blickwinkel auf ein und dieselbe Falle. Indem sie auf künstlichem Weg eine intensive Ausschüttung von Dopamin im Gehirn auslösen, bewirken solche Substanzen ein trügerisches, intensives und kurzlebiges Gefühl der Lust. Danach fordern sie ihren Preis.

Die Motivationstriade veranlasst uns dann zu einer aggressiven Suche nach dem nächstmöglichen «Dopamin-Kick». In der Welt unserer Vorfahren bedeutete dies: Die schmackhafteste Speise aus der Natur oder das Zusammensein mit dem begehrenswertesten Sexualpartner. Um die Wartezeit bis zum Erreichen dieser Ziele zu überbrücken, gab es das Serotonin, das Hinweise der Freude gab, uns antrieb und auf der Spur hielt. Es half, gegebenenfalls auch eine andere Richtung einzuschlagen.

In unserer heutigen Welt ist das natürliche Zusammenspiel von Serotonin und Dopamin, also von Zufriedenheit und Lust teilweise verlorengegangen. Obwohl immer noch funktionsfähig, sofern man ihm das Funktionieren erlaubt, wurde dieses verflochtene System durch künstliche Angebote unseres modernen Lebens stark in Mitleidenschaft gezogen. Es ist nicht mehr nötig, sich körperlich zu verausgaben, um an Nahrung zu gelangen oder sich vor Gefahren zu schützen; heute können wir an unserem Arbeitsplatz sitzen bleiben. Es ist auch nicht mehr nötig, nach Einbruch der Dunkelheit schlafen zu gehen; heute können wir den Tag nach Belieben ausdehnen. Und frühmorgens schlafen wir nicht mehr bis zur Sättigung unseres Schlafbedürfnisses, wir sollen ja pünktlich an unseren Schreibtischen sitzen. Wir gehen unausgeruht ans Werk und putschen uns stattdessen mit Koffein auf.

Der Konsum von Alkohol, Tabak, Kaffee, Cola, Drogen, Schokolade und sonstiger reichhaltiger Nahrung zur raschen Ausschüttung von Dopamin, mit dem Ziel, kurze Lustmomente zu erreichen, beeinträchtigt unsere Gesundheit und unser Lebensglück.

Ein Kräftegefüge

Die Lustfalle stellt uns nicht vor ein einfaches Problem, für das es eine einfache Lösung gäbe. Wenn dem so wäre, müssten wir uns über die Vielzahl tragischer Konsequenzen wundern, die sich beobachten lassen. Ein einfaches Problem verlangt in der Regel nach einer simplen Lösung, nach intensiver Bemühung, die auf Behebung dieser einen Ursache abzielt. Leider ist es mit der Lustfalle nicht so einfach. Sie ist ein facettenreiches Gefüge verborgener Kräfte, die zusammenwirken und so unsere Gesundheit und unser Wohlbefinden zersetzen. Diese Kräfte sind synergistisch,

229

das heißt: Sie verbinden sich miteinander und locken uns in ein raffiniert gesponnenes, todbringendes und scheinbar unentrinnbares Netz.

Ein Beispiel: Wenn wir uns konventionell ernähren, ist die Wahrscheinlichkeit groß, dass wir irgendwann übergewichtig werden. Das zusätzliche Gewicht wird einen davon abhalten, sich körperlich zu betätigen, da Bewegung und Sport mit überschüssigen Fettreserven viel zu anstrengend sind. Körperliche Betätigung jedoch ist für ein Optimum an Gesundheit und Wohlbefinden unerlässlich.

Der Bewegungsmangel ist in den industrialisierten Ländern eine Seuche, die sich weit verbreitet hat. Studien haben ergeben, dass in den USA weniger als zwanzig Prozent aller Erwachsenen wenigstens das Minimum an empfohlener körperlicher Betätigung absolvieren: mindestens dreimal pro Woche eine halbe Stunde Wandern, Radfahren oder zügiges Gehen. ((1)) Die Lustfalle ist nicht nur eine verborgene, sie ist auch eine sehr dominante Kraft.

Der Teufelskreis

Körperliche Betätigung regt die Produktion von Endorphinen an und trägt zum Wohlbefinden bei. In einer natürlichen Umgebung war dies, neben Kälte, Schmerz, Angst und dem Streben nach Lust, vermutlich einfach ein zusätzlicher Ansporn, um in Bewegung zu bleiben. Es überrascht uns nicht, dass körperliche Betätigung die Wirkung von Stresshormonen bremst, und sie sorgt dafür, dass wir uns besser fühlen, und verhilft uns zu einer besseren Schlafqualität. Bewegungsmangel führt nicht nur zu unterschwelliger Müdigkeit, sondern fördert auch die Bildung von Fettdepots im Körper. Die Kombination von Bewegungs- und Schlafmangel samt dem daraus resultierenden Defizit an Serotonin und Endorphinen macht aus uns Menschen, die sich nicht einmal dann wohl fühlen, wenn es ihnen gelingt, einen Großteil der Anforderungen ihres Leben recht gut bewältigen.

Sich nicht wohl zu fühlen ist ein unmissverständlicher Aufruf zum Handeln. Nur wenige bringen ihr Unwohlsein jedoch in Verbindung mit Schlaf- und Bewegungsmangel oder mit falscher Ernährung. Nur selten halten wir Kaffee, Schokolade, fettreiche Kost oder spätnächtlichen TV-Konsum für entscheidende Faktoren. Ganz im Gegenteil, wir hegen den Verdacht, es mangle uns im Leben an intensivem Vergnügen und an Momenten der Lust.

In einer natürlichen Umgebung hätten wir damit vermutlich sogar Recht; denn Unwohlsein ist dann häufig das unmittelbare Resultat von Versagen bei der Ausführung lustverheißender Aufgaben. Ein Unwohlsein wird typischerweise unsere Suche nach stark lustfördernden Erfahrungen verstärken. Und wieder tappen wir in eine der trügerischen und mächtigen Lustfallen.

Natürlich ist es schwer, schlechte Gewohnheiten gleich welcher Art abzulegen. Das Ausbrechen aus dem Teufelskreis der Lustfalle kann zur größten Herausforderung unseres Lebens werden. Auch nur ein einziges Mosaiksteinchen aus dem Gefüge zu brechen, wie zum Beispiel auf die frühmorgendliche Tasse Kaffee zu verzichten, kann bewirken, dass man sich vorübergehend schlechter fühlt; unversehens ist da eine unwillkommene Müdigkeit, leiden wir an Kopfschmerzen, Übelkeit und Angst, an den typischen Symptomen eines Drogenentzugs.

Ebenso schwer fällt der Entschluss, sich umgehend körperlich zu betätigen. Ein Mehr an Energie aufzuwenden ist das Letzte, wonach ein übergewichtiger, reizüberfluteter und an Schlafmangel leidender Mensch sich sehnt. Auch eine Umstellung auf gesunde Ernährung wird zunächst als ein Defizit an Lust und als «langweilig» wahrgenommen. Da verwundert es nicht allzu sehr, dass die meisten guten Vorsätze zum neuen Jahr durchschnittlich nicht länger als einen Tag vorhalten.

Die Natur hat für uns vorgesehen, nach den prickelndsten Vergnügungen zu streben, gleichzeitig Schmerz zu vermeiden und bei diesem Streben mit dem geringstmöglichen geistigen oder körperlichen Aufwand auszukommen. Der außergewöhnliche Wandel unserer modernen Welt stellt unserer Gesundheit und unserem Glück nun eine gewaltige Zahl an Hindernissen in den Weg. Je mehr wir uns der Reichweite und Macht der Lustfalle bewusst werden, umso besser können wir uns in das Dilemma der Könige von damals und heute hineinversetzen.

Die «Könige» von heute, unsere Stars und Promis, treiben durch ein Meer der Versuchungen, und dabei verlieren sie oft die Orientierung. Wir sind inzwischen gewohnt, private Tragödien in den Schlagzeilen der Boulevardpresse mitzuverfolgen. Eins sollte uns dabei klar sein: Großer Erfolg kann persönliches Glück zerstören; es ist keineswegs nur ein Segen, zu den Reichen und Berühmten zu gehören.

Eine Orientierung auf den «wahren Nordpol» zu finden, heißt in unseren Tagen, die zahlreichen Gesichter der Lustfalle zu identifizieren und ihren Verlockungen zu widerstehen. Das heißt auch, zu erkennen, wie moderne, drogenähnliche Nahrung trügt und schädigt, und dass Alltagsdrogen keineswegs unsere Freunde sind. Außerdem sollten wir unserem Bedarf an qualitativ hochwertigem Schlaf und körperlicher Betätigung fortwährend Respekt zollen. Nicht zuletzt bedeutet es auch, gegebenenfalls kurzfristige Unannehmlichkeiten in Kauf zu nehmen, zu denen es beim Ausbrechen aus einem Teufelskreis unweigerlich kommt.

Wenn wir uns erfolgreich um eine veränderte Lebensführung bemühen, werden wir nicht nur mit einem längeren Leben oder mit einem beschwerdefreien Alter belohnt. Mit sofortiger Wirkung werden wir zudem besser aussehen und uns deutlich besser fühlen. Wenn wir gesund, tatkräftig, ausgeruht und körperlich fit sind, verfügen wir zweifellos über die besten Voraussetzungen zur Maximierung unseres Glückspotenzials.

Ist es möglich, in sich wieder ein Gespür für die richtige Lebensführung zu entwickeln, bei der gesunde Speisen einfach köstlich schmecken, körperliche Betätigung zum Spiel wird und wir jeden Morgen erholt aufstehen und geradezu begierig darauf sind, das Beste aus unserem Tag zu machen? Gibt es eine Methode, die uns den entscheidenden Ansporn verleiht, die richtige Abzweigung zu nehmen, und die uns dabei hilft, eine Orientierung auf den geografischen Nordpol wiederzuentdecken, wo Luststreben und Lebensglück sich nicht mehr gegenseitig ausschließen?

Ja, wir glauben, dass es eine solche Methode gibt. In den folgenden Kapiteln werden wir Ihnen die Anwendung zeigen.

=== ZUSAMMENFASSUNG ===

Während seines kurzen und außergewöhnlichen Lebens wurde Elvis Presley zur Metapher für die Geschichte der Menschheit schlechthin. In Armut geboren, mit einem außergewöhnlichen Talent gesegnet, reifte der spätere Popstar in einer Ära zum Mann, die vor Lustfallen nur so strotzte. Elvis lebte und starb als ein Opfer gestörter Motivationskräfte, und sein Leben liefert den besten Beweis für den Unterschied zwischen Lust und Glück. Sein Leben lehrt uns, dass jeder, der diese beiden Kräfte in uns verwechselt, einen hohen Preis zu bezahlen hat.

Die Lustfalle besteht aus mehr als nur einer Kraft. Sie ist ein ganzes Kräftesystem, was sehr erschwerend darauf wirkt, diesen Kreislauf zu durchbrechen. Das Luststreben führt zu Fettleibigkeit, Erschöpfung und Abhängigkeit. Die Schmerzvermeidung verschleiert ernstzunehmende Symptome und hält uns davon ab, gesundheitsfördernde Maßnahmen zu ergreifen. Das Gebot, Energie zu sparen, hält uns davon ab, uns körperlich zu betätigen; das wiederum schadet unserer Ausgeglichenheit, unserer Fitness und der Schlafqualität. Die verschiedenen Aspekte der Lustfalle verstärken sich gegenseitig und hindern uns daran, einen gesünderen Weg einzuschlagen. Jede Entscheidung zu einer positiven Veränderung des Lebensstils geht zunächst einmal mit Einbußen beim Lustgewinn einher, es kommt zu mehr Schmerz, und von uns wird klar mehr Einsatz verlangt. Kurzfristig betrachtet sieht es also so aus, als würden gute Entscheidungen schlechte Resultate bringen. Wir stecken in einem Teufelskreis, einem Irrgarten, dem wir nicht so leicht entkommen.

=== WAS SIE SELBST TUN KÖNNEN ===

1. Der erste Schritt zu einem gesunden Leben besteht darin, diese Herausforderung zu verstehen und Veränderungen sorgfältig zu planen, um damit auch erfolgreich zu sein. Wenn man der Funktionsweise der Lustfalle keine Beachtung schenkt, wird es schwierig werden. Deshalb müssen Sie als Erstes begreifen, wie übermächtig diese Kräfte in Ihnen sind; erst dann wird es Ihnen gelingen, einen neuen Kurs einzuschlagen.

2. Der zweite Schritt besteht darin, zu begreifen, dass kurzfristiges Unwohlsein nicht immer ein verlässliches Signal ist. In einer Welt voller Lustfallen müssen wir begreifen, dass die Übergangsphase in ein besseres Leben durchaus mit Unannehmlichkeiten verbunden sein kann. Und anstatt nur in kleinen Schritten vorzugehen, empfiehlt es sich manchmal, Veränderungen gleich auf mehreren Gebieten vorzunehmen, damit man so schnell wie möglich die positiven Auswirkungen verspürt. Diese Strategie mag kurzfristig etwas mehr Disziplin erfordern als eine schrittweise Veränderung, sie steigert jedoch die Chancen auf dauerhaften Erfolg.

DER MYTHOS VOM RECHTEN MASS

*Das Glück eines Menschen besteht nicht in der
Leidenschaftslosigkeit, sondern darin,
seine Leidenschaften im Griff zu haben.*
Alfred Lord Tennyson

Im Leben gibt es Zeiten, in denen neue Ideen die Fantasie
beflügeln und ein radikaler Wandel greifbar scheint. Wir
sprechen über einen Erfahrungsraum, den jeder Mensch
durchläuft, die Jugend. Im Laufe der Zeit und mit
wachsender Vernunft wird der jugendliche Übermut in
der Regel gedämpft. Die Torheiten der Jugend weichen
mehr und mehr der Bescheidenheit sowie dem Respekt für
den goldenen Mittelweg. Die extremen Überzeugungen
verlieren ihren Reiz, und die Vorstellung vom rechten Maß
legt deutlich an Wert zu.

In seinem Leben Maß zu halten, ist keine besonders aufre-
gende Vorstellung, doch die Erfahrung aus allen möglichen
Lebensbereichen lehrt einen, dass Maßhalten oft der ver-
nünftigste Weg ist. Ob es sich nun um zwischenmenschliche,
finanzielle, politische oder philosophische Angelegenheiten
handelt, es wird immer klarer, dass in der Redewendung
«Alles in Maßen» eine Menge Wahrheit steckt. Da ist es nur
verständlich, dass diese bewährte Philosophie auch in Sachen gesunde Lebensweise als Hauptargument gegen jeden
abrupten Wandel ins Feld geführt wird.

Sehen wir uns jedoch mit einer Lustfalle konfrontiert,
versagt die Philosophie des Maßhaltens meist. Damit Sie

dagegen ankommen, sollten Sie die Gründe für dieses Versagen kennen.

Zwei Irrtümer

Es gibt zwei weitverbreitete Fehlauffassungen übers Maßhalten in Sachen Ernährung und Lebensstil: Als Erstes den Mythos, jede Art Lebensführung sei gesund und annehmbar, solange man sich ihr «in Maßen» hingebe. Als Zweites den Mythos von einer Veränderung der Lebensführung «in Maßen»: Es sei besser, man beginne seinen Weg zu einem gesunden Leben in kleinen Schritten, mit nur geringfügigen Veränderungen, die sich allmählich zu größeren Erfolgen steigern lassen. Die meisten von uns gehen davon aus, die Gültigkeit dieser beiden Annahmen stehe außer Frage; sie klingen ja so richtig, so vernünftig. In beiden Fällen sitzen wir jedoch einem Irrtum auf. Schauen wir uns die zwei Mythen genauer an.

MYTHOS NR. 1: VOM «MASSVOLLEN GENUSS»
Der menschliche Geist ist hin- und hergerissen zwischen einer Menge konkurrierender Prioritäten, und er hat sich in jedem Augenblick zu entscheiden, welches Verhalten das bestmögliche ist. Das erfordert eine ständige Auswertung und Aktualisierung. Wie viele Stunden soll man arbeiten? Wie viele Freunde soll man haben? Wie viele Äpfel soll man essen? Wie viel Zeit soll man mit seinen Kindern verbringen? Unser zentrales Nervensystem, das für solche Prozesse der Entscheidungsfindung bestens ausgestattet ist, bewegt seine Aufmerksamkeit und Energie fortwährend durch solche Lebensbereiche. Je reifer wir werden, desto deutlicher wird uns klar, dass wir, sobald wir in ein bestimmtes Verhalten investieren, dafür ein anderes vorübergehend außer Acht lassen müssen. So geht es zu im Leben. Angesichts der Vielfalt und Komplexität unserer Ansprüche verwundert es nicht, dass

wir mit zunehmender Lebenserfahrung auch den Wert des Maßhaltens für uns entdecken. Investieren wir in einen Lebensbereich zu viel, werden wir später feststellen müssen, dass wichtige Anliegen auf anderen Ebenen vernachlässigt worden sind. Der Preis dafür kann ziemlich happig sein.

Unsere Lebenserfahrung zeigt auch, dass extreme Ansichten sich öfter als Irrtümer erweisen. Ob es sich nun um unsere Haltung zum Börsengeschehen, zur politischen Lage oder zum Wetter handelt, immer wieder stellt sich heraus, dass extreme Positionen schlichtweg falsch und potenziell kostspielig sind. Eine gemäßigte Position muss nicht der Weisheit letzter Schluss sein, doch immerhin reduziert sie das Ausmaß des potenziellen Irrtums. Eine gemäßigte Haltung ist oftmals die klügste Haltung, denn sie verhindert, dass wir uns unnötigen Risiken aussetzen.

So haben wir gute Gründe für ein natürliches Misstrauen und einen gewissen Widerstand gegenüber Ideen, die radikale Veränderungen nahelegen. Konfrontiert man die Leute mit Zahlen, die beweisen, dass Fleisch, Fisch, Geflügel, Eier, Milchprodukte, Ölzusätze, Salz, Zucker, Industrienahrung und Alltagsdrogen der Gesundheit schaden, wird der vernünftige Mensch erst einmal innehalten und seinen Konsum mäßigen. Dieses Verhalten erscheint ihm als die klügste Vorgehensweise. Ein radikaler Wandel, so offenkundig dessen Nutzen auch sein mag, scheint unnötig, ja vielleicht sogar riskant zu sein. Doch ist das tatsächlich so?

Da etwa 75 Prozent unserer Bevölkerung auf Grund ihrer Lebensführung vorzeitig sterben oder unter enormen gesundheitlichen Einschränkungen existieren müssen, wären radikale Veränderungen für die meisten Menschen völlig angebracht. Die Forderung nach großen Umwälzungen scheint eine nahezu instinktive Verhaltensstrategie zu verletzen, einen sehr alten und bewährten Ruf nach Zurückhaltung, geboren aus Weisheit und Erfahrung. Weshalb versagt diese im Grunde vernünftige Philosophie so kläglich, wenn es um die gesundheitlichen Erfordernisse unserer Tage geht?

Unnatürliche Umstände

«Alles in Maßen» erweist sich auch bezogen auf unser Konsumverhalten als recht vernünftige Maxime, solange wir Produkte einkaufen, die eine natürliche Wirkung auf das zentrale Nervensystem haben. In diesem Fall können wir darauf vertrauen, dass dieses sensible System uns optimal dabei unterstützt, angemessene Prioritäten zu setzen und die richtigen Aktivitäten zu wählen. Woran erkennt man, dass man genug Äpfel gegessen hat? Daran, dass man satt ist. Woran erkennt man, dass man genug Wasser getrunken hat? Daran, dass man nicht mehr durstig ist. Woran erkennt man, dass man ausreichend geschlafen hat? Daran, dass man morgens von allein aufwacht und erholt ist.

Geht das Konsumverhalten mit Stimulationen einher, die mit der natürlichen Entwicklung unseres Nervensystems nicht in Einklang sind, unterlaufen unserem System Fehler. Zigaretten zum Beispiel stimulieren die Dopaminausschüttung der Lustzentren im Gehirn. Zu viele Menschen lassen sich von der schädlichsten der Lustfallen gefangen nehmen. Am Beispiel Rauchen lassen sich die Grenzen der «Mäßigungs»-Philosophie hervorragend aufzeigen. Wie viele Zigaretten entsprechen einer «gesunden und in Maßen genossenen» Menge? Die Antwort, und mithin die extreme Haltung, lautet: Null. Ebenso gut könnte man fragen: Wie viel Kokain entspricht einer «gesunden und in Maßen genossenen» Menge? Auch hier lautet die Antwort: Null. Bei allen Substanzen, die einer natürlichen und gesunden Beziehung zum Körper zuwiderlaufen, entspricht eine «gesunde und in Maßen genossene» Menge stets der Menge Null. Dies gilt auch für moderne tierische Produkte, die ebenfalls nicht in Einklang mit der natürlichen Entwicklung unserer Spezies zu bringen sind. Und selbstverständlich ist auch die gesunde Menge an künstlicher und ballaststoffarmer pflanzlicher Nahrung, wie etwa Erzeugnissen aus Weißmehl, Ölen, Zucker, Süßstoffen und sonstigen angereicherten Lebensmitteln, schlicht und ergreifend: Null. Das Gleiche gilt für Kaffee, Alkohol, Tabak, Cola und alle weiteren drogenähnlichen Nahrungsmittel.

Das hört sich nun alles sehr extrem an. Und selbstverständlich zeitigen kleine Überschreitungen auch «nur» kleine Konsequenzen. Ein klein wenig Kaffee ist auch nur ein klein wenig Gift und führt nur zu ein klein wenig hohem Blutdruck, der wiederum ein klein wenig mehr Schlaganfallrisiko zur Folge hat. Ein klein wenig an raffiniertem Mehl ist vermutlich die Ursache für ein klein wenig Zuviel an Körperfett, und das ist in ästhetischer Hinsicht ein klein wenig unangenehm; es führt dazu, dass die Gesamtsterblichkeitsrate nur um ein klein wenig zunimmt. Ein bisschen Alkohol zerstört das Gehirn nur ein bisschen, und das Gift sorgt nur für eine leichte Reduktion kognitiver Fähigkeiten sowie für ein nur geringfügig erhöhtes Risiko, an einer Leberkrankheit oder einem Schlaganfall zu sterben.

Ist es möglich, kein ganz so vollkommenes Leben zu führen und dennoch gesund zu sein? Natürlich. Solange die zerstörerischen Auswirkungen eines nur mäßig gesundheitsschädlichen Verhaltens unser persönliches Fassungsvermögen nicht übersteigen, wird es keinesfalls zu nennenswerten Konsequenzen kommen. Das ist jedoch nicht das Gleiche, wie zu behaupten, alles «in Maßen» zu genießen, sei vernünftig. Das Gegenteil ist wahr: Jede einzelne Form von ungesundem Verhalten wirkt sich in einem gewissen Maß zerstörerisch auf den Körper aus. Ihr Optimum an Gesundheit, das maximale Maß an Gesundheit, wie es angesichts Ihrer Anlage und Ihres Vorlebens möglich ist, erlangen Sie nur, indem Sie Ihr gesundheitsförderndes Verhalten optimieren. Mit jeder Verfehlung entfernen Sie sich einen Schritt von diesem Optimum; dazu gehört auch der «maßvolle» Genuss unnatürlicher und schädlicher Stoffe, die in unserer modernen Gesellschaft zu den am häufigsten konsumierten Produkten zählen.

Wir verlangen von Ihnen nicht, vollkommen zu sein, um hervorragende Resultate zu erzielen. Es obliegt uns nicht, zu entscheiden, was in Ihrem Fall notwendig ist, damit Sie sich hervorragend gesund fühlen; das entscheiden Ihre Gene und eine stets notwendige Portion Glück. Jeder muss selbst entscheiden, welche Risiken er in Kauf nehmen will und welche ihm zu groß erscheinen. Folgendes Prinzip sollten Sie aber auf jeden Fall verstehen: Zu optimalen Resultaten gelangt man nur durch optimales Verhalten. Und in diesem Fall ähnelt optimales Verhalten eben einem extremen Verhalten. Anders geht es in unserer Welt, in der es von Lustfallen nur so wimmelt, eben nicht. Auch was uns heute in Bezug auf alle künstlichen Verlockungen in Sachen Ernährung und Lebensstil vernünftig erscheint, kann zu einem Akt der Selbstzerstörung werden.

MYTHOS NR 2: DIE VERÄNDERUNG «IN KLEINEN SCHRITTEN»
Wer sich vornimmt, ein schwer zu bewältigendes Ziel zu erreichen, sollte nie vergessen, dass Perfektion nicht notwendig ist. Liegt das Ziel darin, ein besserer Sportler zu werden, seine berufliche Produktivität zu steigern, mehr Geld zu verdienen oder die intime Kommunikation innerhalb einer Beziehung zu verbessern, ist es wichtig, nicht gleich nach Perfektion zu streben. Falls wir erwarten, dass es sofort zu umwälzenden Veränderungen oder zu einem schlagartigen Erfolg kommt, kann es sein, dass unsere Enttäuschung so groß wird, dass wir das gesamte Unterfangen aufgeben. Ein kluger Elternteil, ein kluger Coach oder Mentor weiß, dass der Schlüssel zur Motivation darin liegt, die eigenen Erwartungen auf einem erreichbaren Niveau zu halten, da allzu hochgeschraubte Erwartungen nur zu einer Handlungslähmung führen.

Auf lange Sicht liegt die bessere Strategie darin, bescheidene, aber stetige Schritte der Veränderung, verbunden mit entsprechend realistischen Erwartungen, zu tun. So können sich aus kleinen positiven Veränderungen im Laufe der Zeit mittelgradige Verbesserungen entwickeln, und diese summieren sich schließlich zu beeindruckenden Fortschritten. Ob es nun darum geht, irgendwelche Fähigkeiten auszubilden, sich Wissen anzueignen, Wohlstand aufzubauen oder sich gesellschaftlich weiterzuentwickeln, langsamen und stetigen Fortschritt anzustreben, ist eine hervorragende Strategie. In Angelegenheiten, die außergewöhnliche Disziplin und Zielstrebigkeit erfordern, gelangt man nur selten an ein endgültiges Ziel. In Sachen Ernährung und Lebensführung ist der Mäßigungsgedanke beliebt und auch beruhigend. Auch kleine Veränderungen, so erzählt man uns, bringen uns in die gewünschte Richtung. Wenn wir lernen, uns ein wenig früher als gewohnt vom Tisch zu erheben und ein wenig mehr Sport zu treiben, werden wir abnehmen. Und wenn wir nur ein bisschen mehr Gemüse essen und ein bisschen weniger Fleisch, können wir das Risiko, an einem Leiden der Herzkranzgefäße zu erkranken, senken. Und wenn wir dann am Ball bleiben, so Stück für Stück, können wir erreichen, was für uns notwendig ist. Dann können wir ohne besondere Einbußen zu dem gelangen, was wir uns vorgenommen haben. Man brauche ja nicht gleich zum Fanatiker zu werden, und das wäre nicht mal gesund, weder für den Körper noch für die Psyche.

Hier zeigt sich, dass der Mäßigungsgedanke nicht überall gleichermaßen gilt. In vielen Lebensbereichen mag er zu empfehlen sein. Wenn es jedoch um unsere Ernährung und Lebensführung geht, lockt er uns leicht auf die falsche Fährte. Denn in den Bereichen Essen und Alltagsgestaltung führen schrittweise Veränderungen in die Zwickmühle der Lustfalle. Hier erweist sich ein langsames und stetiges Vorgehen nur selten als erfolgreich. Die Vorstellung, dass kleine Veränderungen leichter durchzuführen, vernünftiger und ausreichend sind, ist ein Mythos. Die Wahrheit ist: Um der Falle zu entgehen, kommt man meist um eine Vielzahl radikaler Veränderungen nicht herum.

MYTHOS UND REALITÄT

Es ist wohlbekannt, dass Alkoholiker nur selten in der Lage sind, ihre Trinkgewohnheiten auf ein vernünftiges Maß herunterzufahren. In den meisten Fällen besteht der einzige Weg zur Befreiung darin, so lange wie möglich völlig abstinent zu leben. Sobald ein Alkoholiker erneut zur Flasche greift, ist es angesagt, ihm zu sofortiger Abstinenz zu verhelfen, und wenn möglich, zu erkennen, warum er rückfällig geworden ist. Auch wenn man darin übereinkommt, dass die Schlacht nicht an einem einzigen Tag geschlagen werden kann, besteht das tägliche Ziel doch darin, genügend Selbstdisziplin aufzubringen, um sich in Enthaltsamkeit zu üben. So werden der Schmerz und die Unannehmlichkeiten des Entzugs sogleich erkannt und rasch überwunden. Man hat den Preis entrichtet, nun kann es zur dauerhaften Genesung kommen.

Der Anspruch ist hoch. Vollständige Abstinenz, das bedeutet nicht nur, sich von gewissen Substanzen fernzuhalten, sondern folglich auch den Gelüsten ins Auge zu blicken, welche die Schaltkreise der Erinnerung hervorbringen und sich immer wieder zu vergegenwärtigen, was uns intensive Lust verschafft. Der richtige Schritt heißt Abstinenz, doch die erscheint uns unangemessen, da Alkoholmissbrauch zu den weit verbreiteten Lustfallen gehört. Gesundheitsförderndes Handeln führt zu Entzugserscheinungen, und daran festzuhalten bedeutet, sich dem Diktat der Lust zu verweigern. Die richtige Entscheidung widerspricht unserem unmittelbaren Instinkt. Schlimmer noch, alle halbherzigen Maßnahmen oder Versuche, sich zu mäßigen, sind von vornherein zum Scheitern verurteilt.

Mit nur wenigen Ausnahmen ist Abhängigkeit nicht ein Problem, das sich mit Maßhalten lösen lässt. Die verlässlichste Lösung besteht im Extrem, in der vollständigen Abstinenz.

Viele, die gegen ihre Sucht ankämpfen, versuchen Maß zu halten und scheitern. Ihre Qualen werden dadurch nur verlängert, und der Preis, den sie für ihre Abhängigkeit zahlen, steigt. Die ständige Reizung des Nervensystems mit halbherzigen Maßnahmen führt typischerweise zu weiterem Missbrauch, mitsamt den damit verbundenen physischen Schädigungen, aber auch zu Schuldgefühlen, Frustrationen und Depression. Die Philosophie des Maßhaltens hat in der Realität keinen Bestand, sie muss ad acta gelegt werden.

Schluss zu machen mit einer selbstzerstörerischen Ernährung und Lebensweise, ist durchaus mit dem Vorsatz vergleichbar, einer Drogenabhängigkeit zu entkommen. Die meisten Menschen, die das nur halbherzig angehen, bleiben in der Verstrickung. Es bedarf mehr Disziplin, sich auf eine Handvoll Pommes, einen gelegentlichen Milchshake oder hin und wieder einen Kaffee zu beschränken, als ganz darauf zu verzichten. Es ist wie bei einem Alkoholiker, der sich vornimmt, statt Schnaps nur noch Wein und Bier zu trinken. Das Problem beruht auf den Mechanismen der Lustfalle.

Lustfallen in puncto Ernährung und Lebensstil mögen den Anschein erwecken, sie seien leicht zu kontrollieren und relativ harmlos; in Wirklichkeit aber fällt es extrem schwer, ihnen zu entkommen, und sie tragen eine zerstörerische Kraft in sich. Sie tarnen ihre Gefährlichkeit gut, indem sie unsere Sinne mit der unbewussten Beschwichtigung übertölpeln, alles, was sich im Moment gut anfühle, könne nicht anders als auch gut sein. Diese Täuschung bewusst zu erkennen, hilft aus der Lustfalle auszusteigen. Allein diese Erkenntnis ist schon eine Seltenheit, darüber hinaus bedarf es auch noch radikaler und einschneidender Verhaltensänderungen. Eine rasche, aber tiefgreifende Umstellung auf eine gesunde Lebensweise kann Ihnen die unschätzbare Erfahrung vermitteln, wie es ist, nicht mehr in der Falle zu sitzen. Genau diese Erfahrung verleiht Ihnen den Antrieb, auf Kurs zu bleiben.

DER GROSSE AUSBRUCH

Der große Ausbruch aus der Lustfalle hat nichts mit Lustverweigerung und Selbstkasteiung zu tun. Es geht nicht darum, ein Programm selbstgerechter Abstinenz durchzuziehen. Auch wenn es manchen Beobachtern so erscheinen mag: Nichts ist weiter von der Wahrheit entfernt. In Wahrheit ist ein Ausbruch aus der Lustfalle der Ausgangspunkt für lohnenswerte Ziele, inklusive Vergnügungen, die nicht gleichzeitig Gesundheit und Glück untergraben. Die Freuden schmackhafter Mahlzeiten oder romantischer Stunden werden nicht weniger; Sie erleben Glücksgefühle, wie sie aus einem positiven Feedback bei der Verfolgung erstrebenswerter Ziele auf natürliche Weise entstehen, auch wenn Sie sich von künstlichen und gefährlichen Verlockungen fernhalten. Im Gegenteil: Der Ausbruch aus der Lustfalle ist so, als würde man seiner Lieblingsmusik lauschen, allerdings unter optimalen akustischen Bedingungen, so dass die Musik weder zu leise ist, noch auf unangenehme Weise laut. Sie klingt dann so, wie sie ursprünglich geschaffen wurde, und sie erzielt exakt die Wirkung, die mit ihr beabsichtigt worden ist.

Der Ausbruch lohnt sich auf jeden Fall. Er bringt ein unmittelbar gutes Gefühl, nicht wegen seines hohen moralischen Wertes oder weil er aufgrund nicht weiter definierter Maßstäbe als korrekt erscheint. Er lohnt sich vielmehr deshalb, weil er ein Leben ermöglicht, bei dem Körper und Seele so zusammenspielen, wie das eigentlich für beide vorgesehen ist, und es wird uns möglich, unsere gesamten Fähigkeiten so einzusetzen, wie es unserem Wesen entspricht. In der Folge werden Glück und Gesundheit, diese beiden nicht zu trennenden und wichtigsten Schätze unseres Lebens, in ihrer Integrität nicht länger beeinträchtigt. Der Einzelne kämpft dann nicht mehr ständig gegen ein Motivationssystem an, das ihn auf den Pfad der Selbstzerstörung zu locken versucht.

Der große Ausbruch kann außerdem bewirken, dass lang vergessene und wunderbare Gemütszustände neu erlebbar werden. Wer ausgeruht, gesund und körperlich fit ist, frei von chronischem Schmerz und Müdigkeit, frei von körperlichen Beschwerden und Übergewicht mitsamt den damit verbundenen psychischen Belastungen, wird auf spontane Weise in sich Gefühle von Optimismus und Lebenslust entdecken. Die Ausdauer, mit der man sich den Anforderungen des Lebens stellt, nimmt dabei beträchtlich zu, und man ist gut gerüstet für Herausforderungen aller Art. Ein wirklich gutes Leben zu führen bedeutet, tagtäglich in die Grundfesten des Lebens zu investieren. Eine bessere Investition kann es wohl nicht geben.

SO KANN MAN ES SCHAFFEN

Egal, ob Ihre Ernährungs- und Lebensgewohnheiten nur einer geringfügigen Korrektur bedürfen oder ob bei Ihnen einschneidende Veränderungen anstehen, der Weg zum Erfolg wird Ihnen nur glücken, wenn Sie sich auf disziplinierte Weise an ein paar einfache Regeln und Vorschriften halten:

A. Wir empfehlen Ihnen, keinerlei ungesunde Lebensmittel oder Genussmittel im Haus zu haben. Falls Sie von solchen Sachen noch irgendwelche Vorräte besitzen, werfen Sie sie weg oder verschenken Sie sie. Verwandeln Sie Ihr Zuhause in eine Kultstätte gesunden Lebens, und sorgen Sie dafür, dass Sie Unbequemlichkeiten auf sich zu nehmen haben, um an ungesundes Zeug heranzukommen. Dadurch erschaffen Sie eine der Gesundheit dienliche Pufferzone.

B. Wir empfehlen Ihnen, sich regelmäßig körperlich zu betätigen, am besten täglich. Die Natur hat uns nicht dazu bestimmt, uns lediglich an zwei oder drei Tagen pro Woche körperlich zu betätigen, was in unserer sitzenden Gesellschaft als Maß aller Dinge gilt. Tatsächlich sollten wir uns jeden Tag ausreichend bewegen und daran sollten wir so viel Spaß wie möglich haben. Es ist oft leichter, sich täglich zu bewegen, als einen strengen, aber unregelmäßigen Übungsplan einzuhalten. Wenn man sich vornimmt, dreimal pro Woche Sport zu treiben, wird daraus schnell zweimal pro Woche, dann nur noch einmal pro Woche, und zuletzt keinmal pro Woche … vielleicht nächstes Jahr dann wieder einmal.

C. Täglich um die gleiche Zeit schlafen zu gehen ist ebenfalls ideal, vorausgesetzt, man hat seinen Körper bereits an eine regelmäßige Hormonaktivität gewöhnt. Zusammen mit regelmäßigem Sport sowie einem Verzicht auf Koffein und andere Stimulantien ist dies eine einfache Kur gegen die meisten Schlafstörungen und wird dafür sorgen, dass Sie jeden Tag motiviert und voller Tatkraft erwachen.

D. Der wöchentliche Speiseplan, das A und O einer neuen Lebensweise, hilft Ihnen dabei, die gesunden Speisen, die Sie am liebsten essen, zu einem festen Bestandteil Ihres Lebens zu machen. Natürlich muss dabei nicht jede Mahlzeit im Voraus geplant werden. Doch im Kampf gegen die Lebensmittelchemiker dieser Welt sowie die vereinten Kräfte sämtlicher Genies der Nahrungsmittelindustrie, die sich solche Sachen wie Drive-In-Restaurants oder kostenlose Hauslieferdienste ausgedacht haben, um ihren verführerischen und manipulativen Werbekampagnen den letzten Schliff zu geben, ist ein solcher Plan von unschätzbarem Wert.

Den Speiseplan und zugleich die Schlafgewohnheiten ändern, Sport treiben, keinen Alkohol und Kaffee mehr trinken, nicht mehr rauchen, ist das nicht ein wenig zu viel auf einen Schlag? Nun, vielleicht bringen Sie tatsächlich nicht die notwendige Energie oder Selbstdisziplin auf, sämtliche Veränderungen auf einen Schlag einzuleiten. Unsere Erfahrungen zeigen, dass es manchmal leichter ist, nicht etappenweise vorzugehen, sondern sofort in allen Bereichen zuzuschlagen.

Das hängt vielleicht damit zusammen, dass jedes Teilstück dieses Wegs seine ganz eigenen Unannehmlichkeiten mit sich bringt, die uns am Fortschritt hindern können. Wenn wir auf Kaffee verzichten, einen Übungsplan einhalten oder Junkfood von unserer Speisekarte streichen, dann sind das alles gute Entscheidungen, die kurzfristig aber zu Unbehagen führen. Die spürbaren Erfolge jedoch sind jeweils nur geringfügig und vielleicht nicht motivierend genug. Ändern wir unsere Ernährungs- und Lebensweise hingegen radikal auf einen Schlag, indem wir gesund essen, uns jeglicher Drogen enthalten, regelmäßig Sport treiben und unsere Schlafqualität und -quantität optimieren, zeigt sich der Nutzen eines solch umfassenden Wandels schon sehr bald. Er kann zu einer bemerkenswerten Wiedergeburt von Körper und Geist und zu echtem Wohlbefinden führen: Nicht Schmerz zu vermeiden, sondern sich gut zu fühlen, wird dann zur Antriebskraft für nachhaltige positive Veränderungen. Und der Hauptgrund, weshalb wir für einen radikalen Wandel eintreten, ist: Weil es der einfachste und auch erfolgversprechendste Weg ist.

Das soll nicht heißen, dass die Veränderungen leicht vorzunehmen sind. Leicht sind sie auf keinen Fall. Wir raten unseren Patienten, sich jeweils unsere Empfehlungen am Ende eines jeden Kapitels anzusehen. Denken Sie immer daran, dass es vielfältiger Anstrengungen bedarf, um Abhängigkeiten in den Griff zu kriegen. Wenn Sie nicht sofort erfolgreich sind, versuchen Sie es weiter und lernen Sie dazu.

Denken Sie daran, bei den meisten Rauchern klappt der Ausstieg auch erst beim achten ernsthaften Versuch.

Machen Sie keine Fehler, denn Sie stehen vor einer schwierigen Aufgabe. Die Motivationstriade ist eine starke Kraft, die sich Ihren Bemühungen um ein gesünderes Leben entgegenstellt. So ist die Lustfalle nun einmal beschaffen. Und allen, die sich vergeblich bemüht haben, aus eigener Kraft positive Veränderungen zu bewirken, empfehlen wir professionelle Hilfe in Anspruch zu nehmen. Ein persönlicher Coach kann dazu beitragen, motiviert zu bleiben und den eigenen Übungsplan auch einzuhalten. Eine Hilfskraft, die für Sie kocht, kann Ihnen die Essenszubereitung erleichtern oder teilweise abnehmen. Und in einer kognitiven Verhaltenstherapie lernen Sie, kontraproduktives Denken zu erkennen, und zu durchschauen, wie Sie davon an der Verwirklichung Ihrer Pläne gehindert werden. Ein positiver Wandel kann kompliziert sein. Die Unterstützung durch andere ist manchmal der Schlüssel zum Erfolg.

Rückzug und Erneuerung

Sich von einer kontraproduktiven Ernährungs- und Lebensweise loszusagen ist eine der schwierigsten Aufgaben, die ein Mensch sich vornehmen kann. Sie erfordert Einsicht, Motivation, Hingabe, Anstrengung und ein gerüttelt Maß an Hartnäckigkeit. Manchmal erscheint das Problem trotz allen Wünschens und Verstehens unüberwindbar. Die Motivation kann abnehmen, wenn es aus halbherzigem Vorgehen nur zu bescheidenen Resultaten kommt.

Sich nach Hilfe umzusehen, ist enorm nützlich, doch selbst das reicht manchmal nicht aus. Unsere Welt ähnelt einem mit Verlockungen und Hindernissen vermintem Land. Unter gewissen Umständen braucht es einen außergewöhnlichen Schritt: einen physischen Rückzug aus der Welt der Lockungen und Verführungen und die begleitete Erfahrung, sämtliche schlechten Gewohnheiten auf einmal abzulegen. Dazu braucht es einen Ort, der den nötigen Abstand und die Zeit bietet, sich vollständig auf die Erneuerung des eigenen Gesundheitszustandes und die Umstellung auf eine gesunde Lebensweise zu konzentrieren. So wächst die Motivation zum Weitermachen dank der lebensbejahenden Erfahrung eines gesteigerten Wohlbefindens.

Eine solche Strategie mag radikal und hart erscheinen. Wir haben jedoch erkannt, dass so ein Schritt manchmal nicht zu umgehen ist. Sollte es Ihnen also trotz aller Anstrengungen nicht gelingen, an einer gesunden Lebensführung festzuhalten, verzagen Sie nicht! Es gibt eine sehr alte und bewährte Methode, mit der Sie der Lustfalle entkommen können. Sie besteht in einem Rückzug aus der Welt und einem Pfad zur Erneuerung. Das funktioniert, und wir zeigen Ihnen, wie es geht.

FASTEN KANN LEBEN RETTEN

*Der wirksamste Weg. seine Gesundheit
zurückzugewinnen, besteht oft darin, gar nichts zu tun,
und das auf möglichst intelligente Weise.*
Dr. Alec Burton

In diesem Kapitel wollen wir eine Geschichte erzählen,
die mancher Leser nur schwerlich glauben mag und gegen die vernünftige Menschen sich sträuben werden, da sie
eine Botschaft enthält, die aller Intuition zuwiderläuft. Es
gibt Zeiten, in denen man sich nicht allein auf seine innere
Stimme verlassen kann, um der Realität gerecht zu werden.
Manchmal benötigen wir zum Erkennen eines Problems
zusätzliche Werkzeuge, wie etwa wissenschaftliche Methoden, um zum Kern der Sache vorzudringen. In diesem Fall
ist es so. Unsere Geschichte handelt vom unglaublichen Potenzial des menschlichen Körpers, einem Potenzial, das die
moderne Medizin noch immer nicht erkannt hat.

Seien Sie bitte auf den folgenden Seiten etwas nachsichtig
mit uns, während wir Ihnen einen uralten Vorgang erläutern, den man als «Fasten» bezeichnet, eine außergewöhnliche Heilmethode, die Ihr Leben retten kann.

Als «Fasten» bezeichnen wir einen längeren Zeitraum
von ein paar Tagen oder auch Wochen, während deren
man keine Nahrung, keine Säfte, keine Suppen, sondern
ausschließlich Wasser zu sich nimmt. Das klingt vielleicht
nach einer unfassbaren, womöglich gefährlichen Prozedur. Fasten ist ein Vorgehen, das je nach Blickwinkel

voller Widersprüche steckt. Die genaue Bezeichnung ist «Wasserfasten»; und diese Art von Fasten ist nicht nur uralt, sondern entspricht gleichzeitig dem neuesten Stand der Wissenschaft. Fasten bildet nicht nur den Gegenpol zur modernen Medizin, sondern es verkörpert das erhabenste Ziel der Medizin, nämlich echte Heilung. Daneben widerspricht es aber auch in höchstem Maße dem sogenannten gesunden Menschenverstand, da ein Verzicht auf Nahrung als eine Maßnahme der Heilung geradezu als absurd erscheint. Bei näherer Betrachtung jedoch werden wir entdecken, dass es keineswegs absurd ist.

Zufall und Plan

Die Entwicklung des menschlichen Wissens basiert auf Neugier, gepaart mit Entschlossenheit, gelegentlich gefördert durch Zufälle. Größtenteils wuchs der Fundus des Wissens in gemütlichem Tempo an, bis vor kurzem unser Verständnis der Dinge aber förmlich explodierte. Diese Explosion ereignete sich nicht zufällig. Sie war ein Resultat der Anwendung wissenschaftlicher Methoden. Diese Methoden haben unsere Chancen, neue Entdeckungen zu machen, immens vergrößert. Im Falle von Louis Pasteur war es ein Zusammenspiel von Zufall und wissenschaftlicher Forschung, das für einen gewaltigen Durchbruch auf dem Gebiet der modernen Bakteriologie sorgte.

Früher blieben Entdeckungen oft dem Zufall überlassen, und das aus eigenartigen Gründen. So war es auch bei der Entdeckung des Wasserfastens. Kranke Tiere und Menschen fasten oft instinktiv, wenn es ihnen schlecht geht. Da die Menschen früher zwangsweise Fastenzeiten einlegen mussten, wenn sie nichts zu essen fanden, war eine bewusste Entscheidung fürs Fasten zur Verbesserung der Gesundheit für die meisten aber keine Option. Zu unserem Glück ergab sich, dass im Jahre 1877 ein Arzt namens Henry S. Tanner beschloss, für ihn sei es an der Zeit, zu sterben.

Wie durch ein Wunder überlebt

Henry Tanner war ein Arzt mittleren Alters in Duluth, Minnesota; er litt seit Jahren an Rheumatismus. Außerdem hatte er Asthma, begleitet von chronischen Schlafstörungen. Während seiner nächtlichen Wachzeiten hatte er ständig Schmerzen.

Tanner war beigebracht worden, dass Menschen ohne Nahrung nur zehn Tage überleben können. Dies zu wissen, tröstete ihn in seinem Leiden. Da er auf Selbstmordmethoden nur wenig vertraute, beschloss er, einfach freiwillig zu verhungern. «Ein Leben unter den gegebenen Umständen erschien mir nicht weiter lebenswert», erklärte er später. «Ich hatte einen Weg gefunden, mein Leben zu beenden, und ich war fest entschlossen, in den Armen des Todes Ruhe von meinem körperlichen Leid zu finden.» ((1))

Doch das Schicksal hielt für Dr. Tanner eine angenehme Überraschung bereit. Das Wasserfasten setzte in ihm eine bislang unbekannte Reihe gesundheitsförderlicher Prozesse in Gang, und so erfuhr er eine rasche Genesung. An seinem fünften Fastentag gelang es ihm, geruhsam zu schlafen. Bereits am elften Tag, so berichtete er, habe er sich «so wohl gefühlt wie in meiner Jugendzeit». Da er fest davon ausgegangen war, am Abgrund des Todes zu stehen, bat er seinen Kollegen Dr. Moyer, ihn zu untersuchen. Der Arzt hörte sich Tanners Geschichte an und war natürlich verblüfft. Tanner erinnerte sich, wie Moyer zu ihm sagte: «Eigentlich müssten Sie bereits vor der Himmelstür stehen, aber Sie sehen zweifellos besser aus, als ich Sie je in Erinnerung habe.»

Und so setzte Henry Tanner, unter Dr. Moyers Aufsicht, seine Fastenkur noch zusätzliche 31 Tage lang fort. Mehrere seiner Arztkollegen erfuhren von seiner Geschichte und reagierten mit Unglauben und Kritik. Sie versuchten, das Ganze als großen Schwindel darzustellen, doch Tanner zeigte ihnen, wie der Hase läuft. Nach Beendigung seiner Fastenkur wies er keine Symptome von Asthma, Rheumatismus oder chronischem Schmerz mehr auf und lebte noch bis zu seinem 90. Lebensjahr.

Tanners Fall jedoch blieb eine Fußnote in der Geschichte der Medizin. Vielleicht war seine Erfahrung zu bizarr, zu gut, um für wahr gehalten zu werden. Jedenfalls ist es nachvollziehbar, weshalb seine Zeitgenossen ihm keinen Glauben schenkten.

Wie schon der Nobelpreisträger und Gelehrte Ilya Prigogine sowie Isabelle Stengers anmerkten: «Es gibt schlagende Beweise und Fakten, die einfach ignoriert werden, weil das kulturelle Klima noch nicht so weit ist, sie in eine schlüssige Ordnung einzufügen.» Und dies war eine Geschichte, die auch in logischer Hinsicht nicht einzuordnen war.

Infolgedessen ging Henry Tanners Geschichte samt den daraus zu ziehenden Lehren der Medizinkultur beinahe verloren; damals wie heute bekundet die Therapeutik große Mühe mit der Tatsache, dass «pures Nichtstun» zu einem Heilungserfolg führen kann. Die Vorstellung, der menschliche Körper könne über einen Selbstheilungsmechanismus verfügen, der am wirksamsten funktioniert, wenn man außer Wasser nichts zu sich nimmt, erschien grotesk. Und das blieb auch so, bis man vor kurzem unsere Selbstheilungskräfte etwas besser zu verstehen begann.

Lebende Maschinen

Wir Menschen haben uns oftmals als lebende «Maschinen» verstanden. Diese Auffassung lässt sich zumindest bis zu Julien La Mettrie zurückverfolgen, einem französischen Arzt und Philosophen des 18. Jahrhunderts. La Mettrie war beeindruckt von der Vielzahl und Komplexität unserer Überlebensmechanismen, die dem geübten Auge nicht entgehen. Unsere Augen und Ohren, unser Herz und unsere Lunge sowie viele andere physische Einrichtungen sind von der Natur minutiös darauf ausgerichtet, unsere Überlebensaussichten zu erhöhen. ((2))

Noch beeindruckender ist die Tatsache, dass diese Mechanismen perfekt aufeinander abgestimmt sind. Wenn wir joggen, pumpt unser Herz schneller, und unsere Lungen arbeiten heftiger. Sämtliche Teile wirken im Dienste des großen Ganzen, also für unser Überleben oder Fortpflanzungspotenzial. Die Biologie kennt für diese Komponenten unserer natürlichen Beschaffenheit einen Fachausdruck: Man bezeichnet sie als Adaptation.

Maschinerien innerhalb der Maschinerie

Man kann sich ein Lebewesen als eine umfassende, komplizierte Maschine vorstellen, die wiederum aus einer Reihe kleinerer Maschinen zusammengesetzt ist, von denen jede eine Adaptation darstellt. Unsere Zunge zum Beispiel ist eine Adaptation, die von der Natur so gestaltet wurde, dass sie unseren Überlebenschancen dient.

Unsere Fähigkeit, Süßes zu schmecken, hat die Natur ersonnen, um unsere Vorfahren zum Verzehr reifer Früchte und anderer süß schmeckender Nahrungsmittel anzuregen. Und auch unsere Fähigkeit, Bitteres zu schmecken, ist Teil des natürlichen Plans, der uns davon abhalten will, Stoffe zu uns zu nehmen, die möglicherweise giftig sind.

Im Grunde genommen bestehen wir aus Tausenden solcher Kleinstmaschinen (oder Adaptationen), die samt und sonders Mechanismen im Dienste unseres Überlebens und unserer Vermehrung sind. Dieser Gedanke ist der Wissenschaft nicht fremd; sie ist sich im Klaren darüber, dass sowohl unsere Augen und Ohren als auch unser Herz und unsere Lunge Bestandteile jenes umfassenden Überlebenssystems sind, das wir als unseren Körper bezeichnen. Nur wenige Wissenschaftler jedoch verstehen, dass solche Adaptationen nicht nur in sichtbarer mechanischer Form, sondern auch unsichtbar vorkommen. Adaptationen müssen nicht zwingend physischer Art sein wie etwa Augen oder Ohren. Sie können auch die Form von Verhaltensweisen haben, deren Code als Teil unserer natürlichen Anlagen in den Mikro-Schaltkreisen unseres Nervensystems verankert ist. Solche Verhaltens-Adaptationen sind für unser Überleben mindestens ebenso wichtig wie die Organe, auf die sie einwirken.

Verhaltens-Adaptationen

Wie reagieren Sie auf eine lästige Stechmücke, die ihren Saugrüssel in Ihre Haut bohrt? Vermutlich werden Sie versuchen, den Plagegeist zu erschlagen. Diese Reaktion ist ein Beispiel für einen Verhaltens-Reflex. Es ist eine perfekt koordinierte Muskelbewegung, eine sensorische Reaktion, die unsere natürliche Anlage möglich macht. Wollen oder können wir nicht nach der Stechmücke schlagen, wird die Natur uns mit einer unangenehmen Empfindung bestrafen; tun wir es jedoch, belohnt sie uns mit einem gewissen Gefühl der Erlösung.

Viele unserer Verhaltensweisen und körperlichen Reaktionen sind Bestandteile unseres natürlichen Bauplans. Husten, niesen, sich übergeben, Fieber und Entzündung, all diese Dinge mögen unangenehm sein, aber es handelt sich um Reflexe. Es sind hochkomplizierte Reaktionen des Körpers, die unseren Schaltkreisen eingeschrieben wurden, um unsere Gesundheit und Heilung zu unterstützen. Unterdrückt man solche Anpassungsmechanismen, indem man zum Beispiel Husten oder Fieber mit Hilfe von Medikamenten oder anderen Hilfsmitteln niederhält, entfernt man sich so gut wie immer einen Schritt weit weg von der eigenen Gesundheit.

Aufgeweckte Gesundheitsexperten sind sich längst darüber einig, dass eine künstliche Unterdrückung solcher Anpassungsmechanismen zwar Schmerzen lindert, sie aber potenziell unserem Gesamtzustand schadet. Ein kluger Arzt wird versuchen, den tieferliegenden Grund für die Aktivierung dieser Anpassungsmechanismen herauszufinden und die Ursachen dahinter zu beseitigen, anstatt unangenehme Symptome einfach nur zu unterdrücken.

Während Fieber, Entzündungen und andere Symptome endlich als Komponenten eines Anpassungsprozesses verstanden werden, bleibt die Bedeutung von Appetitverlust, wie er charakteristisch ist für zahlreiche Krankheitsprozesse, weiterhin unbeachtet. Dieses Symptom hilft uns, auf jegliche Nahrungsaufnahme zu verzichten, wenn wir krank sind; was auch in der Tierwelt ein weit verbreitetes Phänomen ist. Wir werden sehen, dass wir, sofern wir dieser Neigung nachgehen und über einen gewissen Zeitraum hinweg nur noch Wasser zu uns nehmen, beachtenswerte Körperreaktionen erzielen, die heute leider erst allmählich anerkannt und gewürdigt werden.

HERAUSFORDERUNGEN UND LÖSUNGEN

Warum fürchten wir uns in der Dunkelheit vor seltsamen Geräuschen? Weil unsere Vorfahren, die ebenfalls Angst vor solchen Geräuschen hatten, überlebten und sich auf effektivere Weise fortpflanzen konnten als ihre Zeitgenossen, die keine solchen Ängste verspürten und es somit versäumten, entsprechende Vorsorgemaßnahmen zu treffen. Warum ist der Geschmack von frischem, reifem Obst für uns ein Genuss? Weil unsere Vorfahren, die solche Früchte ebenfalls gern genossen, in Sachen Überleben effektiver waren als deren Zeitgenossen, die an frischem, reifem Obst keinen Gefallen fanden. Warum empfinden wir Verliebtsein und Sex als so aufregend und angenehm? Weil unsere Vorfahren, die solche Aktivitäten genossen, eine größere Nachkommenschaft hervorbrachten als deren weniger erregbare Zeitgenossen. Um es auf den Punkt zu bringen: Unsere heutigen körperlichen und verhaltensmäßigen Charakteristiken sind ein komplexes und vielschichtiges Paket an Adaptationen, die sozusagen die besten Lösungen jener Probleme darstellen, mit denen unsere Spezies sich im Laufe ihrer Entwicklung herumzuschlagen hatte. ((3))

Ein seltsamer Anpassungsmechanismus

Unter den zahlreichen Unbeständigkeiten des Lebens gab es zwei Anpassungsprobleme, mit denen unsere Ahnen stets aufs Neue konfrontiert wurden: Regelmäßige Hungersnöte und Krankheit. Obwohl es zweifellos Zeiten gab, in denen Kalorien im Übermaß zur Verfügung standen, gab es im Gegensatz dazu auch Zeiten des Mangels. Hunger und Krankheit waren zwei immer wieder auftretende adaptive Probleme, die beide nach einer Lösung auf körperlicher Ebene und im Verhalten schrien. Frühe Völker, die effektive Lösungen entwickelten, waren biologisch erfolgreicher als andere, denen dies nicht gelang. Diese Lösungen waren Anpassungsmechanismen, das heißt, von den Genen gesteuerte Strategien, die das Überleben sicherten. Wir sind die Nachkommen dieser frühen Völker, denen besonders effektive Lösungen für Zeiten von Hunger und Krankheit einfielen, und wir verfügen als Folge dieses Umstands über einige bemerkenswerte Eigenschaften in unserem Organismus und im Geist.

Um gegen Hunger und Krankheit anzukommen, verfügen wir über eine Menge von Anpassungsmechanismen, sowohl körperlicher als auch verhaltensmäßiger Art. Zum Beispiel die Fähigkeit, in Zeiten von Überfluss im Körper Fettreserven für karge Tage anzulegen. Außerdem verfügen wir über Eigenschaften, wie etwa ein überaus vielschichtiges Immunsystem, oder Verhaltensreflexe wie Husten, Niesen, Erbrechen als Schutzschild gegen Infektionen.

Es gibt auch eine Reihe von Strategien, die sich herausgebildet haben, um mit Hunger und mit Krankheit zugleich fertig zu werden. Zu diesem Adaptationssystem, das sowohl körperliche Veränderungen wie auch Verhaltensweisen einschließt, gehört auch das Wasserfasten. Der Stellenwert dieser Anpassungsvariante ist gewaltig; sie ist seit Jahrmillionen eine unerlässliche Konstante unseres biologischen Fortkommens. Trotz seiner langen Geschichte und trotz aller Chancen, die es für unsere Zeit bereithält, wird dieses Anpassungssystem von heutigen Gesundheitsexperten kaum anerkannt.

Wasserfasten bei akuten Krankheiten

Zoologen haben festgestellt, dass Tiere unter bestimmten Gegebenheiten über einen längeren Zeitraum hinweg auf jegliche Nahrung verzichten. Eine weitverbreitete Gegebenheit dieser Art ist der Winterschlaf, bei dem manche Tiergattungen sich über viele Monate hinweg der Nahrungsaufnahme vollständig enthalten. So etwas ist nur dank eines hochkomplexen, artenspezifischen Anpassungsmechanismusses möglich.

Es gibt bestimmte Bärenarten, die Winterschlaf halten und dabei mehrere Monate lang fasten, ebenso gewisse Fledermäuse, Nager und Reptilien. Andere Tiere, wie zum Beispiel der Lachs, fasten während bestimmter Zeiträume, die aber mit Winterschlaf nichts zu tun haben. Im Verlauf ihrer alljährlichen Wanderung während der Paarungszeit nehmen Lachse mehrere Wochen lang nichts zu sich. Wenn sie den langen Weg vom Meer zu ihren Laichgründen in den Flüssen antreten, sind ihre Muskeln voller Fetteinlagerungen. Diese gespeicherte Energie nutzen die Lachse im Verlauf ihrer Reise und nehmen keinerlei Nahrung auf, während sie unbeirrt stromaufwärts zu ihren Laichplätzen schwimmen. ((4))

Solche Beispiele gewähren uns einen interessanten Einblick in die Welt der Natur, aber sie verraten uns wenig über den grundlegenden Nutzen des Wasserfastens für uns Menschen. Es handelt sich durchwegs um Beispiele von artenspezifischem Fastenverhalten, das sich nur bei bestimmten Gattungen und zu bestimmten Zeiten unter ausschließlicher Wasseraufnahme zeigt. Uns jedoch beschäftigt eine viel allgemeinere Frage: Gibt es Belege für eine speziesübergreifende Tendenz zum Fasten, die sämtliche Arten einschließlich der Primaten umfasst?

Die Antwort lautet Ja. Eine solche Tendenz gibt es in der Tat, zum Beispiel wenn Tiere akut krank sind und als Reaktion fasten. Es handelt sich um eine Tendenz, die im Reich der Natur ganz allgemein beobachtet werden kann – bei näherem Hinsehen auch beim Menschen.

Wenn Tiere akut erkranken, steigt ihr Bedürfnis nach Schlaf und Ruhe. Ihr Appetit verringert sich, gelegentlich kommt er für eine gewisse Zeitspanne völlig zum Erliegen. Das deutet stark darauf hin, dass der Appetitverlust bei akuter Erkrankung ein natürlicher Reflex ist, Teil einer Heilungsstrategie, zu der Ruhe, Schlaf, das Trinken von Wasser und, falls notwendig, das Lecken von Wunden gehören. Auch wenn dies für manche Beobachter sonnenklar und richtig ist, so gibt es doch viele, denen eine andere Interpretation plausibler erscheint. Ein Advocatus Diaboli würde möglicherweise den Einwand vorbringen, bei dieser Form von Nahrungsabstinenz handle es sich nicht um die Folge eines Reflexes; diese sei vielmehr das bedauerliche Resultat mangelnder Kräfte des Organismus. Man argumentiert womöglich, es sei die aus der Krankheit resultierende Unfähigkeit zur Nahrungsbeschaffung, die dem Fasten zugrunde liege.

Einer näheren Untersuchung hält dieser Befund jedoch nicht stand, denn es sind nicht nur Tiere in freier Wildbahn, bei denen sich ein solches «Heilfasten» beobachten lässt. Auch kranke Haustiere, denen man Futter anbietet, verzichten darauf, ein Verhalten, das Bauern seit langem wohlbekannt ist. Sie wissen dann genau, wann eines ihrer Tiere «nicht bei Kräften» ist. Erst, wenn es sich auf dem Wege der Genesung befindet, beginnt ein krankes Tier wieder, Nahrung zu sich zu nehmen. Die gleiche Tendenz zeigt sich auch bei kranken Menschen, nur ist sie bislang erst selten gewürdigt worden. Stattdessen herrscht der allgemeine Glaube vor, kranke und schwache Menschen würden sich durch einen Verzicht auf Nahrung nur noch zusätzlich schwächen. Das ist ein klassisches Beispiel für einen Trugschluss und für die Unfähigkeit, Ursache und Wirkung in die richtige Relation zu stellen.

Ein verständlicher Irrtum

Inzwischen weiß man, dass ein krankes Tier, wenn es fastet, um sein Leben kämpft. Sein Appetitmangel ist Bestandteil einer fein abgestimmten, von der DNS gesteuerten Strategie, um schnellstmöglich die Gesundheit zurückzuerlangen. Ruhe ist eine zusätzliche und wesentliche Komponente. Kranke Tiere fasten nicht nur, sie ruhen dabei auch so lange wie möglich. Fasten und Ruhe unterstützen den Heilungsprozess.

Es überrascht nicht, dass Wasserfasten das Immunsystem anregt (während selbst ein geringfügiger Schlafmangel der Immunfunktion schadet). Wasserfasten und Ruhe lenken uns instinktiv in die richtige Richtung; dieses Verhalten schafft optimale Bedingungen für die Gesundung.

Befindet sich ein Tier auf dem Weg der Besserung, lassen sich im Allgemeinen zwei Verhaltensänderungen beobachten: Zum einen wird das Tier aktiver. Zum anderen kehrt das Hungergefühl zurück, und das Tier begibt sich auf Nahrungssuche und frisst. Erhöhte Aktivität, weniger Verlangen nach Schlaf sowie das Wiedereinsetzen der Nahrungsaufnahme sind deutliche Hinweise darauf, dass es einem Tier besser geht und es wieder gesund wird.

Diesen Zusammenhang zwischen Fressen (beziehungsweise Essen) und dem Wiedererlangen von Gesundheit haben die meisten Menschen missverstanden. Sie nehmen irrtümlich an, die gesteigerte Nahrungsaufnahme sei die Ursache für die Gesundung. In Wahrheit ist es genau umgekehrt. Weil ein Lebewesen gesundet, kehrt nun auch sein Appetit zurück.

Leider missverstehen auch viele Gesundheitsexperten das Wesen dieses Zusammenhangs. Nicht selten kommt es vor, dass Ärzte ihre Patienten zum Essen ermuntern, selbst wenn deren angeborener Adaptationsmechanismus eine andere Sprache spricht. An Krankenhausbetten serviert man dahinsiechenden Patienten, die eine starke Abneigung gegen jegliche Nahrung verspüren, stark anregende Lebensmittel in wenig gesunder Zubereitung mit hohen Zucker-, Salz- und Fettanteilen und fordert energisch von ihnen, sich zu bedienen. Die unnatürlichen stimulierenden Eigenschaften dieser Speisen führen oft dazu, dass selbst schwerkranke Patienten sich überreden lassen, «einen Happen zu sich zu nehmen», ganz zur Erleichterung und Befriedigung sowohl der Angehörigen als auch des Krankenhauspersonals.

Dieser Verfahrensfehler verwundert nicht wirklich, da der Nutzen der natürlichen Neigung, sich im Krankheitsfall der Nahrung zu verweigern, nicht auf Anhieb ersichtlich ist. Wie andere sehr wirksame Selbstheilungs-Adaptationen wie etwa Fieber, Entzündungen und Erbrechen wurde auch dieser Reflex während der gesamten Medizingeschichte immer wieder missdeutet und falsch angewendet.

Dass ein Verzicht auf Nahrung im Krankheitsfall nützlich ist, wird auch in unserer Zeit nur zögerlich gewürdigt. Doch Fasten im Krankheitsfall ist nur die eine Seite der Medaille. Es gibt eine weitere in der Natur weit verbreitete Situation, die dieses Adaptationsgefüge zur Anwendung bringt: längere Phasen, in denen auch gesunde Tiere keine Nahrung finden.

Wasserfasten zu Zeiten von Not

Während der gesamten Geschichte unseres Planeten waren Tiere immer wieder mit Hungersnöten konfrontiert. Um solche Krisen zu überstehen, bildeten sich bei verschiedenen Arten bestimmte Anpassungsmechanismen heraus. Gewisse Insekten zum Beispiel treten in einen Zustand vorübergehender Leblosigkeit ein, der bei manchen Spezies unter Umständen mehrere Jahre andauern kann. Vögel und Säugetiere vollbringen im Fall von Hungersnöten keine derart extremen Anpassungsleistungen. Zwei hauptsächliche Anpassungsmechanismen stehen ihnen jedoch zur Verfügung: Die Speicherung von Fettreserven sowie spezielle Überlebensmechanismen, die mit Wasserfasten einhergehen. Gemeinsam haben es diese beiden Reflexe zahlreichen

Arten ermöglicht, periodisch auftretende Hungersnöte und einen wochen- und manchmal sogar monatelangen unfreiwilligen Verzicht auf die Zufuhr von Kalorien lebend zu überstehen.

Auch Menschen verfügen auf Grund ihrer Biologie über die Fähigkeit, längere Perioden zu überstehen, in denen sie nur Wasser zu sich nehmen. Seit Erfindung der Landwirtschaft und seit dem Anbruch des technischen Zeitalters ist sich der Mensch von heute dieser Fähigkeit jedoch kaum mehr bewusst. So steht in der 1937 erschienenen Ausgabe von *The New Standard Encyclopedia* (Funk and Wagnalls) zu lesen: «Nach acht Tagen ohne Nahrungsaufnahme tritt für gewöhnlich der Tod ein.» ((5)) Während der folgenden 20 Jahre wurde diese düstere Behauptung leicht abgemildert. In der 1956er-Ausgabe von American Peoples Encyclopedia hieß es, die Überlebenszeit bei reinem Wasserfasten betrage etwa 17 bis 76 Tage. ((6))

In Wirklichkeit hatten die «Experten», welche für derlei Aussagen verantwortlich zeichneten, keine Ahnung, wovon sie redeten. Wenden wir uns nämlich früheren Schriften zu, sehen wir, dass man sich in sogenannten primitiveren Kulturen über das Ausmaß unserer Kapazität zu fasten durchaus im Klaren war: In der Bibel zum Beispiel steht, dass sowohl Mose, David, Jesus als auch Elija bis zu fünfzig Tagen gefastet haben. Ist das faktisch möglich?

Ein Ammenmärchen?

Natürlich wissen wir nicht genau, wie lange jene Fastenzeiten damals tatsächlich andauerten, selbst wenn in der neueren wissenschaftlichen Literatur von noch viel größeren Zeitspannen die Rede ist (das längste gefahrlos überstandene Fasten soll 382 Tage gedauert haben). ((7)) Wenn wir uns jedoch die Berichte unserer Vorfahren ansehen, so müssen wir zugeben, dass die Heilige Schrift uns ein präziseres Bild vermittelt als unsere Enzyklopädien Mitte des 20. Jahrhunderts. In unserer Kurklinik lassen wir in der

Regel bis zu 40 Tage überwachtes Wasserfasten zu. 8 Tage betrachten wir als eine relativ kurze, 17 Tage als eine durchschnittliche Fasten-Dauer.

Menschen, und mit ihnen viele Tiere, haben die Fähigkeit, sich während Hungersnöten am Leben zu erhalten, und das ist eine Tatsache, die eigentlich jeder Biologe nur bestätigen kann. Wenn wir uns den menschlichen Körper genauer ansehen, so stoßen wir auf Belege für die Fähigkeit zu ausgedehntem Wasserfasten als Ergebnis der natürlichen Selektion. Wir entdecken auch, dass es eine Reihe zueinander in Beziehung stehender Merkmale im menschlichen Körper gibt, die Wasserfasten für unsere Spezies zu einer Option machen. Die Tatsache, dass diese Fähigkeit existiert, weist darauf hin, dass Wasserfasten innerhalb unserer Spezies eine lange Tradition hat. Werfen wir einen kurzen Blick auf das Wesen dieses Anpassungsmechanismus.

AUSGEFALLENE FASTENMECHANISMEN

Der wichtigste Treibstoff für unseren Körper ist Glukose, die wir vor allem durch die Aufnahme von Kohlenhydraten gewinnen. Auch wenn die anderen beiden Bestandteile unserer Nahrung, die Eiweiße und Fette, ebenfalls zur Energiegewinnung dienen können, so ist unser Körper dennoch vor allem darauf spezialisiert, Kohlenhydrate zu verbrennen, denn diese sind es, die sich am leichtesten in Glukose umwandeln lassen, den Einfachzucker, der unserem Körper die notwendige Energie liefert. Wenn wir in normalen Zeitabständen Nahrung zu uns nehmen, haben wir in der Leber und den Muskeln stets Glukosereserven in Form von Glykogen. Wenn diese Reserven aufgezehrt sind, bekommen wir Hunger.

Wenn wir etwa einen Tag lang nichts essen, erschöpfen sich die Glykogenreserven in unserer Leber ziemlich rasch. Da dieser Vorratsspeicher begrenzt ist, muss unser Körper damit beginnen, selbst Glukose aus unserem Gewebe herzustellen. Dabei beginnt er zunächst mit der Umwandlung von Muskelgewebe in Glukose. Erstreckt sich die Fastenperiode jedoch mehrere Stunden über den völligen Glykogenabbau hinaus, beginnt der Körper seinen Muskelbestand zu schützen, indem er auf Fettreserven zurückgreift. Das Fett wird in Fettsäuren aufgespalten, die nun zur hauptsächlichen Treibstoffquelle für die Muskeln, das Herz, die Leber und andere innere Organe werden.

Während der ersten zwei oder drei Tage des Wasserfastens ist ein ganz bestimmtes Organ nicht in der Lage, Fettsäuren als Treibstoff zu benutzen: das menschliche Gehirn. So ist nach wie vor eine geringe Menge an Glukose notwendig, um das Gehirn zu speisen und die roten Blutkörperchen mit Energie zu versorgen. Dieses Problem löst der Körper, indem er die unumgängliche Menge an Glukose auf zweierlei Arten produziert. Die erste Methode beruht auf der Umwandlung von Aminosäuren aus dem Muskelgewebe in die zusätzlich benötigte Glukose. Die Komplexität und Koordination dieser Mechanismen belegt eindeutig, dass unsere Vorfahren wiederholt über einen längeren Zeitraum auf Wasserfasten angewiesen gewesen sein müssen und sie deshalb dieses Verhaltensmuster entwickelt haben.

Doch das ist nicht der einzige Beweis.

Noch ausgefallenere Mechanismen

Gegen Ende des dritten Wasserfasten-Tages beginnt der Körper damit, Muskelgewebe zu erhalten, indem er den Treibstoffgewinn für das Gehirn auf Ketone überträgt, Substanzen, die bei der Aufspaltung von Fett produziert werden. Dieser Treibstoffwechsel für das Gehirn tritt nur bei Wasserfasten über einen längeren Zeitraum ein. Zu keinem anderen Zeitpunkt im Leben eines Menschen wird dieser außergewöhnliche Anpassungsmechanismus ausgelöst. ((7-9)) Würden wir über diesen angeborenen Mechanismus nicht verfügen, würden unsere Eiweißreserven sich rasch erschöpfen, und wir wären tatsächlich nicht in der Lage, länger als wenige Tage zu fasten. Dr. med. Joel Fuhrmann schreibt in seinem Buch *Fasting and Eating For Health*:

«Der menschliche Körper ist dadurch ausgestattet, gefahrlos fasten zu können. (…) Selbst über längere Zeiträume hinweg (zwischen 20 und 40 Tagen) kommt es zu keinerlei Mangelerscheinungen, das zeigt, dass der Körper die angeborene Fähigkeit besitzt, sich seiner gespeicherten Reserven sehr exakt und ausgewogen zu bedienen.» ((10))

Überwältigende Beweislast

Wir haben die angeborene Fähigkeit, uns über einen längeren Zeitraum hinweg nur von Wasser zu ernähren. Diese Fähigkeit, die einer komplexen Koordination unserer Körpervorgänge bedarf, ist uns ebenso wenig «zufällig» gegeben, wie unsere Augen oder Ohren uns «zufällig» gegeben wurden. Ein solch komplexes System beweist eindeutig, dass unsere Vorfahren in sich nach und nach einen ausgeklügelten und zuverlässigen Mechanismus zur Bewältigung von mangelnder Kalorienzufuhr entwickelten.

Die Mechanismen und das Wesen unserer Fähigkeit zum Wasserfasten werden heutzutage besser verstanden als zu irgendeiner Zeit in der Geschichte. Dennoch ist die Wertschätzung geringer als je zuvor. Wir werden jedoch sehen, dass die Entdeckung dieser bemerkenswerten Fähigkeit unseres Körpers vielleicht eine der wichtigsten Entdeckungen ist, die wir jemals machen können. Denn Fasten kann unser Leben retten.

Dr. Tanners belanglose Geschichte

Wir wissen heute eine Menge über die Prozesse der Heilung. Wir wissen zum Beispiel, dass kein Arzt und keine Medizin den Gesundungsprozess beschleunigen können, wenn wir uns in den Finger geschnitten haben. Der Schnitt wird von einem gengesteuerten Anpassungsmechanismus geheilt, der viel komplexer und ausgeklügelter ist als jede medizinische Behandlung, ein wahres Wunder unserer adaptiven Grundausstattung. Wir wissen, auch wenn wir (oder unser Arzt) die Wunde reinigen und ideale Voraussetzungen für die Wundheilung schaffen, dass es letztlich immer unser Körper selbst ist, der sich von einer Verletzung heilt. Das gelingt mit einer Präzision, die unser derzeitiges Verständnis übersteigt.

Dr. Tanners Geschichte von seinem Weg zu einer glänzenden Gesundheit dank Fasten ist wahr. Sein Bericht widerspricht in nichts unseren allgemeinen medizinischen Kenntnissen von dem, was möglich und wahrscheinlich ist. Nachdem wir jedoch mehr als 5000 Fälle von langfristigem Wasserfasten medizinisch begleitet haben, scheint uns Tanners Geschichte, abgesehen von ihrer historischen Bedeutung, eher banal zu sein. Unsere Behandlungsordner quellen über vor solchen «Wundern». Längst haben wir bewiesen, dass Wasserfasten für ein Milieu sorgt, welches der Selbstheilung bei einer enormen Anzahl von Krankheitserscheinungen ungemein zuträglich ist.

Es ist eine Genugtuung, beobachten zu dürfen, wie Patienten befreit werden von Arthritis, Diabetes, Herzkrankheiten, Bluthochdruck, Asthma, fibrösen Tumoren, chemischen Vergiftungen, Fettleibigkeit und vielen anderen Leiden. Und wir können bezeugen, dass der prozentuale Anteil solcher Heilungserfolge weitaus höher liegt, als er mit konventioneller Medizin zu erzielen wäre. Uns liegt nicht daran, dass der Leser uns das einfach nur glaubt. Wir werden auf den folgenden Seiten handfeste Beweise vorlegen und somit den Weg ebnen für eine bessere Alternative.

Wir haben Sie zu Beginn dieses Kapitels vorgewarnt: Diese Geschichte ist schwer zu fassen. Dennoch entspricht sie der reinen Wahrheit. Henry Tanner entdeckte in der Tat erstaunliche Fakten über das Wesen von Gesundheit und Heilung. Er stieß auf einen hochwirksamen Anpassungsmechanismus der Selbstheilung, der tief verankert ist im Bauplan unserer Spezies; Fasten kann Leben retten. Wir wissen genau, dass es so ist. Und im folgenden Kapitel sagen wir Ihnen, woher wir das wissen.

=== ZUSAMMENFASSUNG ===

Zu unseren Überlebensmechanismen gehört, im Krankheitsfall
die Nahrungsaufnahme einzuschränken oder ganz einzustellen.
Der natürliche Appetitverlust im Zuge von Krankheitsphasen
ist Bestandteil eines hochwirksamen Selbstheilungssystems.
Ähnlich wie Fieber, Entzündungen und weitere Strategien
der Selbstheilung wird auch der Appetitverlust gründlich
missverstanden. Ein Großteil unserer Selbstheilungsmecha-
nismen lässt sich durch reines Wasserfasten unterstützen,
da viele Komponenten der Heilung nur im Zustand des
Fastens maximal aktiv werden. Somit ist Wasserfasten ein
Selbstheilungsmechanismus von großer praktischer Bedeutung.

Inzwischen haben Wissenschaftler verstanden, dass der
Mensch durchaus in der Lage ist, einen längeren Zeitraum zu
überstehen, in dem er nichts als Wasser zu sich nimmt. Neueste Forschungen haben zu einer noch spannenderen Erkenntnis
geführt: Es ist mittlerweile eine anerkannte Tatsache, dass bei
vielen Krankheitszuständen, und vor allem bei solchen, deren
Genese mit Nahrungsexzessen verbunden ist, Wasserfasten
eine äußerst wirksame klinische Behandlungsmöglichkeit darstellt. Dank unserer Erfahrungen mit mehr als 5000 fastenden
Patienten können wir zuverlässig schlussfolgern, dass sich diese Methode bei vielen, wenn auch nicht bei allen verbreiteten
Krankheiten als hochwirksam erweist. Einige Beispiele dafür
wären Arthritis, Altersdiabetes, Herzkrankheiten,
Bluthochdruck, Asthma, fibröse Tumore, Fettleibigkeit
oder chemische Vergiftungen.

«LEGEN SIE BEWEISE VOR!»

Außergewöhnliche Behauptungen verlangen nach
außergewöhnlichen Beweisen.
Carl Sagan

Wenn wir es mit erstaunlichen Resultaten zu tun bekommen, neigen wir dazu, von einem «Wunder» zu sprechen. Das kann sein, wenn in einer Dürreperiode endlich der lang ersehnte Regen fällt, wenn wir um ein Haar einem schrecklichen Unfall entgehen oder wenn wir endlich die Liebe unseres Lebens finden: Wir sprechen von einem Wunder und halten es für ein Wirken höherer Macht. Überlassen wir diese Diskussion den Philosophen und wenden uns dem unserer Ansicht nach wichtigsten Punkt solcher Ereignisse zu: Sie halten eine Botschaft für uns bereit. Die wertvollsten Details dieser Botschaft sind jene, die uns einen Zusammenhang von Ursache und Wirkung erkennen lassen. Sobald wir die Botschaft in ihrem Kern begriffen haben, wird aus dem vermeintlichen Wunder etwas ganz Alltägliches.

AUF DER SUCHE NACH WAHRHEIT

Ende der 70er Jahre wurden wir uns der Möglichkeit bewusst, dass eine nur wenig bekannte Heilmethode, nämlich ausgedehntes Wasserfasten, sich als wichtiger Schlüssel zur Gesundheit erweisen könnte. Die Zahl wissenschaftlicher Beweise, die den Nutzen von Fasten dokumentierten, hielt sich in Grenzen, doch unsere Neugier war geweckt. Trotz intensiver Suche stießen wir weltweit nur auf eine Handvoll

Ärzte, die diese außergewöhnliche Methode anwandten. Anfang der 80er Jahre reiste Alan Goldhamer nach Australien, um bei einem Mann zu studieren, der Präsident einer führenden Universität für Osteopathie war. Dieser bekannte australische Arzt hatte mehr als 10 000 Fälle von längerfristigem Wasserfasten begleitet, und er war gerne bereit, einen wissbegierigen jungen Kollegen bei der Erforschung dieser noch wenig bekannten, aber eben hochwirksamen Methode zu unterstützen.

Alles, was der Arzt als Gegenleistung für seine Spezialausbildung verlangte, waren sechs Monate, in denen Goldhamer sich rund um die Uhr um seine Fastenpatienten kümmern sollte, unter der Auflage, dass er «die Augen offen und den Mund geschlossen hielt». Während dieses sechsmonatigen Praktikums, übrigens des ersten dieser Art, das Dr. Alec Burton jemals anbot, machte Alan eine Entdeckung von überragender Bedeutung: Dass Henry Tanner tatsächlich Recht gehabt hatte.

Eine Schlüsselbotschaft

In den darauffolgenden Jahren beaufsichtigte unser True North Medical Center in Kalifornien Tausende von Patienten, die über längere Zeit hinweg nur Wasser zu sich nahmen. Im Verlauf der Jahre füllten sich die Aktenordner des Zentrums mit regelrechten «Wunderberichten» über Patienten, bei denen zuvor jegliche konventionelle Behandlung versagt hatte. Sobald diese Patienten auf die Nahrungsaufnahme verzichteten, kam es zu einer völligen Genesung.

Diese «Wunder» enthalten eine wichtige Botschaft: Wiederholt konnten wir beobachten, dass der menschliche Körper über wundersame Heilkräfte verfügt, die sich aber nur unter optimalen Bedingungen voll entfalten.

Wie sehen nun diese optimalen Bedingungen aus? Es geht darum, bei völliger Ruhe ausschließlich reines Wasser einzunehmen. Das entspricht den Umständen, die auch unsere kranken Ahnen anstrebten, um genügend Schutz, Wasser und Schlaf zu bekommen, damit ihre Selbstheilungskräfte aktiv werden konnten und sich ihr Zustand besserte.

Naseweise Skeptiker

In den letzten Jahren haben wir diese Erkenntnis auch mit Kollegen in verwandten Heilungsberufen geteilt, mit Ärzten, Osteopathen, Chiropraktikern und Naturheilkundigen. Einige zeigten Interesse, und wir haben eine Reihe von Ärzten in der Anwendung dieser Methode ausgebildet. Alles, was wir von ihnen verlangten, war, dass sie sich sechs Monate lang rund um die Uhr um unsere Fastenpatienten kümmerten und dabei bereit waren, die Augen offen zu halten. Zum Schweigen verpflichteten wir sie nicht.

Meistens bleiben Ärzte, die von diesem Vorgehen hören, skeptisch. Und dafür können wir sie nicht einmal tadeln; die Methode erweckt den Eindruck, so etwas wie eine Wunderkur zu sein, zu schön, um wahr zu sein. Für die meisten Mediziner widerspricht es einfach zu sehr der Logik, zu glauben, der Körper vermöge sich einzig durch Wasserfasten selbst zu heilen. Diese Methode erscheint ihnen zu passiv zu sein. Dabei geht vergessen, dass es oft das Beste ist, den Körper ungestört sein Werk verrichten zu lassen. Leider wissen nur wenige Ärzte darüber Bescheid, wie optimale Bedingungen für eine funktionierende Selbstheilung aussehen.

Wenn das Befinden eines Patienten sich nicht bessert, meinen Ärzte oft, «etwas dagegen unternehmen» zu müssen, und sie tun das meist in Form von Arzneimitteln oder einer Operation. Selbst anerkannten Experten auf dem Gebiet der Heilkunde gelingt es nicht, die Botschaft zu entschlüsseln, die ein Schnitt in den Finger uns übermitteln will. Das einzig Nützliche, was wir in solchen Fällen unternehmen können, besteht darin, einen Verband anzulegen und infektiöses Material zu entfernen, so dass der Körper sich selbst heilen kann, ohne dass unnötige Verschlimmerungen auftreten.

Ein Mediziner übersieht diese Möglichkeit in der Regel und begreift nicht, wie nützlich es sein könnte, die Ursachen der Krankheit zu beseitigen und damit den Körper bei der Selbstheilung zu unterstützen. Bei den meisten zu behandelnden Leiden hieße das, die Ursachen der Mehrzahl chronischer Erkrankungen, also exzessives Verhalten in puncto Ernährung und Lebensstil, einzustellen. Die meisten Ärzte und Patienten jedoch haben bei einem solchen Verzicht nicht das Gefühl, «etwas unternommen» zu haben. Und dieser weit verbreitete Irrtum hat leider schon unzähligen Menschen das Leben gekostet.

PLUS STATT MINUS

In der kognitiven Psychologie hat man versucht zu ergründen, wie sich solch ein Irrtum angesichts einer überwältigenden Beweislast aufrechterhalten lässt. Der Wunsch, etwas zu tun, anstatt etwas bleiben zu lassen, entspricht einem angeborenen menschlichen Verhaltensmuster. Dieses Muster beherrscht sowohl unser Denken als auch die praktische Ausübung der modernen Medizin.

Bei näherer Betrachtung der Behandlungswege zeigt sich deutlich, wie wirksam «Weglassen» ist. Hat ein Patient sich mit Sandpapier eine Wunde am Finger zugezogen, die nicht heilen will, da er sie ständig aufs Neue mit Sandpapier reizt, würden sämtliche Ärzte erkennen, dass diese Wunde am besten verheilt, wenn der Patient eine Zeit lang nicht mit Sandpapier in Berührung kommt. Jede andere Maßnahme wäre vermutlich unnütz oder wirkungslos. Der Versuch jedoch, unseren Ärzte-Kollegen, die Medikamente und Operationen für das Mittel der Wahl halten, das grundlegende Prinzip der Selbstheilung zu erklären, misslingt aber leider.

Berechtigtes Misstrauen

Wir verzweifeln aber nicht daran, dass unseren Kollegen derzeit in diesen Dingen der Blick verstellt ist. Wir gehen davon aus, dass der Mensch grundsätzlich lernfähig ist und er für neue Erkenntnisse selbst dann offen ist, wenn diese seinem Weltbild zuwiderlaufen. Als genügend Beweise dafür vorlagen, wurde schließlich auch irgendwann akzeptiert, dass die Erde keine Scheibe ist. Deshalb vertrauen wir in unseren optimistischen Momenten darauf, dass auch unsere Gesundheitsexperten die Sache irgendwann einsehen werden: Ursachenbeseitigung ist in der Regel die beste Medizin, und gerade das Wasserfasten ist eine außergewöhnlich förderliche Technik, die diesem Konzept entspricht.

Uns ist klar, dass wir zur Verbreitung dieser Botschaft auf eine Sprache zurückgreifen müssen, die auch für Gesundheitsexperten akzeptabel ist. Wir wissen genau, dass es nicht reicht, mit «großartigen Erfolgsberichten» aufzuwarten, sondern dass wir handfeste Beweise vorlegen müssen, um intelligente, aber skeptische Mediziner und potentielle Patienten zu überzeugen.

Insofern war es ein echter Glücksfall, dass unsere Arbeit die Aufmerksamkeit eines der namhaftesten Wissenschaftler der Welt erregte, der uns begeistert das Angebot machte, uns bei der Weiterverbreitung unseres Anliegens zu unterstützen. So kommt es, dass wir mehr als 20 Jahre, nachdem wir das Fasten als hochwirksame Heilmethode in Betracht gezogen haben, nun über ausreichend wissenschaftliche Beweise verfügen, dass dies auch tatsächlich der Fall ist.

Auf die Überzeugungskraft kommt es an

Stellen Sie sich einmal vor, Sie würden über eine geheime Heilmethode verfügen. Eine sehr einfache, aber erstaunlich wirksame Technik der Heilung. Ein Geheimnis, an dem Sie den Rest der Welt gerne teilhaben lassen würden. Doch immer wenn Sie Ihren Kollegen davon erzählen, glaubt man Ihnen einfach nicht. Welche Möglichkeit haben Sie dann noch, die anderen zu überzeugen und Ihr Geheimnis so zu präsentieren, dass es von aller Welt verstanden wird?

Echt ein Problem

Eine Möglichkeit bestünde darin, Ihr Geheimnis einer der seriösesten Prüfungen zu unterziehen, die es im Lande gibt. Danach würden Sie zumindest selbst wissen, was es damit auf sich hat und wie besonders es ist. Bei Erfolg könnten Sie Ihr Geheimnis daraufhin an Fachkollegen weitergeben, und zwar in einer Sprache, die von der Fachwelt verstanden und akzeptiert wird: in der Sprache der Wissenschaft.

In unserer westlichen Zivilisation ist die Hauptursache für Tod und Gebrechen der Bluthochdruck. Er führt am häufigsten zu Herzinfarkten, Schlaganfällen und Herzinsuffizienz, die in den Industriegesellschaften wiederum am häufigsten Tod und Behinderung zur Folge haben. Es überrascht ganz und gar nicht, dass Bluthochdruck in den USA die häufigste Ursache für Arztbesuche und für die Verschreibung von Medikamenten ist.

Die von der Schulmedizin angebotene Lösung für dieses Problem zielt nicht darauf ab, die Ursachen zu beseitigen, und bleibt somit weitgehend unwirksam. Eine bedrückende Bilanz, die von kompetenten Fachleuten auch gar nicht in Frage gestellt wird. Mit Studien lässt sich schlüssig belegen, dass die meisten Patienten, die an den Folgen von Bluthochdruck leiden, von den derzeitigen Behandlungsmethoden der modernen Medizin nur in sehr bescheidenem Maß profitieren.

Das Vermögen des Körpers, sich mit Wasserfasten und absoluter Ruhe selbst zu heilen, ist das bestgehütete Gesundheitsgeheimnis der Welt. Bei zahlreichen Erkrankungen ist dieser Prozess hochwirksam. Doch vielen unserer Fachkollegen erscheint diese Behauptung als zu schön, um wahr zu sein. Um die Glaubwürdigkeit unserer Enthüllung zu stärken, scheint es uns ratsam, solchen Kollegen die Auswirkungen des Fastens auf das vorrangigste Gesundheitsproblem zunächst einmal probeweise vor Augen zu führen. Und zum Glück ist es so, dass sich Wasserfasten bei Patienten, die an Bluthochdruck leiden, als hochgradig nützlich erweist. Doch diese Behauptung wird der Sache noch nicht gerecht; Wasserfasten hat sich in der Tat als die mit Abstand wirksamste Behandlungsmethode gegen Bluthochdruck erwiesen. In der wissenschaftlichen Literatur ist dieser Erfolg beispiellos.

Wie ist das möglich? Nun, vielleicht liegt es daran, dass kontrolliertes Wasserfasten tatsächlich ein Musterbeispiel für das Heilungsziel der Medizin ist, das unter anderem darin besteht, die Ursachen für eine Krankheit zu identifizieren, um daraufhin gegen diese Ursachen vorzugehen. Das Wasserfasten wird diesem Anspruch besser gerecht als jede andere uns bekannte Form der Therapie. Und so funktioniert das Ganze:

DEN URSACHEN AUF DIE SPUR KOMMEN

Bluthochdruck ist nicht nur Ausdruck einer schweren Erkrankung, sondern auch Krankheitsursache. Wie die meisten Gesundheitsprobleme in der industrialisierten Welt ist er eine Folge exzessiver Ernährungsgewohnheiten, ganz besonders eines übermäßigen Konsums von tierischen Produkten, was wiederum zu einer übermäßigen Fett- und Eiweißzufuhr führt. Eine weitere Ursache ist die exzessive Aufnahme von Natriumchlorid (Kochsalz). Beide Ursachen für Bluthochdruck gilt es zu untersuchen, um Belege für das Wasserfasten als überlegene Form der Therapie zu finden.

Ein Übermaß an tierischen Produkten

Wenn unsere Nahrung zu viel tierisches Eiweiß und Fett enthält, kommt es unweigerlich zu Ablagerungen in den Herzkranzgefäßen, auch bekannt als Arteriosklerose. Diese Ablagerungen sind eine der Hauptursachen für Bluthochdruck und verwandte Krankheitsbilder wie Herzinfarkt, Schlaganfall oder Herzinsuffizienz.

Nicht von ungefähr spricht man vom Herz-Kreislauf-System, es geht also um die Zirkulation des Blutes in einem

Kreislauf. Unser Herz ist die Pumpe; unsere Arterien, Venen und Kapillargefäße sind die Schläuche, und durch diese Schläuche wird eine Flüssigkeit gepumpt, unser Blut. Sind die Schläuche verstopft, so entsteht darin ein Überdruck, wie zum Beispiel auch in einem Gartenschlauch der Druck steigt, wenn das Abflussende zugehalten wird. Dieser Druckanstieg in den Gefäßen wird meist nur als Symptom einer zu Grunde liegenden Ursache gedeutet, nämlich der verstopften Arterien, die leicht zu einem Herzinfarkt oder Schlaganfall führen können. Wir werden gleich sehen, dass der Bluthochdruck mehr als ein Krankheitssymptom ist; er kann auch zur Krankheitsursache werden.

Die Natur hat Ihr Kreislaufsystem so erschaffen, dass es innerhalb festgelegter Parameter arbeitet. Befindet sich Ihr Körper im Ruhezustand, ist der Blutdruck gering, da die Pumpe, also das Herz, wenig gefordert ist. Ihre Muskeln werden in diesem Zustand nicht allzu stark beansprucht und der Sauerstoffbedarf im Gewebe kann durch eine relativ geringe Blutzufuhr seitens des Herzens gedeckt werden. Bei größerer körperlicher Beanspruchung muss der Herzmuskel natürlich mehr arbeiten, was den Druck erhöht, mit dem das Blut durch die Gefäße gepumpt wird. Mit anderen Worten: Der Blutdruck steigt. Dieser Anstieg ist natürlich zeitlich begrenzt, da die nächste Ruhepause die Pumparbeit des Herzens herunterfahren lässt und der Blutdruck schnell wieder sinkt. Ein zeitweilig erhöhter Blutdruck bei körperlicher Anstrengung ist unproblematisch, da er kompatibel ist mit unserem natürlichen Bauplan.

Ist der Blutdruck jedoch dauerhaft erhöht, kann es zur Schädigung des gesamten Systems kommen. Ein Blutdruck, der ständig den angemessenen Wert übersteigt, kann zur unmittelbaren Ursache arterieller Schädigungen werden, womit sich das Risiko von Herzinfarkt oder Schlaganfall beziehungsweise Herzversagen erhöht. So gesehen ist Bluthochdruck nicht nur Symptom einer Schädigung des Herz-Kreislauf-Systems, sondern auch Krankheitsauslöser.

Die medikamentöse Behandlung von Bluthochdruck trägt nur wenig dazu bei, die Bildung arteriosklerotischer Ablagerungen aufzuhalten oder rückgängig zu machen. Der Verzicht auf eine exzessive Ernährungsweise hingegen, die ja Ursache dieser Ablagerungen ist, kann diesen Zweck erfüllen. Da wir mit Hilfe von Wasserfasten die Zufuhr von Fetten und Proteinen völlig unterbrechen, normalisiert sich der Blutdruck rasch und auf eindrückliche Weise.

Übermäßige Zufuhr von Natrium

Die zweite Hauptursache für Bluthochdruck ist ein zu hoher Wasseranteil im Blut. Wer den Wasserhahn zu weit aufdreht, erhöht den Druck im Gartenschlauch, und so ist es auch, wenn der Flüssigkeitspegel in unserem Kreislaufsystem zu hoch ist: Der Druck auf die Arterien steigt. Moderne Nahrungsmittel enthalten in der Regel mehr Natrium, als wir Menschen (über die Nieren) wieder ausscheiden können. Dieser Überschuss an Natrium sorgt dafür, dass der Körper zu viel Wasser einbehält, was wiederum einen erhöhten Blutdruck zur Folge hat.

Natrium und Kalium, die den Flüssigkeitspegel in unserem Körper gemeinsam steuern, sind wichtige Bestandteile unserer Nahrung. Beide Salze haben sich auf dem Speiseplan unserer Urahnen hervorragend ergänzt, in frischem Obst, Gemüse und Körnern ist der Kaliumanteil in der Regel viermal höher als der Anteil an Natrium; das entspricht auch dem ganz natürlichen Mengenverhältnis der beiden Stoffe in unserem Körper. Übersteigt die Natriumzufuhr das normale Maß, wie es mittlerweile auf Grund eines übermäßigen Verzehrs tierischer Produkte (denen es an Kalium mangelt) und industriell verarbeiteter Lebensmittel (die weitaus zu viele Natriumzusätze enthalten) an der Tagesordnung ist, gerät dieses natürliche Verhältnis aus dem Gleichgewicht.

In der Ernährung der westlichen Welt ist dieses Verhältnis dramatisch aus dem Gleichgewicht geraten. Die meisten Menschen nehmen inzwischen zwei- oder dreimal mehr

Natrium als Kalium zu sich, das heißt, das natürliche Verhältnis hat sich um das Zehnfache (!) verschoben. ((1)) Diese dramatische Verlagerung im Flüssigkeitshaushalt des Körpers beansprucht die Nieren in hohem Maß; sie stellen den natürlichen Flüssigkeitspegel mittels einer stark erhöhten Natriumausscheidung wieder her. Bei den meisten Menschen funktioniert dieses System über Jahrzehnte hinweg sehr zuverlässig, indem die Nieren dafür sorgen, dass der Flüssigkeitspegel und somit auch der Blutdruck sich innerhalb des normalen Parameters bewegen.

Der doppelte Hammer
Im Laufe der Zeit wirken sich die Ernährungsexzesse bei den meisten Personen auf ihre Regulation des Blutdrucks aus. Die Mehrheit aller Amerikaner leidet in ihrem sechsten Lebensjahrzehnt an Bluthochdruck und läuft Gefahr, von Herzinfarkt, Schlaganfällen und Herzinsuffizienz heimgesucht zu werden. Fast die Hälfte der Einwohner der USA stirbt vorzeitig an den Folgen dieser aufeinander bezogenen Prozesse; andere sind in ihrer Gesundheit zumindest dauerhaft eingeschränkt. Der übermäßige Konsum von Proteinen und Fetten (vor allem tierischen Ursprungs) führt zu sklerotischen Ablagerungen in den Nierenarterien. Ist die Blutzufuhr zu den Nieren reduziert, kommt es zu einer Verminderung der Nierentätigkeit, wodurch bei den betroffenen Personen die Ausscheidung von mit der Nahrung aufgenommenem Natrium immer mehr eingeschränkt wird. Das Zusammenspiel dieser beiden Risikofaktoren überlastet das Herz-Kreislauf-System so, dass es Gefahr läuft, irgendwann zu versagen.

In gewisser Hinsicht versucht die Schulmedizin natürlich, sich den «Ursachen» des Bluthochdrucks zuzuwenden, der bekanntlich mit einer übermäßigen Wasserretention im Blutstrom einhergeht. In der Medizin wird hoher Blutdruck in der Regel mit Diuretika behandelt, also mit Medikamenten, welche die Nieren zu gesteigerter Aktivität anregen.

Diuretika sind jedoch derart gefährlich, dass sie bei den meisten Hochdruckpatienten ebenso viele Todesfälle verursachen, wie sie solche verhindern. In der umfassendsten Studie zum Thema Bluthochdruck, die jemals veröffentlicht wurde, berichtet der Medical Research Council of Great Britain, dass die medikamentöse Behandlung zwar zu einer deutlichen Senkung des Blutdrucks geführt habe, aber nicht zu einer Verminderung der Sterberate. ((2))

Der Fairness halber sei erwähnt, dass es bei einigen wenigen Patienten, und zwar bei denen mit den höchsten Blutdruckwerten, durchaus zu einer Besserung kam. Von 850 Patienten, die medikamentös behandelt wurden, profitierte ein einziger, indem weiteren Schlaganfällen vorgebeugt werden konnte. Eine Umfrage ergab, dass 99 Prozent all dieser Patienten von spürbaren Nebenwirkungen berichteten. ((3))

Fortschrittliche Ärzte, die sich den bedeutenden Zielen der Medizin verschrieben haben, dürften und sollten diese Ergebnisse nicht erstaunen. Die Standardbehandlung von Bluthochdruck richtet sich nicht gegen die Ursachen der Krankheit, denn Medikamente können den Körper nicht vor den Folgen von Nahrungsexzessen bewahren. Reines Wasserfasten hingegen vermag die Ursachen zu beseitigen. Eine Periode, in der ein Patient sich ausschließlich von Wasser ernährt, unterbindet nicht nur eine neuerliche Zufuhr von Fetten und Proteinen, sondern auch die Zufuhr von weiterem Natriumchlorid. Ein zuvor überlasteter Körper hat die Chance, seine Ordnung wiederherzustellen, und er erweist sich dabei als äußerst effizient. Das Ergebnis besteht in einem raschen Abbau überschüssiger Körperflüssigkeit sowie einer Normalisierung des Blutdrucks. Und das gelingt dem Körper während einer Periode des Wasserfastens besser als unter dem Einfluss jeder anderen Therapie.

Ein kühnes Versprechen, doch wir wissen, dass es wahr ist. Und wir können es auch beweisen, da wir die dazu notwendigen wissenschaftlichen Forschungsarbeiten durchgeführt haben.

Die Feuerprobe

An unserem True North Health Center haben Ärzte über einen Zeitraum von 12 Jahren insgesamt 174 Patienten, die an Bluthochdruck litten, bei längeren Perioden des reinen Wasserfastens überwacht. Viele dieser Patienten waren von ihren Hausärzten medikamentös behandelt worden, ehe ihnen die Teilnahme an unserem Projekt gestattet wurde. Und bei vielen zeigten sich die bekannten Nebenwirkungen einer solchen Behandlung: Impotenz, Müdigkeit, Übelkeit, Kopfschmerzen, Depressionen, chronischer Husten und Verdauungsstörungen. Zum Glück hatte noch keiner von ihnen mit gravierenderen Nebenwirkungen dieser Medikamente wie Nierenversagen, Herzinsuffizienz oder einem Schlaganfall Bekanntschaft gemacht.

Die Einnahme dieser Medikamente könnte bei einigen Patienten geringe positive Wirkung haben. Man weiß, dass eine medikamentöse Behandlung zu einer Blutdrucksenkung von durchschnittlich 12/6 Punkten führt, einem Wert, der statistisch gesehen für Patienten dienlich ist, deren Hochdruck sich auf einer Skala zwischen mittelschwer und ernsthaft bewegt, also Werte über 160/100 aufweist. ((4)) Beseitigt man jedoch die Ursachen des Bluthochdrucks, gelangt man zu ganz anderen Ergebnissen. Nach einer Wasserfastenkur von durchschnittlich 10 Tagen, gefolgt von einer Woche veganer Ernährung, erfuhren unsere 174 Patienten eine Blutdrucksenkung von im Schnitt 37/13 Punkten. Das ist ein etwa dreimal so hoher Wert wie bei einer medizinischen Standardbehandlung und darf ohne weiteres als der wirksamste Heilerfolg bezeichnet werden, über den in der medizinischen Fachliteratur je berichtet worden ist.

Beeindruckend ist zudem die Tatsache, dass Wasserfastenkuren bei besonders schweren Fällen noch tiefer greifendere Wirkungen erzielen. Patienten mit einem Bluthochdruck von mittelschwer bis ernsthaft (Werte von 160/100 oder höher) erreichten mit Wasserfasten eine Senkung von durchschnittlich 45/18 Punkten. Diese ernsten Fälle begannen das

Fastenexperiment mit einem durchschnittlichen Wert von 173/99 und landeten schließlich bei 128/81, ohne irgendwelche Medikamente eingenommen zu haben. Zum Schluss der von uns kontrollierten Fastenzeit nahm keiner unserer Patienten mehr irgendwelche blutdrucksenkenden Mittel ein. Sechs Monate später war eine Untergruppe von 45 Patienten wieder zu 100 Prozent bei den Werten ihres ursprünglichen Gesundheitszustands angelangt.

Wie Sie vielleicht schon vermutet haben, zeigen diese Ergebnisse anschaulich, was geschieht, wenn Sie dem Körper optimale Bedingungen zur Selbstheilung bieten. Fasten erweist sich bei vielen Leiden als Mittel der Wahl, vor allem bei solchen Leiden, welche die Folge von Ernährungsexzessen sind. Unserem Körper gelingt die Selbstheilung auf die verschiedenartigste Weise.

Eine «Nebenwirkung», die bei unseren Patienten auftrat, soll jedoch nicht verschwiegen werden: Sie haben auch abgenommen.

Fast wie im Märchen
Manchmal wünschen wir uns, Erfolge auf ein besonderes Zauberelixier, eine Heilpflanze oder einen Kräutertrank, den man in Pillenform verkaufen könnte, zurückführen zu können. Falls wir eine solche magische Pille anbieten könnten, würde unser Geheimnis wohl auf allgemeine Anerkennung stoßen, und ganz nebenbei würden wir dabei auch noch reich und berühmt werden. Man würde uns wahrscheinlich bereitwillig glauben, da das «Hinzufügen» von etwas das «Etwas-dagegen-Unternehmen» plausibler erscheinen lässt als das Verfahren, «ungeeignete» Faktoren einfach wegzulassen und dem Körper die Gelegenheit zu geben, sich selbst zu heilen.

Die Wahrheit ist oft weit merkwürdiger als die Fiktion. Wir glauben nicht an magische Pillen und haben gewiss auch keine entdeckt. Alles, worüber wir verfügen, ist eine Reihe von erstaunlichen wissenschaftlichen Belegen, die wir mit Unterstützung des weltweit anerkannten Wissenschaftlers T. Colin Campbell von der Cornell University ausgewertet haben. Hierdurch lässt sich nachweisen, dass die Ursachenbeseitigung im Falle von Bluthochdruck tatsächlich das Mittel der Wahl ist. Wir wissen jetzt, dass Wasserfasten jeder anderen Kur bei weitem überlegen ist. Und wir haben unsere Ergebnisse in Fachpublikationen veröffentlicht, damit die Botschaft auch ans Ohr unserer Kollegen dringen konnte.

Wir empfinden es als Ironie, dass in unserer Welt des Überflusses und der technologischen Möglichkeiten die wirksamste Behandlungsmethode für ein weitverbreitetes Leiden nicht in einer chemischen oder chirurgischen Prozedur besteht. Sie besteht einfach nur darin, reines Wasser zu trinken, in einem Umfeld vollkommener Ruhe. Viele unserer Patienten, die über Jahre hinweg unter einer schulärztlichen Behandlung leiden mussten, empfinden diese Heilmethode ungeachtet ihrer Schlichtheit ebenso als «Wunder». Dieses Wunder beinhaltet viel mehr als nur eine Behandlung gegen hohen Blutdruck. Es ist eine Botschaft, die dazu aufruft, den Selbstheilungskräften des menschlichen Körpers deutlich mehr Respekt zu zollen.

Geradezu peinliche Erfolge

Gelegentlich ist es uns ja fast schon peinlich, vor Fachkollegen über unser «Geheimnis» zu sprechen. Aber wir haben keine andere Wahl. Die Reaktion des Körpers auf Wasserfasten ist ein außergewöhnlich gutes Werkzeug, das dem Körper hilft, bei zahlreichen chronischen Krankheiten die Selbstheilung zu unterstützen.

Und wenn wir kurz darüber nachdenken, dass die meisten Krankheiten unserer Zivilisation die chronische Folge von Überernährung sind, ergibt das Wasserfasten als Heilmethode für uns erst recht Sinn.

Beobachtungen, die wir in unserer eigenen Klinik machten, sowie ein Erfahrungsaustausch mit anderen Ärzten auf der ganzen Welt haben ergeben, dass man durch Wasserfasten mehr bewirken kann als nur eine Normalisierung des Blutdrucks. Herausragende Ergebnisse wurden auch bei Krankheiten wie Altersdiabetes, Herzinsuffizienz, Angina Pectoris, Arteriosklerose, Verdauungsstörungen, Osteoarthritis, Gelenkrheumatismus, Dickdarmentzündung, chronischer Verstopfung, Reizdarmsyndrom, Asthma, bei Nahrungsmittel- und Umweltallergien, Hautproblemen, der fibrozystischen Brusterkrankung, chronischer Müdigkeit, Schmerzen im unteren Rücken, chronischen Kopfschmerzen, und weiteren Beschwerden erzielt. Die Liste lässt sich geradezu beliebig verlängern, und fast immer stoßen die Heilerfolge bei den meisten unserer Kollegen auf Unglauben, bis sie die zu Grunde liegende Botschaft verstanden haben.

EINE METHODE, DIE LEBEN RETTEN KANN

Das Wasserfasten kann Ihnen in vielfältiger Hinsicht das Leben retten. Es kann Ihren Blutdruck senken, eine potenziell tödliche Arteriosklerose rückgängig machen und Sie vor Herzinfarkten, Schlaganfällen oder Herzinsuffizienz bewahren. Vielleicht ist Ihr Hauptproblem eine Erwachsenendiabetes, bei der Wasserfasten die wirksamste bekannte Methode ist, um dem zu Grunde liegenden Krankheitsbild zu Leibe zu rücken, einem Phänomen, das man als «Insulinresistenzsyndrom» bezeichnet. Womöglich aber leiden Sie auch an Gelenkrheumatismus und werden sehen, dass Wasserfasten Ihnen dabei hilft, die Antigen/Antikörper-Komplexe so nachhaltig aus Ihrem Körpergewebe zu beseitigen, dass Sie möglicherweise zum ersten Mal seit vielen Jahren wieder schmerzfrei leben werden.

Aus unserer Sicht sind all das jedoch nicht die wichtigsten Effekte des Fastens. Was für uns im Vordergrund steht: Dass die Erfahrung des Heilfastens es nahezu jedem ermöglicht, sich unabhängig von seiner bisherigen Lebensführung aus der ernährungsbedingten Lustfalle zu befreien. Wir wissen das genau, da unsere Patienten nach mehreren Tagen des Wasserfastens auf einmal die einfachsten und gesündesten Speisen wieder als die schmackhaftesten empfinden.

Unsere klinische Erfahrung lehrt uns, dass es nichts gibt, was dem Wasserfasten bei der Umstellung auf eine gesunde Ernährung auch nur annähernd gleichkommt. Nicht die Angst vor unerträglichen Schmerzen, und auch nicht die Angst vor lebenslänglicher Fettleibigkeit zeitigen solche Effekte. Ja, selbst die Angst vor dem Tod nicht.

Auch wenn Gesundung und bleibendes Wohlbefinden hervorragende Antriebskräfte für eine vernünftige Ernährung darstellen, so besteht die wichtigste Triebfeder dennoch in der Aussicht auf das größtmögliche Geschmackserlebnis. Fasten ermöglicht es uns, dieses Geschmackserlebnis beim Konsum gesunder Speisen zu verspüren, so dass ungesunde Nahrung uns schon bald als übermäßig stimulierend erscheint, wie die Ausleuchtung eines Wohnzimmers mit Scheinwerfern.

Fasten kann Ihr Leben retten, indem es Sie dazu befähigt, frohen Mutes und voller Genuss auf eine Ernährung und eine Lebensweise umzusteigen, die Ihrer natürlichen Beschaffenheit entsprechen und Ihre Gesundheit schützen, indem sie Ihnen unnötige Krankheiten vom Leib halten. Es handelt sich um jenen uralten und natürlichen Prozess, der es Ihnen ermöglicht, der tödlichsten und tückischsten Bedrohung unseres Lebens zu entkommen: nämlich der drogenähnlichen Verlockung, die von modernen Lebensmitteln ausgeht – der ernährungsbedingten Lustfalle.

Botschaften und Wunder des 21. Jahrhunderts
Am 26. Juni 2000 verkündeten zwei Teams von Wissenschaftlern ein bahnbrechendes Ereignis: An diesem Tag wurde berichtet, dass ein grober Entwurf des menschlichen Genoms nachgebildet hatte werden können. Die Fähigkeit, unseren genetischen Code zu entziffern, hält für

das Leben der Menschen eine große Verheißung bereit. Im Prinzip könnte die Fähigkeit, die in unserer DNS enthaltenen Botschaften zu dechiffrieren, Wunder zu einer Alltagsangelegenheit machen. Doch das Humangenomprojekt (HGP) samt seinen genialen Köpfen und Milliarden von investierten Dollars wird den Kranken und Verängstigten nur wenig bringen.

Das Projekt wird nicht dazu beitragen, dem epidemischen Ausmaß von Herzinfarkten, Schlaganfällen und Herzinsuffizienz Einhalt zu gebieten, die das Leben eines Großteils unserer Mitmenschen zerstören. Es wird nicht verhindern, dass Zuckerkranken die Beine amputiert werden müssen, dass diese ihr Augenlicht einbüßen und irgendwann einen qualvollen Tod erleiden. Es wird weder zur Heilung noch zur Vermeidung von Krebs beitragen, nichts an der rapiden Ausbreitung von Gelenkrheuma ändern, nichts gegen die Zunahme von Verdauungsstörungen ausrichten, von der unsere Gesellschaft heimgesucht wird. Es wird ihm deshalb nicht gelingen, weil es nichts gegen die Ursachen unternimmt.

Einige der hervorragendsten Wissenschaftler und Gelehrten der Welt haben uns den Weg bereits aufgezeigt: In den Werken von Visionären wie Dean Ornish, John McDougall, T. Colin Campbell, Caldwell Esselstyn, William Castelli und vieler anderer wurde die Botschaft bereits zum Erklingen gebracht. Wir verfügen inzwischen über ausreichende Kenntnisse, um mehr erreichen zu können, als das HGP uns jemals bieten kann.

Bei den Problemen, denen wir jetzt gegenüberstehen, handelt es sich so gut wie nie um genetische «Mängel», denen mit noch zu entdeckenden Wundern der modernen Medizin zu Leibe zu rücken wäre. Unsere Probleme von heute – und das wird auch im weiteren Verlauf des 21. Jahrhunderts so bleiben – sind anderer Natur: Es sind die überwältigenden Probleme der Überernährung und der Alltagsdrogen, die einhergehen mit einem Mangel an Schlaf und Bewegung.

Das Wichtigste, was die Heilerfolge mit Wasserfasten uns mitzuteilen haben, sind nicht die wundersamen Effekte, die wir bei Anwendung dieser Methode beobachten können. Nein, es ist die Botschaft, dass die Selbstheilungskräfte unseres Körpers nicht bei jedem gleich groß, sondern abhängig vom jeweiligen biochemischen und verhaltensmäßigen Umfeld sind, in dem sie auftreten. Und da Ernährungsexzesse die Hauptursache der meistverbreiteten Krankheiten sind, hat selbst eine nur teilweise Beseitigung dieser Ursachen zu tiefgreifenden Resultaten geführt, wie Ornish, McDougall, Esselstyn, Pritikin und andere Vordenker schlüssig beweisen konnten.

Und nun haben wir wiederentdeckt, dass es eine Methode gibt, mit deren Hilfe man noch weitergehen kann. Wir können versuchen, ein Höchstmaß an Heilungserfolgen zu erzielen, indem wir nach einer uralten Methode der Adaptation greifen. Das war schon zu Henry Tanners Zeiten so. Und heute ist es nicht anders.

Die Natur schickt uns eine Botschaft, und wenn wir gewissenhaft darüber nachdenken, wird sie unmissverständlich: Der Körper kann Krankheiten umso effektiver heilen, je mehr wir für eine Beseitigung der Krankheitsursachen sorgen. Wenn das moderne Gesundheitswesen dieser überraschend schlichten Botschaft Gehör schenken würde, käme es zu Tausenden von Wunderheilungen.

=== ZUSAMMENFASSUNG ===

Eine der allgegenwärtigsten Gesundheitsmaßnahmen in der Natur besteht in der instinktiven Neigung von Tieren zum Fasten, und darin, sich auszuruhen, wenn sie krank sind. Darüberhinaus handelt es sich bei einer überwältigenden Vielzahl von Gesundheitsproblemen um die Folgen von Ernährungsexzessen, welche sich am vernünftigsten behandeln lassen, indem man auf solche Exzesse schlicht und einfach verzichtet. Diese Einsichten werden gestützt durch die Untersuchungen der Ärzte Ornish, Esselstyn, McDougall und derer Kollegen, denen es gelang, den Nutzen eines Verzichts auf Ernährungsexzesse als Pfad zur Genesung auf überzeugende Weise zu belegen.

Die Praxis des Wasserfastens ist sozusagen die ultimative Schlussfolgerung dieser Gesundheitslogik: Der Verzicht auf sämtliche Substanzen mit Ausnahme von reinem Wasser in einer Atmosphäre der völligen Ruhe sorgt für ein unseren Genen angemessenes Umfeld zur Wiederherstellung unserer Gesundheit, namentlich bei Krankheiten, die als Folge von Ernährungsexzessen gelten können. In einer Welt mit Drogen des Raumfahrtzeitalters und den vielfältigen Möglichkeiten für operative Eingriffe entsteht der Eindruck, dass diese uralte und einfache Prozedur die wirkungsvollste Heilmethode überhaupt darstellt.

Obwohl die Natur uns dazu ausersehen hat, auf das Wasserfasten als Heilmethode zurückzugreifen, sollte diese Prozedur nur unter der Aufsicht gut ausgebildeter Profis auf dem Gebiet der Heilkunde ausgeführt werden. Mehr Informationen zum Thema Heilfasten und überwachtes Fasten finden Sie im Anhang dieses Buches sowie auf der Website: www.healthpromoting.com.

TRUE NORTH
(DER GEOGRAFISCHE NORDEN)

Mach das Beste aus dir, denn das ist alles, was du hast.
Ralph Waldo Emerson

Seit mehr als drei Milliarden Jahren bekämpfen und beißen sich die Lebewesen, sie brüsten sich und stellen einander nach, und sie tun es in einem zeitlosen und geheimnisvollen Tanz um die Vorrangstellung. Sie kennen alle kleinen Tricks und Kniffs, doch das große Gesamtbild hat sich ihnen nie offenbart. Alles, was sie wussten, war, dass es ihnen manchmal gut geht und manchmal schlecht – und das war im Grunde auch alles, was sie wissen mussten.

Über Äonen der biologischen Entwicklung hinweg war es immer wieder jener erbarmungslose, aber auch das natürliche Gleichgewicht bewahrende Wettbewerb, der sie antrieb. Allen Geschöpfen ging es stets um ihre eigenen Interessen – um Lustgewinn und Schmerzvermeidung. Waren sie erfolgreich, so hinterließen sie Nachkommen, die wiederum danach strebten, jenes Schauspiel zu wiederholen. Mehr als dreißig Millionen Jahrhunderte lang war es dieser Wettbewerb, der unzählige Arten von Lebewesen hervorbrachte, die alle nur das eine Spiel spielten – und es bis in alle Ewigkeit spielen werden. Die Macht des Instinkts hat die Oberhand. Ein vorgefertigtes Denken, das festgelegten neuronalen Schaltkreisen entspringt, ist der Prototyp für die Strategie des Lebens. Auf diese Weise funktioniert die

Welt seit Millionen von Jahrhunderten, und noch immer bildet diese Strategie den Eckstein der Natur, die Grundfigur dieses Tanzes.

Vor 100 000 Jahren wagte die Natur ein völlig neuartiges Experiment. Es betrat eine Lebensform die Bühne, die in verschiedener Hinsicht etwas Neues war. Mit ihrem Riesenhirn und ihrer enormen Lernfähigkeit war diese Spezies auf dem Weg, sich eine neue biologische Nische zu erschaffen. Da sie dazu fähig war, sich große Veränderungen in ihrem natürlichen Umfeld nicht nur vorzustellen, sondern diese auch in die Tat umzusetzen, begab sich dieser Planet durch sie auf eine wilde und gefährliche Reise.

Es endete damit, dass wir uns zu den Herren über das Leben auf dieser Erde aufschwangen. Dazu bedurfte es Äonen an Zeit, genialer Köpfe und eines persischen Schachbretts an Wissen. Als Resultat einer ebenso beeindruckenden wie erschreckenden Erfindungsgabe rissen wir die natürlichen Barrieren unserer ökologischen Nische nieder, entwickelten eine neue Methode des Lernens und entdeckten auf diese Weise nicht nur unseren Ort im Universum, sondern auch den biologischen Zweck des Lebens.

Unsere prähistorische ökologische Nische war kein romantischer Ort; er war unwirtlich, häufig auch brutal. Wir strebten danach, ihn immer weiter hinter uns zu lassen. Wie kein anderes Lebewesen vor uns haben wir erfunden und wieder erfunden, und die Früchte unserer Bemühungen haben wir mit gutem Recht ausgekostet. Durch zunehmende Effizienz gelangten wir zu immer mehr Vergnügen, und mit Hilfe unserer überragenden Technologie haben wir uns Land und Meer zunutze gemacht. Wir wissen auch, wie man Schmerzen und Anstrengungen aus dem Weg geht, wir nehmen Drogen, bändigen Flüsse, verwandeln Bodenschätze in Brennstoff und spalten Atome. Wir haben eine erstaunliche, ja sensationelle neue Welt und eine neue Art zu leben erschaffen. Doch abseits der strahlenden Erfolge zeigten sich unbedachte Folgen. Wir haben mit unserem

Streben auch für Tragödien gesorgt und stehen nun vor großen Herausforderungen.

Unsere Erfolgsgeschichte hat dazu geführt, dass viele Tausende von Arten ausstarben, und sie wird eines Tages vielleicht eine Bedrohung für sämtliches Leben auf dieser Erde sein. Auch als Individuen sehen wir uns mit einer Reihe von Problemen konfrontiert, die wir insgesamt als «Lustfalle» bezeichnet haben. Herauszufinden, wie man viel bekommt für wenig Einsatz, erschien uns stets als ein lohnendes Unterfangen und eine unübertreffliche Strategie. Letztendlich sind es jedoch gerade unsere Erfolge, die uns die größten Schwierigkeiten beschert haben.

Ein erstaunlicher Kompass

In der rauen Atmosphäre der Frühzeit benötigten unsere Vorfahren ein Leitsystem, das ihnen dabei half, mit den Problemen zurechtzukommen, die ihre Möglichkeiten der Entscheidungen mit sich brachten. Das Leitsystem, das ihnen erwuchs, bestand unter anderem aus Vergnügen, Schmerz und Mechanismen zur Stimmungsregulation. Diese Feedback-Komponenten wirkten auf harmonische Weise zusammen, um die Chancen auf Überleben und Fortpflanzung zu erhöhen.

Glück als positives Feedback, das von stimmungsregulierenden Mechanismen erzeugt wird, war dabei nicht im Sinne eines Selbstzwecks vorgesehen. Glück war die subtile Belohnung für ein Verhalten auf einem vielversprechenden Pfad zum Lustgewinn. Da ihm keine biochemischen Grenzen gesetzt waren, war seine Zeitdauer nicht festgelegt und es konnte sich, falls angemessen, über mehrere Stunden eines Tages erstrecken, sofern man auf dem rechten Pfad wandelte.

Die anerkannten Ziele der Existenz waren jedoch Vergnügen und Schmerzvermeidung, wobei Vergnügen, also die Erfahrung von Lust, als kurzfristige, intensive, biologisch aufwändige Belohnung für erfolgreiches Handeln vorgesehen war. Der Schmerz hingegen, mal verhalten, mal quälend, war der Preis, den man für Fehlverhalten zu bezahlen hatte.

In der Welt unserer Urahnen waren Vergnügungen eine Seltenheit, und Ressourcen waren generell knapp verteilt. Es gab nur wenig Spielraum für falsches Verhalten, denn die Konkurrenz war groß, und die eigenen Vorteile hielten sich in Grenzen. Unsere Vorfahren benötigten ein ausgeklügeltes Leitsystem, das eine Vielzahl von Vergnügen, Schmerzerfahrungen sowie angenehme und unangenehme Gemütszustände umfasste. Diese Gefühlszustände wurden aktiviert als Antwort auf Resultate, Erfolge und Fehlschläge hinsichtlich der Verfolgung jener vielfältigen Ziele, die das menschliche Leben ausmachen. ((1))

Die unterschiedlichen Komponenten dieses Leitsystems sind dazu bestimmt, auf ganz natürliche Weise zusammenzuwirken, sie sind präzise und aufeinander abgestimmt. Ihr Ziel ist es, dass wir den Blick auf unsere wichtigsten Prioritäten richten und auf instinktive Weise die kurz-, mittel- und langfristigen Konsequenzen unseres Handelns ins Gleichgewicht bringen. Es ist ein ganz erstaunlicher Kompass, der uns da in die Hand gegeben wurde.

Dieses Verhaltens-Leitsystem ist natürlich unser zentrales Nervensystem. Es reagiert auf die rasche Abfolge von sensorischen Informationen, die aus einer sich ständig verändernden Umwelt auf uns einwirken, sowie auf die zahllosen subtilen Botschaften, die unser Körper aussendet. Es versucht damit, unsere Prioritäten ständig neu zu justieren und uns auf einen optimalen Verhaltenspfad zu bringen. Wir haben diesen Pfad als «True North» bezeichnet, sozusagen den wahren Weg zum geografischen Nordpol als Gesamtsumme unserer instinktiv ermittelten bestmöglichen Verhaltensweisen.

Unseren Vorfahren blieb, wie allen anderen Geschöpfen dieser Erde, bei ihrem Streben nach Glück und Gesundheit keine Wahl. In der Form einer bewussten Bemühung um

Lustgewinn und Schmerzvermeidung waren diese obersten Ziele verbunden mit dem Streben nach optimaler Gesundheit und psychischem Wohlbefinden. Wer sich verantwortungslos verhielt, lief große Gefahr, auf brutale, wenn nicht gar tödliche Weise abgestraft zu werden. Der nahezu perfekt funktionierende innere Kompass war als fester Bestandteil des Nervensystems unserer Urahnen von unschätzbarem Wert, da er den richtigen Weg zu Glück und Gesundheit auf verlässliche Weise anzeigte.

Die Zivilisation und der innere Kompass

Vor 10 000 Jahren begannen unsere Vorfahren, ihr nomadisches Wanderleben aufzugeben. Dies wurde ihnen ermöglicht durch die landwirtschaftliche Revolution, die zur Entstehung der modernen Zivilisation führte: dem Zusammenschluss größerer Bevölkerungsteile, der Spezialisierung der Arbeit, einer beschleunigten Innovation sowie der Anhäufung von Gütern. Rasch kam es innerhalb der Gesellschaften zu einer Schichtenbildung, wobei der ausschlaggebende Faktor stets der persönliche Wohlstand war. Denn Wohlstand, das bedeutete Macht, Einfluss, Schutz in Notzeiten, sowie eine größere Chance, bei seinem Luststreben erfolgreich zu sein.

Innovationen dienten in erster Linie dazu, die Motivationstriade zu befriedigen, also zu mehr Vergnügen zu gelangen und weniger Schmerz erleiden zu müssen, und das bei geringstmöglichem Aufwand. Drogen, reichhaltige Nahrung und sexuell opportunistisches Verhalten wurden verständlicherweise zum gängigen Zeitvertreib einer bessergestellten Gesellschaftsschicht. Die Zivilisation hatte ein neuartiges menschliches Problem erschaffen – die Lustfalle.

Dieses neuartige Problem blieb nicht unbemerkt. Teile der religiösen Philosophie machten es sich zur Aufgabe, die eigenen Anhänger auf den Pfad des geografischen Nordens zurückzuführen, wo Glück und Gesundheit winkten. In einer häufig zitierten Bibelstelle erklärt Jesus einer verblüfften Zuhörerschaft, dass die Aussicht reicher Menschen auf ewige Glückseligkeit äußerst gering sei. Eher, so sagte er, passe ein Kamel durch ein Nadelöhr.

Auch Siddhartha Gautama, besser bekannt als Buddha, der «Erwachte», lehrte seine Anhänger, dass der Pfad der Erleuchtung zwar schwer zu begehen, aber ausgesprochen lohnend sei. Er war Nachkomme einer königlichen Familie und wurde in ein Leben von Überfluss geboren, hatte aber beschlossen, dieses Privileg nicht wahrzunehmen. In einer seiner Lehren hieß es, die Zunge des Menschen sei nicht dazu bestimmt, «den Gaumen mit köstlichen Süßigkeiten zu verwöhnen». Auch die hinduistische Schrift *Katha-Upanishad* warnt vor diesem Pfad, den zu beschreiten sich unter den Füßen anfühlen könne «wie der Gang über die scharfe Schneide einer Rasierklinge». ((2))

In früheren Jahrhunderten der Menschheitsgeschichte zeugte die Einsicht, dass unser innerer Kompass nicht mehr auf verlässliche Weise funktioniert, von großer Klugheit. Zweitausend Jahre nach der Zeit Christi scheint ein solch außergewöhnliches Urteilsvermögen nicht mehr vonnöten zu sein. In den letzten Jahrhunderten, in denen unser Wohlstand immer größer wurde, wurde augenscheinlich, welchen Preis wir für unser Privileg zu bezahlen haben. Fettleibigkeit, Sucht, Behinderung und ein vorzeitiger Tod – das sind die ganz alltäglichen Folgen für eine Bevölkerung, die der Lustfalle erlegen ist. Nur zu oft lassen wir uns bei der Entscheidungsfindung heute noch von einem Kompass aus vormaligen Tagen leiten, der in unserer Zeit keine Gültigkeit mehr hat.

Ein vertrautes Thema

Wir haben in diesem Buch versucht, Ihnen Wert und Wichtigkeit einer ganzheitlichen Ernährung, von regelmäßiger Bewegung, Drogenabstinenz, genügend Schlaf und des Fastens nahezubringen. Viele Leser dürften mit diesen Ratschlägen sicherlich mehr als vertraut sein. Wenn wir das Buch der Geschichte durchblättern, werden wir in den großen religiösen, philosophischen und therapeutischen Lehren immer wieder auf ähnliche Ratschläge stoßen, die auf die Gefahr der Lustfalle hinweisen.

So dürfte es kaum überraschen, dass eine unvoreingenommene Beschäftigung mit dem gegenwärtigen Stand der Wissenschaft diese Ratschläge auf entschiedene Weise bestätigt findet. Manche mögen unsere Empfehlungen als übertrieben oder gar als lächerlich empfinden. Andere werden sagen, es sei unmöglich, sich an solche Empfehlungen zu halten. Doch aus dem Blickwinkel unserer natürlichen Geschichte sind diese Ideen nicht im Geringsten absurd – denn sämtliche unserer Vorfahren haben genau auf diese Weise gelebt. Natürlich ist das für uns nicht leicht. Aber wir können davon ausgehen, dass diese Strategie funktioniert – und das tut sie, ihre Wirksamkeit ist geradezu atemberaubend.

DER WEG NACH HAUSE

In den Tagen des mächtigen Römischen Reiches hieß es, Römer bräuchten keine Landkarte, denn sämtliche Straßen führten ohnehin nach Rom. Das Gleiche galt für unsere Urahnen, da die einzige Landkarte, die sie zu ihrer Zeit nötig hatten, doch bereits fest in ihnen verankert war. Die Motivationstriade bot ihnen fortwährend eine deutliche Anweisung, welcher Pfad der richtige war, um gesund und glücklich zu bleiben. Wir jedoch können dieser Triade nicht mehr in dem gleichen Maße vertrauen.

Wenn wir als Spezies gedeihen oder auch nur überleben wollen, müssen wir lernen, mit vereinten Kräften unsere eigenen Instinkte zu steuern. Zu diesem Zweck ist es vielleicht notwendig, unserer inneren Stimme wieder besser zu lauschen und herauszuhören, wann sie Verwirrung signalisiert. Vielleicht empfiehlt es sich auch, den Ermahnungen der großen Lehrer der Geschichte wieder mehr Gehör zu schenken.

Zweifellos aber wird es vonnöten sein, sich offen zu zeigen gegenüber einem immer präziseren und womöglich verstörenden, durch die Wissenschaft jedoch gestützten Verständnis dessen, wer und was wir wirklich sind. Danach müssen wir lernen, mit diesem Wissen zu arbeiten und unserer selbst erschaffener Probleme Herr zu werden. Es gibt keinen Weg zurück in die Wildnis und zu unserer «ureigenen Natur», diese Art von Lösung kommt für uns nicht in Frage. Wir können nur vorwärtsschreiten, mit offenen Augen und offenem Geist, und darauf hoffen, dass unsere Schritte genügen werden.

Wir leben heute in einer Welt, die so künstlich wie erstaunlich ist. Im Laufe des Augenzwinkerns eines einzigen Jahrhunderts ist es uns gelungen, die ewige Bedrohung durch Knappheit und das daraus folgende Elend zu besiegen, zumindest für einen Großteil der Menschen auf dieser Welt. Dafür sollten wir mehr als dankbar sein. Doch der Weg, der nun vor uns liegt, hält noch immer große Herausforderungen bereit.

Wir hoffen, unsere Worte mögen Ihnen dabei helfen, den Weg nach Hause zu finden, zu Ihrem angestammten Recht auf ein Leben von Glück und Gesundheit, ungetrübt von den Gefahren der Lustfalle. Und allen, die bereit sind, die Mühen dieser Reise auf sich zu nehmen, möchten wir eine Warnung, aber auch ein Versprechen mit auf den Weg geben: Vermutlich handelt es sich um den schwierigsten Pfad, den es zu beschreiten gibt. Gewiss ist es aber auch der lohnendste.

ANHANG

Kapitel 4: Wunder und Wahn der modernen Medizin

Die Leute fühlen sich manchmal wie vor den Kopf gestoßen, wenn sie mit den statistischen Wahrheiten über medizinische Behandlungen konfrontiert werden. Sogar Mediziner sind schockiert darüber, wie wenig wir über unsere eigenen Heilverfahren Bescheid wissen. Viele der beliebtesten und geschätztesten medizinischen Verfahren, die als hochwirksam gelten, zeitigen in Wahrheit keinerlei Erfolge. Wir sind der Meinung, dass es für diese Absurdität zwei Gründe gibt:

– Zunächst einmal gibt es nur wenige Menschen, die Bescheid wissen über das Prinzip einer angemessenen experimentellen Überprüfung. So kommt es zum Beispiel häufig vor, dass jemand denkt: «Okay, meine an Brustkrebs leidende Mutter wurde operiert und bekam Chemotherapie, und jetzt, nach fünf Jahren, lebt sie immer noch, also muss die Behandlung ja erfolgreich gewesen sein.» In Wirklichkeit jedoch liefert diese Entwicklung der Dinge keinerlei Beweis. Um zu einem zuverlässigen Ergebnis zu gelangen, muss man eine Zufallsgruppe von Patienten auswählen, die entweder behandelt oder nicht behandelt wurden. Auf diese Weise lässt sich feststellen, wie lange die behandelten Patienten im Vergleich zu den unbehandelten noch lebten. Nicht jeder wissenschaftliche Test verlangt nach der gleichen Art von Kontrollgruppe; in diesem Fall jedoch ist es notwendig, eine Gruppe von Nicht-Behandelten einzubeziehen, um zu erkennen, zu welchen Beeinträchtigungen es hinsichtlich der Wirksamkeit der Behandlung kam.

– Bei den meisten medizinischen Behandlungen – wie etwa einem Großteil der Herzoperationen und Krebstherapien – führt der Vergleich zwischen behandelten und nicht-behandelten Patientengruppen zu dem Ergebnis, dass medizinische Therapien überraschend wirkungslos sind. Diese Erkenntnis wird von der wissenschaftlichen Literatur auf hervorragende Weise gestützt. Exzellente Besprechungen der maßgeblichsten Veröffentlichungen finden sich zum Beispiel in den Büchern von Dr. John McDougall (*McDougall's Medicine: A Challenging Second Opinion; The McDougall Program for Women; The McDougall Program for a Healthy Heart*).

Betrachten Sie dieses alarmierende Zeugnis dennoch nicht als eine pauschale Ablehnung medizinischer Techniken, denn viele davon sind zweifelsohne wirksam. Seien Sie einfach nur auf der Hut und werden Sie sich darüber bewusst, dass in den USA und in anderen hoch entwickelten Ländern die moderne Medizin bezüglich der Behebung der Ursachen eines frühzeitigen Todes oder einer Behinderung nur wenig Hoffnung bereithält.

– Das liegt teilweise auch an der Verwirrung der Öffentlichkeit angesichts der Verwirrung der Ärzte. Nur wenige Mediziner sind darin ausgebildet, aussagekräftige Statistiken zu erheben. Dies ist eine weitere Hauptursache für die weitverbreitete Fehleinschätzung der Wirksamkeit medizinischer Methoden. Die meisten Ärzte glauben trotz der überwältigenden wissenschaftlichen Beweislast dafür, dass ihre Therapien nicht oder zumindest kaum funktionieren, fest an deren Wirksamkeit. Für diesen Irrtum mag es eine ganze Reihe von Gründen geben, doch eine der Hauptursachen besteht mit Sicherheit darin, dass die meisten Mediziner nicht unterscheiden können zwischen einer statistisch relevanten und einer nur klinisch relevanten wissenschaftlichen Beobachtung.

– Eine Studie kann aufzeigen, dass eine Behandlungsmethode zwar statistisch aussagekräftig, in praktischer Hinsicht jedoch keineswegs relevant ist. Ein klassisches Beispiel wäre die medikamentöse Behandlung von Bluthochdruck. Obgleich Studien darauf hindeuten, dass Medikamente gegen Bluthochdruck das Schlaganfallrisiko «deutlich» senken, führt die Art von Literatur, welche die wissenschaftliche Förderung solcher Medikamentierung anpreist, sowohl den gutgläubigen Arzt als auch den Patienten gehörig in die Irre. Der klinische Wert für den Durchschnittspatienten liegt vielleicht darin, dass ihm dadurch ermöglicht wird, ein paar Tage länger zu leben, mit spürbaren Nebenwirkungen und anderen Risiken, die er als Preis für einen extrem geringen potentiellen Nutzen zu bezahlen hat. So kann es zum Beispiel der Unterschied zwischen einer Lebenserwartung von 22 Jahren und 6 Monaten (ohne Medikamente) und der von 22 Jahren und 7 Monaten (mit Medikamenten) mühelos zu einer statistischen Bedeutung bringen, sofern die Studie über ausreichend statistische «Aussagekraft» verfügt, um diese verschwindend kleine Differenz zutage zu fördern.

– Äußerst umfangreiche Studien, wie etwa im Bereich der medikamentösen Behandlung von Bluthochdruck, der Bypass-Chirurgie sowie der Therapie von Brustkrebs, verfügen über eine Vielzahl von Beispielwerten, die solchen Studien eine hohe statistische Aussagekraft einräumen. Infolgedessen werden selbst kleine Erfolge, die klinisch jedoch von höchst fraglichem Wert sind, statistisch bedeutsam. Mediziner, die von der «wissenschaftlichen Förderung» solcher Behandlungsmethoden hören, sind beeindruckt und versichern ihren Patienten guten Gewissens, dass die jeweilige Therapie wirksam sei. Die traurige Wahrheit jedoch lautet, dass die positiven Effekte der meisten schulmedizinischen Behandlungsmethoden, sofern sie überhaupt eintreten, enttäuschend gering sind. Falls Sie eine erkenntnisreiche Abhandlung über eine Vielzahl medizinischer Therapiemethoden lesen wollen, empfehlen wir Ihnen einen Artikel von Gregory Meyer u. a., erschienen 2001 im American Psychologist unter dem Titel «Psychological Testing and Psychological Assessment» (Band 56, Seite 128 – 165).

Kapitel 6: Krank vor lauter Pillen

Viele Leser befürchten vielleicht, dieser Abschnitt könnte eine lamarckistische Sichtweise der Evolution vertreten, was hieße, dass wir diese Denkart deshalb pflegen, weil schon unsere Urahnen über derartige Dinge nachdachten und sie dieses Denken über Generationen hinweg an uns weitergegeben haben. Aber das ist nicht unsere Sichtweise. Was wir meinen, ist, dass unsere Gene, welche die neurale Grundlage gelegt haben für den Menschen unserer Zeit, in einer Lebenswelt geformt wurden, in der eine Kalorienknappheit an der Tagesordnung war. Diejenigen unserer Urahnen, die sich auf Grund ihrer Natur ob dieser Knappheit keine Sorgen machten, waren biologisch weniger erfolgreich als andere, die auf der Hut waren und vorsorgten. Aus diesem Grund ist die Art von Genen, aus denen sich ein Gehirn zusammensetzte, das für karge Tage besser gerüstet war, dieselbe, die heute den menschlichen Genpool dominiert. Falls Sie an einer Erörterung darüber interessiert sind, wie Evolutionsprozesse den Körper und Geist allen tierischen Lebens (einschließlich des Menschen) «erschaffen» haben, sollten Sie Richard Dawkins' Buch **Der blinde Uhrmacher** lesen. Interessiert es Sie jedoch eher, was für Prägungen die Menschheitsgeschichte in unserer Psyche hinterlassen hat, empfehlen wir Ihnen Robert Wrights Buch *Diesseits von Gut und Böse* sowie *Evolutionäre Psychologie* von David Buss.

Kapitel 7: Gewicht verlieren, aber nicht den Verstand

Auch wenn der Begriff «Gesetz der Sättigung» unsere eigene Erfindung ist, ist das zu Grunde liegende Prinzip keineswegs neu. Dass der tierische Organismus über extrem sensible homöostatische Mechanismen zur Hunger-, Durst- und Temperaturregulierung verfügt, haben physiologische Psychologen schon vor langem erkannt, und auf dem Gebiet der Gewichtsregulierung stößt diese Tatsache in zunehmendem Maße auf Anerkennung. Auch wenn es (wie in allen Fällen) Ausnahmen von dieser Regel gibt, wie etwa bei Personen mit einem gestörten Sättigungsmechanismus, steht dennoch fest, dass der Mensch über einen ebenso funktionsfähigen Mechanismus zur Regulierung der Nahrungsaufnahme verfügt wie jede andere Spezies. Aus diesem Grund werden wir auch nie vom Weg abgeraten, solange wir uns so ernähren, wie unsere Natur uns dazu bestimmt.

Ein häufig erwähnter Aspekt ist die Tatsache, dass Tiere viel eher einen Lebensraum bewohnen, in dem anstelle von Überfluss tendenziell Mangel vorherrscht. Angesichts dessen wird dann häufig argumentiert, dass Menschen sich nur deshalb überfressen, weil ihnen eine zu große Vielfalt an Nahrungsmitteln zur Verfügung steht. Man geht davon aus, dass das allgegenwärtige Überangebot an Nahrungsmitteln die Ursache von Gewichtsproblemen sei. Das stimmt aber nicht. Denn auch Tiere, die in einer nahrungsreichen Umgebung leben, neigen in der Regel nicht dazu, sich zu überfressen und überschüssiges Körperfett anzusetzen. Stattdessen nutzen sie diesen günstigen Umstand, um mehr Nachwuchs großzuziehen und ihre Gene somit noch großzügiger an die Nachwelt weiterzureichen. Weder der Mensch noch irgendein anderes Tier pflegen sich zu überfressen, sofern Nahrung zur Verfügung steht, die der natürlichen und historisch gewachsenen Beschaffenheit des eigenen Organismus entspricht. Ganz im Gegenteil – denn solche Nahrungsmittel, wenn sie bis zum Eintritt der Sättigung verzehrt werden, regulieren das Gewicht von selbst, so dass man sich nicht darum zu sorgen braucht, wie viel man essen «darf». Unsere Untersuchungsergebnisse am True North Health Center bestätigen diese Beobachtungen. Patienten mit Übergewicht nehmen ab, wenn sie sich an natürlichen Nahrungsmitteln satt essen. Innerhalb von 20 Jahren sind wir bei der Betreuung von 5000 stationär behandelten Patienten auf keine einzige Ausnahme gestoßen.

Den Begriff EEDÜ-Regelkreis wird der Leser in der wissenschaftlichen Literatur nicht finden, denn wir haben ihn uns selbst ausgedacht. Wir werden die bekannten Mechanismen aus zweierlei Gründen nicht genauer spezifizieren: Erstens, weil unsere Abhandlung weniger als technische denn als allgemeine Erklärung gedacht ist. Zweitens ist es so, dass Entdeckungen auf diesem Gebiet in erstaunlicher Geschwindigkeit vonstatten gehen und wir den Leser nicht mit einer Erklärung belasten wollen, die zweifellos nur ein Teil eines großen Puzzles ist. Auf jeden Fall sieht es so aus, als gäbe es mehrere Mechanismen, die allesamt Faktoren der Koordination unseres Essverhaltens sind, darunter auch solche, die dazu gedacht sind, Fettreserven zu reduzieren, wenn sie ein gesundes Maß übersteigen.

So steigt zum Beispiel bei zunehmend exzessiver Fettspeicherung der Leptinspiegel, was dem Hypothalamus signalisiert, dass die Kalorienzufuhr reduziert werden muss. Das bedeutet, dass das Appetitgefühl unterdrückt wird, sobald der Körper spürt, dass er an Übergewicht leidet. Es wurde auch nachgewiesen, dass überschüssige Fettreserven eine erhöhte Körpertemperatur zur Folge haben. Diese Temperaturerhöhung erfordert einen größeren Verbrauch an Kalorien, was man als «nahrungsindizierte Thermogenese» bezeichnet. Beide Mechanismen sind Beispiele für einen EEDÜ-Schaltkreis, da es sich um Methoden handelt, mit denen der Körper überschüssige Fettreserven wieder auf ein normales Maß reduzieren will.

Falls dem so ist, stellt sich natürlich die Frage: «Wenn wir über derartige Mechanismen verfügen, warum gibt es dann überhaupt dicke Menschen?» Nun, es scheint so, als ob diese Fettreduzierungsmechanismen nie dafür vorgesehen waren, gegen die von modernen Industrienahrungsmitteln erzeugte Fresslust anzukommen. Wir haben es nicht mehr nur mit einer leicht höheren Kalorienzufuhr zu tun, sondern mit dem Problem, dass wir übermäßig viele Kalorien zu uns nehmen und dadurch übermäßig viel Fettreserven speichern. Wie bei einer Stereoanlage, die nur bis zu einer gewissen Lautstärke hochgefahren werden kann, haben auch diese Verhaltensmechanismen einen begrenzten Pegel. Sie haben sich im Laufe unserer natürlichen Geschichte herausentwickelt, und zwar als Reaktion auf Zeiten, in denen unsere Urahnen schon gern mal ein paar Kalorien zu viel zu sich nahmen – wahrscheinlich in den seltenen Fällen, wenn ihnen über eine gewisse Zeitspanne hinweg ein Überangebot an kalorienreicher natürlicher Nahrung zur Verfügung stand. Dazu gehörten vermutlich Nüsse, Fische und wohl auch kalorienreiche Früchte.

Während solcher Zeiten eines Überangebots an Nahrung mit hoher Kaloriendichte war eine leichte Gewichtszunahme wohl an der Tagesordnung. Ein Mechanismus zur Appetitunterdrückung, wie wir ihn als EEDÜ-Kreislauf bezeichnet haben, wäre zu solchen Zeiten aus zweierlei Gründen sehr hilfreich gewesen: (1) Er hätte eine ungehinderte Kalorienzufuhr verhindert, sowie überschüssigem Körperfett und einer Reduktion der Beweglichkeit und Geschwindigkeit vorgebeugt, wie sie im Kampf gegen natürliche Feinde und Konkurrenten vonnöten sind. (2) Er hätte die Menschen davon abgehalten, unnötig viel zu essen, so dass mehr Zeit geblieben wäre für andere wichtige biologische Aufgaben. Wo derlei Mechanismen in Tätigkeit sind, erübrigt es sich, beim Versuch, an Gewicht zu verlieren, die Nahrungszufuhr bewusst zu kontrollieren. Alles, was eine übergewichtige Person tun muss um abzunehmen, ist, sich lediglich an natürlichen Nahrungsmitteln satt zu essen. Die EEDÜ-Regelkreise werden dafür sorgen, dass man so lange zu wenig isst, bis das gespeicherte Körperfett sich auf ein normales Maß reduziert hat.

Kapitel 11: Eine Umwälzung der Umwelt

Angesichts der Propaganda, die den Wert einer Früherkennung und Behandlung von Brustkrebs preist, fällt es vielen Leuten schwer, das zu glauben. Die Wahrheit lautet jedoch, dass die meisten Brustkrebsbehandlungen in einer großen Enttäuschung enden. Neuere Untersuchungen deuten darauf hin, dass gängige Behandlungsmethoden die Überlebensrate bei Frauen nur um etwa ein bis zwei Prozent erhöhen. Das bedeutet, dass die zu erwartende Lebensverlängerung gegen Null strebt. In seiner vorzüglichen Abhandlung erklärt Dr. med. John McDougall, dass laut einer statistischen Analyse, die sich mit der Wirksamkeit von Behandlungsmethoden beschäftigt, «nur 6 Prozent aller behandelten Frauen ihr Leben um mindestens 14 Monate verlängern konnten». (*The McDougall Program for Women*, Seite 131)

Dies bedeutet, dass schätzungsweise 94 Prozent der Frauen mit Hilfe gängiger Behandlungsmethoden wie Operation, Bestrahlung und Chemotherapie ihr Leben um 0 bis höchstens 14 Monate verlängern konnten. Das entspricht nur schwerlich dem, was wir unter einer «Behandlung» verstehen. Von den Frauen, die an Brustkrebs erkranken, sterben also fast ausnahmslos alle. McDougall legt die Fakten auf den Tisch – nämlich, dass «trotz verbesserter chirurgischer Methoden, trotz fortgeschrittener Bestrahlungsmethoden und trotz des weitverbreiteten Einsatzes von Chemotherapie die Sterberate bei

Brustkrebserkrankungen sich während der letzten 50 Jahre nicht wesentlich verändert hat.» (*The McDougall Program for Women*, Seite 125)

Brustkrebs ist ein klassisches Beispiel für das erschreckende Phänomen, dass Patienten von der Medizin gewohnheitsmäßig falsche Hoffnungen gemacht werden. Die Lösung liegt nicht in der Früherkennung – wie sollte das angesichts der nahezu unwirksamen Behandlungsmethoden auch der Fall sein? Die bei weitem beste Lösung liegt in der Prävention, und diese Lösung steht auf festen Füßen. Vorsichtigen Schätzungen zufolge ließe sich mindestens 80 Prozent aller Brustkrebserkrankungen vorbeugen, indem man die Ernährungsweise und Lebensführung nach unseren Vorschlägen ausrichten würde.

Kapitel 14: Der Mythos vom rechten Maß

Man denkt oft, es sei eine hilfreiche Motivationstechnik, andere zu unterstützen und ihnen Mut zu machen. Gelegentlich stimmt das auch. Häufig jedoch wirken scheinbar hilfreiche Eltern, Coachs und Freunde einfach zu aufdringlich, und genau das ist der Grund für die seltsamen Motivationsabfälle und Antriebslähmungen. Grund dafür scheint eine Logik zu sein, die wir nachfolgend beschreiben wollen.

Unser Status ist nichts, was in uns selbst ruht; er existiert hauptsächlich in den Köpfen anderer Menschen. Das heißt, bei der einen Person kann unser Status weitaus höher sein als bei einer anderen. Status lässt sich grob definieren als der Wichtigkeitsgrad, den andere uns beimessen, und dieses Urteil richtet sich danach, wie hoch die Betreffenden unsere Fähigkeiten sowie unsere verborgenen Talente einschätzen.

Der Status stellt innerhalb unserer Psyche eine höchst bedeutungsvolle Variable dar, und wir verfügen über einen inneren Statusanzeigemechanismus – ein neurales Instrumentarium, das uns sozusagen anzeigt, für wie gut oder mäßig andere uns halten. Wir können uns diesen Statusanzeigemechanismus als unser «Ego» vorstellen. Unser Status war während der gesamten Entwicklungsgeschichte unserer Spezies eng verknüpft mit unseren Erfolgen auf den Gebieten Überleben und Fortpflanzung.

Wenn uns klar wird, dass wir etwas getan haben, das unseren Status hebt, verspüren wir in der Regel so etwas wie Stolz oder Begeisterung – Glücksgefühle also –, und unser Ego wird «gestärkt». Wenn wir sehen, dass unser Wert bei anderen gesunken ist, verspüren wir hingegen Beschämung – also Unglücksgefühle –, und das Ego ist «verletzt». Da der Status beim Überlebens- und Fortpflanzungsprozess eine so große Rolle spielt, lohnt es sich, so viel an Status wie möglich aufzubauen, selbst wenn dieser auf falschen Wahrnehmungen beruht.

Wenn andere uns für unsere Fähigkeiten zu viel Ansehen schenken, fühlen wir uns vielleicht verlegen, doch der richtige Schritt – in der natürlichen Geschichte unserer Spezies – besteht darin, sie in ihrer Überschätzung unserer Person auf keinen Fall zu desillusionieren. Ein junger, einsamer Jäger, dem es gelungen ist, ein Gnu zu erlegen, weil das Tier mit einem Huf in einem Schlangenloch feststeckte, wird für seinen bemerkenswerten Jagderfolg bestimmt mit einer Extraportion Status belohnt. Und obwohl sein unverdientes Ansehen ihn in Verlegenheit bringt, hütet er sich tunlichst davor, die Dinge richtigzustellen, da die jungen Frauen seines Stammes ihn mit einem Mal für viel attraktiver halten. In biologischer Hinsicht ist eine ehrliche Schilderung seines Jagdausflugs also sicher nicht die klügste Wahl.

Der unverdiente Statusgewinn des jungen Jägers geht allerdings einher mit dem quälenden Bewusstsein, dass die Sache eines Tages auffliegen könnte. Vor der nächsten Gruppenjagd drückt der junge Mann sich vielleicht, indem er eine Krankheit oder Verletzung vortäuscht. Früher oder später wird die Realität mit Sicherheit seinen wahren Status ans Licht bringen, und so liegt es in seinem berechtigten Interesse, diesen Zeitpunkt der Enthüllung so weit wie möglich hinauszuzögern.

Die beste Wahl besteht oft darin, sich von anderer Leute Angelegenheiten fernzuhalten. Dieses Phänomen lässt sich immer wieder bei Kindern beobachten, deren Eltern ihnen sagen, sie könnten irgendeine Sache, an der sie sich gerade versuchen, «großartig hinkriegen». Studien haben gezeigt, dass solche Ermutigungen – ganz zur Verblüffung von Personen, die sich selbst für Champions halten – ein Gelingen oft auf ganz entschiedene Weise erschweren. Kaum etwas kann die Motivation auf so wirksame Weise untergraben wie ein unverdient verliehener Status. Der Empfänger einer solchen Auszeichnung traut sich dann nicht mehr, sein Bestes zu geben, da er es als zu gefährlich und zu aufwändig empfindet, das Risiko eines Statusverlusts einzugehen, zu dem es nahezu unvermeidlich kommt, wenn das, was er vorzulegen hat, die Erwartungen seines Umfelds unterschreitet. Dieses paradoxe Motivationsproblem nennen wir die «Ego-Falle».

Kapitel 16: «Legen Sie Beweise vor!»

Fasten bringt eine überraschende Anzahl körperlicher Vorteile mit sich. Wir werden sie nachfolgend auflisten, und es steht außer Frage, dass all jene Prozesse sich während einer Fastenperiode weitaus deutlicher zeigen als zu anderen Zeiten. Eine Fastenkur, sofern man sie richtig durchführt, ist ein Zeitraum der Ruhestellung, in dem der Körper eine Vielfalt an nützlichen physiologischen Vorgängen aktiviert. Dazu zählen unter anderem:

1. Neuroadaptation. Das Fasten hilft Ihren Geschmackssensoren dabei, sich an eine niedrige Salzzufuhr zu gewöhnen. Indem es Ihrem Körper eine solche «Neuroadaptation» an salzarme Kost gestattet, erleichtert Ihnen das Fasten umso rascher die Umstellung auf eine gesunde Ernährungsweise. Wenn man fastet, geht dieser Prozess der Neuroadaptation schneller vonstatten, als wenn man einfach nur auf eine salzarme Ernährung umsteigt.

2. Enzymatische Neukalibrierung. Während einer Fastenkur finden im Körper enzymatische Veränderungen statt, die sich auf zahlreiche Körpersysteme auswirken können, von der Entgiftung endogener und exogener Substanzen bis hin zur Mobilisierung von Fett-, Glykogen- und Eiweißreserven. Diese Veränderungen scheinen nach der Fastenzeit fortzubestehen, was die Erklärung für einige der eklatantesten klinischen Veränderungen bei Patienten nach einer Fastenkur darstellen könnte.

3. Gewichtsverlust. Obwohl Fastenkuren in der Regel nicht als Hauptstrategie zum Zweck einer Gewichtsabnahme empfohlen werden, ist Abnehmen dennoch eine vorhersagbare Wirkung des Fastens. Die meisten Patienten verlieren während einer Fastenkur ein Pfund Körpergewicht pro Tag. Wenn es Ihnen aber hauptsächlich um das Erzielen von Gewichtsverlust geht, ist eine gesunde Ernährung, kombiniert mit sportlicher Betätigung, in der Regel die beste Wahl.

4. Entgiftung. Fasten wird weithin als eine Methode zur Entgiftung des Körpers betrachtet, da es dazu beiträgt, dass endogene Substanzen wie Cholesterin oder Harnsäure sowie exogene Stoffe wie Dioxin, PCBs (polychlorierte Biphenyle) und sonstige Giftrückstände freigelegt und ausgeschieden werden.

5. Insulinresistenz. Das Fasten scheint eine tiefgreifende Wirkung auf die sogenannte Insulinresistenz zu haben, die eng in Verbindung steht mit Diabetes und Bluthochdruck. Wenn Ihr Körper zwar eine angemessene Insulinmenge

produziert, diese aber auf Grund einer Resistenz seitens Leber- und sonstiger Körperzellen nicht verwerten kann, steigt Ihr Blutzuckerspiegel. Dies kann schwerwiegende gesundheitliche Folgen haben. Zum Glück verbessert sich dieses Problem durch eine Fastenkur oft ganz beträchtlich.

6. Natriurese. Wasserfasten ist von stark natriuretischer Wirkung, das heißt: Es gestattet Ihrem Körper, überschüssiges Natrium und Wasser auszuscheiden. Dieser Prozess ermöglicht es ihm, mit chronischen Beschwerden wie etwa Ödemen fertig zu werden, und reduziert das erhöhte Blutvolumen, das mit hohem Blutdruck einhergeht.

7. Hilfe gegen Darmdurchlässigkeit. Wenn die Darmschleimhaut chronisch entzündet ist, kommt es zu einem Zustand, bei dem kleine Partikel unvollständig verdauter Nahrung in den Blutstrom gelangen. Diese Fremdkörper in Form von Peptidmolekülen können eine Vielzahl an immunologischen Beschwerden hervorrufen, die man unter der Bezeichnung Darmdurchlässigkeit zusammenfasst. Bei Personen, deren Organismus genetisch bedingt sehr empfindlich reagiert, kann Darmdurchlässigkeit zu einer Verschlimmerung zahlreicher Krankheiten führen, wie zum Beispiel Arthritis, Dickdarmentzündung, Asthma, Allergien und chronischer Erschöpfung.

8. Sympathikotonie. Hypersympathikotonie, was bedeutet, dass sich das Spannungsverhältnis zwischen Sympathikus und Parasympathikus zugunsten des Sympathikus im Ungleichgewicht befindet, wird mit vielerlei Beschwerden in Verbindung gebracht, von Verdauungsstörungen bis hin zu Angstneurosen. Es scheint, als käme es durch Fasten zu einer Normalisierung der gesamten Spannung des Nervensystems.

Insgesamt gesehen, gibt es viele Mechanismen, auf die das Fasten einen tiefgreifenden Einfluss hat. Weitere Untersuchungen auf diesem und anderen Gebieten werden dies verdeutlichen.

LITERATURVERZEICHNIS

Kapitel 3: Der biologische Zweck des Lebens

1. Sagan, C. and Druyan, A., Schöpfung auf Raten. Neue Erkenntnisse zur Entwicklungsgeschichte des Menschen. Droemer Knaur, 1993.

2. Buss, D., Die Evolution des Begehrens. Goldmann-Verlag, 1997.

3. Dawkins, R., Das egoistische Gen. Rowohlt-Verlag, 1996.

4. Buss, D., «The evolution of happiness.» American Psychologist 55, Nr. 1 (2000), S. 15-23.

5. Wright, R. The Moral Animal. New York: Vintage Books, 1994.

Kapitel 3: Die Lustfalle

Pinker, S., Wie das Denken im Kopf entsteht. Fischer-Verlag, 2012.

2. Thornton, E.M., The Freudian Fallacy: Freud and Cocaine. Paladin, 1986.

3. Burnham, T., & Phelan, J., Unsere Gene. Eine Gebrauchsanleitung für ein besseres Leben. Argon-Verlag 2002.

Kapitel 4: Wunder und Wahn der modernen Medizin

1. Solecki, R. S. Shanidar, The Humanity of Neanderthal Man. Alan Lane, 1975.

2. Die Bibel. Einheitsübersetzung. Herder-Verlag, 1999.

3. D'Adamo, P. «The «rationalization» of health care: 1911-present.» Journal of Naturopathic Medicine Bd. 4 Nr. 1 (2002): 1-6. (Internet Journal, www.healthy.net)

4. Bender,W. «Abraham Flexner—a crusader against medical miseducation», Journal of Cancer Education 8 (1993), 183-9.

5. Neese, R. & Williams, G., WhyWe Get Sick. New York: Vintage Books, 1994.

6. Leonardo, R. A., History of Surgery. Froben Press, 1943.

7. Neese & Williams, ebenda.

8. DuPont, H. L. and Hornick, R. B., «Adverse effect of lomotil therapy

in shigellosis». Journal of the American Medical Association 226 (1973), 1525-28.

9. McDougall, J., Bruce, B., Spiller, G., u. a., «Effects of a very low-fat, vegan diet in subjects with rheumatoid arthritis.» Journal of Alternative and Complementary Medicine 8 Nr. 1 (2002), S. 71-75.

10. Muller, H., de Toledo, F., Resch, K., «Fasting followed by vegetarian diet in patients with rheumatoid arthritis: a systematic review.» Scandinavian Journal of Rheumatology 30 no. 1 (2001), S. 1-10.

11. Danao-Camara, T. and Shintani, T., «The dietary treatment of inflammatory Arthritis. Case reports and review of the literature», Hawaii Medical Journal 58 Nr. 5 (1999), S. 126-31.

12. McClelland, G., «Chiropractic research retrospective.» Journal of the American Chiropractic Association 37 Nr. 3, S. 18-20.

13. McDougall, J. A., The McDougall Program for Women. Dutton, 1999.

14. Hayflick, L., Auf ewig jung. Ist unsere biologische Uhr beeinflussbar?, Vgs-Verlagsgesellschaft, 1996.

15. Ofman, J., MacLean, C., Straus, W., u. a., «A meta-analysis of severe upper gastrointestinal complications of nonsteroidal antiinflammatory drugs». Journal of Rheumatology 29 (2002): S. 804-12.

16. Lazarou, J., Pomeranz, B., Corey, P., «Incidence of adverse drug reactions in hospitalized patients: a meta-analysis of prospective studies.» Journal of the American Medical Assoc. 279 Nr. 15 (1998), S. 1200-05.

17. Early Breast Cancer Trialists' Collaborative Group, «Effects of adjuvant tamoxifen and of cytotoxic therapy on mortality in early breast cancer». New England Journal of Medicine 319 (1988), S. 1681-92.

18. Yusuf, S., Zucker, D., Peduzzi, P., u. a. «Effect of coronary artery bypass graft surgery on survival: Overview of 10-year results from the randomized trials by the Coronary Artery Bypass Graft Surgery Trialists Collaboration.» Lancet 344 (1994), S. 563-570.

Kapitel 5: Menschliche Ernährungsgewohnheiten

1. Sagan, C., & Druyan, A., ebenda.

2. Johanson, D. and Edgar, B., Lucy und ihre Kinder. Spektrum-Verlag, 1998

3. Tattersall, I., The Fossil Trail: How We Know What We Think We Know About Human Evolution. Oxford University Press, 1995.

4. Diamond, J., Arm und Reich. Die Schicksale menschlicher Gesellschaften. Fischer-Verlag, 2011.

5. ebenda.

6. Bushnell, A. F., «The 'Horror' Reconsidered: An Evaluation of the Historical Evidence for Population Decline in Hawaii, 1778-1803,» Pacific Studies 16 (1993), S. 115-61.

7. Johanson and Edgar, ebenda.

8. Tanton, J., «End of the migration epoch.» The Social Contract, Bde. IV and V.

Kapitel 6: Krank vor lauter Pillen

1. Barnard, N. D., The Power of Your Plate. Book Publishing Company, 1995.

2. Resnicov, K., Barone, J., Engle, A., u. a., «Diet and Serum Lipids in Vegan Vegetarians: A Model for Risk Reduction.» Journal of the American Dietetic Association 91 (1991), S. 447-53.

3. Barnard, N., ebenda.

4. Ornish, D. «Can lifestyle changes reverse coronary heart disease?» Lancet 336 (1990), S. 129.

5. McDougall, J., Litzau, K., Haver, E., u. a., «Rapid reduction of serum cholesterol and blood pressure by a twelve-day, very low fat, strictly vegetarian diet.» Journal of the American College of Nutrition 14 Nr. 5 (1995), S. 491-96.

6. Buss, D., Evolutionäre Psychologie. Pearson Studium, 2004.

7.Van Doren, Charles., Geschichte des Wissens. Weltbild, 2005.

8. Esselstyn, C.B., «Updating a 12-Year Experience With Arrest and Reversal Therapy for Coronary Heart Disease (An Overdue Requiem for Palliative Cardiology).» American Journal of Cardiology, Bd. 84 (1999), S. 339-41.

Kapitel 7: Gewicht verlieren, aber nicht den Verstand

1. Houpt, K.A., «Gastrointestinal factors in hunger and satiety.» Neuroscience Biobehavioral Review 6 Nr. 2 (1982), S. 145-64.

2. Gershon, M.D., Der kluge Bauch. Die Entdeckung des zweiten Gehirns. Goldmann-Verlag, 2001.

3. Shell, E.R., The Hungry Gene. Atlantic Monthly Press, 2002.

4. «Clinical Guidelines on the Identification, Evaluation, and Treatment of Overweight and Obesity in Adults. Executive Summary.» American Journal of Clinical Nutrition 68 (1998), S. 899-917.

5. Robbins, J., Food Revolution. Nietsch-Verlag, 2002.

6. Munoz, K., u. a., «Food Intakes of U.S. Children and Adolescents Compared with Recommendations.» Pediatrics Sept (1997), S. 323-29.

7. Shell, E. R., ebenda

8. Pinel, J. P., Assanand, S, Lehman, D. R. «Hunger, eating, and ill health.» American Psychologist 55 Nr. 10 (2000), S. 1105-16.

Kapitel 8: Magische Nahrung

1. Mattes, R.D., «The taste for salt in humans.» American Journal of Clinical Nutrition 65 (1997), S. 692-97

2. Shell, E.R., ebenda

3. Sagan, C. & Druyan, A., ebenda

Kapitel 9: Klarkommen, ohne mit dem Strom zu schwimmen

1. Milgram, S., Das Milgram-Experiment. Zur Gehorsamsbereitschaft gegenüber Autorität. Rowohlt-Verlag, 1982.

2. Ross, L. and Nisbett, R., The Person and the Situation: Perspectives of Social Psychology. McGraw-Hill, Inc., 1991.

Kapitel 10: Der Weg des geringsten Widerstands

1. Kroc, Ray, Grinding It Out. The Making of McDonald's. Contemporary Books, 1977.

2. Ross, L. and Nisbett, R., ebenda.

3.Weimerskirch, H., Martin, J., Clerquin, Y., u. a., «Energy saving in flight formation.» Nature 314 (2001): 697-98.

4. Jay, Peter, Das Streben nach Wohlstand. Die Wirtschaftsgeschichte des Menschen. Bibliographisches Institut Mannheim, 2006.

5. Burnham, T. and Phelan, J., Unsere Gene. Gebrauchsanleitung für ein besseres Leben. Argon-Verlag, 2002.

Kapitel 11: Eine Umwälzung der Umwelt

1. Diamond, J., ebenda.

2. Burke, J. and Ornstein, R., The Axemaker's Gift: Technology's Capture and Control of Our Minds and Culture. Tarcher/Putnam, 1997.

3. Barkow, J.H., Cosmides, L., Tooby, J. The Adapted Mind. Oxford University Press, 1992.

4. Johanson, D. and Edgar, B., ebenda.

5. Diamond, J., ebenda.

6. Diamond, J., ebenda.

7. Diamond, J., ebenda.

8. Sagan, C. Billions & Billions: Thoughts on Life and Death at the Brink of the Millennium. Random House, 1997.

9. Tanton, J.H., End of the Migration Epoch, reprinted by The Social Contract, Bd. IV, Nr. 3 und Bd. V, Nr. 1, 1995.

10. Brown, L.R. and Flavin, C. China's Challenge to the United States and to the Earth. WorldWatch, Sept/Okt, Bd.8 (5).

11. Carson, R., Der stumme Frühling. Beck-Verlag, 2007.

12. Barnard, N., ebenda.

13. Dunaif, G. E., Campbell, T. C. «Dietary protein level and aflatoxin B1-induced preneoplastic hepatic lesions in the rat.» Nutrition 117, Nr. 7.(1987), S. 1298-302.

14. Cheng, Z., Hu, J., King, J., u. a. «Inhibition of hepatocellular carcinoma development in hepatitis B virus transfected mice by low dietary casein.» Hepatology 26, Nr. 5 (1997), S. 1351-54.

15. Barnard, N., ebenda.

16. McDougall, J.A., The McDougall Program for Women. Penguin, 1999.

17. Wilson, E.O., Die Zukunft des Lebens. Goldmann-Verlag, 2004.

18. Dickens, C., Schwere Zeiten. Reclam-Verlag, 1989.

Kapitel 12: Es werde Licht!

1. Vein, A.M., u. a., «Physical Exercise and Nocturnal Sleep in Healthy Humans.» Human Physiology 17 (1991), S. 391-97.

2. Maas, J. B., Power Sleep. Villard Books, 1998.

3. ebenda.

4. Irwin, M., McClintick, J., Costlow, C., u. a., «Partial night sleep deprivation reduces natural killer and cellular immune responses

in humans.» Journal of the Federation of American Societies for Experimental Biology 10 (1996), S. 643-53.

5. McDougall, J.A. and McDougall, M. A., The McDougall Plan. Piscataway. New Century Publishers, Inc., 1983.

6.Wyshak, G. «Teenaged girls, carbonated beverage consumption, and bone fractures.» Archives of Pediatric Adolescent Medicine 154, Nr. 6 (2000), S. 610-13.

7. Dement, W., The Promise of Sleep. Dell, 2000.

Kapitel 13: Heartbreak Hotel

1. Brownson, R. C., Jones, D. A., Pratt, M., u. a., «Measuring physical activity with the behavioral risk factor surveillance system.» Medical Science Sports Exercise 32, Nr. 11 (2000), S. 1913-18.

Kapitel 15: Fasten kann Leben retten

1. Gunn, R. A., Forty Days Without Food! A Biography of Henry S. Tanner, M.D. Albert Metz & Co., 1890.

2. Prigogine, I. and Stengers, I., Dialog mit der Natur. Neue Wege naturwissenschaftlichen Denkens. Piper-Verlag, 1999.

3. Leahey, T. H., A History of Psychology: Main Currents in Psychological Thought. Prentice-Hall, 1980.

4. Pinker, S., Wie das Denken im Kopf entsteht. Fischer-Verlag, 2012.

5. Shelton, H, Fasten kann Ihr Leben retten. Natura Viva, 1996.

6. New Standard Encyclopedia. «Fast.» Funk & Wagnalls, 1937.

7. The American Peoples Encyclopedia. «Starvation and Undernutrition.» Spencer, Chicago, 1956.

8. Stewart,W. K. and Fleming, L.W., «Features of a successful therapeutic fast of 382 days' duration.» Postgraduate Medical Journal 49 (1973), S. 203-09.

9. Cahill, G. F., «Famine symposium—Physiology of acute starvation in man.» Ecology of Food and Nutrition 6 (1978), S. 221-30.

10. Foster, D.W., «From glycogen to ketones—and back.» Diabetes 33 (1984), S. 1188-99.

11. Fuhrman, J., Fasting and Eating for Health. St. Martin's Press, 1995.

Kapitel 16: «Legen Sie Beweise vor!»

1. Moore, R. D. The High Blood Pressure Solution. Rochester, Vt.: Healing Arts Press, 1993.

2. Hoes, A., Grobbee, D., Labsen, J. «Does drug treatment improve survival? Reconciling the Trials in Mild-to-Moderate Hypertension.» Journal of Hypertension 13 (1995): 805-11.

3. Jachuck, S. J., Bierley, H., Jachuck, S.,Willcox, P. M. «The effect of hypotensive drugs on the quality of life.» Journal of the Royal College of General Practitioners 32 (1982): 103-05.

4. Kaplan, N. Clinical Hypertension. Baltimore, MD:Williams &Wilkins, 1998.

5. Goldhamer, A., Lisle, D., Parpia, B., et al. «Medically SupervisedWater-Only Fasting in the Treatment of Hypertension.» Journal of Manipulative Physiological Therapeutics 24 no. 5 (2001): 335-59.

Kapitel 17: True North

1. Johnston,Victor. Why We Feel. Cambridge: Perseus Books, 1999.

2. Ambikanada, S. S. Katha Upanished (3:14). New York: Viking, 2001.